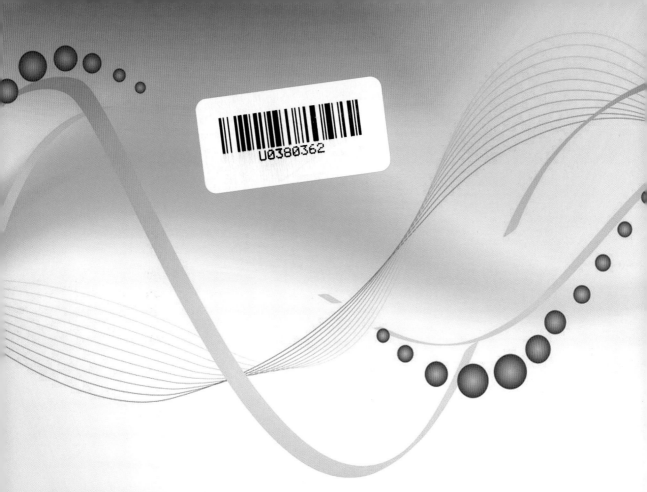

中国肿瘤化疗相关骨髓抑制

及临床管理现状调研报告

（2023）

主编 ■ 沈 波 韩正祥

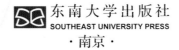

东南大学出版社
SOUTHEAST UNIVERSITY PRESS
·南京·

图书在版编目（CIP）数据

中国肿瘤化疗相关骨髓抑制及临床管理现状调研报告
.2023/沈波，韩正祥主编.--南京:东南大学出版社,
2024.4
ISBN 978-7-5766-1083-3

Ⅰ.①中… Ⅱ.①沈… ②韩… Ⅲ.①肿瘤－药物疗
法－关系－骨髓疾病－临床医学－调查报告－中国－
2023 Ⅳ.①R730.53②R551.3

中国国家版本馆CIP数据核字(2023)第252493号

责任编辑：郭吉 责任校对：韩小亮 封面设计：余武莉 责任印制：周荣虎

中国肿瘤化疗相关骨髓抑制及临床管理现状调研报告（2023）
Zhongguo Zhongliu Hualiao Xiangguan Gusui Yizhi ji Linchuang Guanli Xianzhuang Diaoyan Baogao (2023)

主　　编：沈　波　韩正祥
出版发行：东南大学出版社
出 版 人：白云飞
社　　址：南京四牌楼2号　邮编：210096
网　　址：http://www.seupress.com
经　　销：全国各地新华书店
印　　刷：南京艺中印务有限公司
开　　本：787 mm ×1 092 mm　1/16
印　　张：14.75
字　　数：360千字
版　　次：2024年4月第1版
印　　次：2024年4月第1次印刷
书　　号：ISBN 978-7-5766-1083-3
定　　价：198.00元

本社图书若有印装质量问题，请直接与营销部调换。电话（传真）：025-83791830

编委会

主　编

沈　波　江苏省肿瘤医院

韩正祥　徐州医科大学附属医院

副主编

廖旺军　南方医科大学南方医院

秦　燕　国家癌症中心/国家肿瘤临床医学研究中心/中国医学科学院
　　　　北京协和医学院肿瘤医院深圳医院

于　壮　青岛大学附属医院

应杰儿　浙江省肿瘤医院

主　审

徐瑞华　中山大学肿瘤防治中心

姜文奇　中山大学附属肿瘤医院

编委会主任

徐瑞华　中山大学肿瘤防治中心

序言

据GLOBOCAN 2020估计，2020年中国癌症确诊和死亡病例分别约456万例和300万例，我国面临着严峻的肿瘤防治形势。在诸多新型抗肿瘤药物蓬勃发展的今天，化疗药物在抗肿瘤治疗中仍然具有不可撼动的地位。然而，化疗药物的使用会伴随出现一系列不良反应，其中骨髓抑制是化疗最严重的不良反应。

《"健康中国2030"规划纲要》的重大疾病防治内容中指出，到2030年，总体癌症5年生存率提高15%。然而，肿瘤化疗相关骨髓抑制往往会造成肿瘤患者不能按时足量完成化疗，严重影响治疗进程，或直接导致患者发生严重感染而死亡，从而影响患者长期生存。肿瘤化疗相关骨髓抑制是实现2030年总体癌症5年生存率目标的一大障碍。

大型流行病学数据能够帮助我们全面洞察肿瘤化疗相关骨髓抑制的实际发生情况及管理现状，为临床对骨髓抑制的认知和管理提供更精准的指引。但迄今为止，关于肿瘤化疗相关骨髓抑制的流行病学数据大多源于国外，而中国作为全球化疗需求最高的国家，尚缺乏反映肿瘤化疗相关骨髓抑制真实情况和管理现状的大型流行病学数据。因此，开展中国肿瘤化疗相关骨髓抑制流行病学及临床管理现状的大型调研势在必行。

为高质量推动健康中国癌症防治专项行动，由中国抗癌协会肿瘤临床化疗专业委员会组织发起"中国肿瘤化疗相关骨髓抑制及临床管理现状调研"项目，深入开展肿瘤化疗相关骨髓抑制的调查研究，并根据调研数据，编写《中国肿瘤化疗相关骨髓抑制及临床管理现状调研报告》。

该报告分别从患者和医生两个角度报告了肿瘤化疗相关骨髓抑制的发生和管理现状，旨在向社会各界提供能够反映中国肿瘤化疗相关骨髓抑制实际情况的报告，揭示其对肿瘤患者疾病管理和疾病负担的影响。期待该调研结果能够助力肿瘤化疗相关骨髓抑制风险评估、规范化诊疗等综合能力的提升，从而切实改善肿瘤患者的整体生存获益和生活质量，为全力推进健康中国建设、提高人民健康水平贡献绵薄之力。

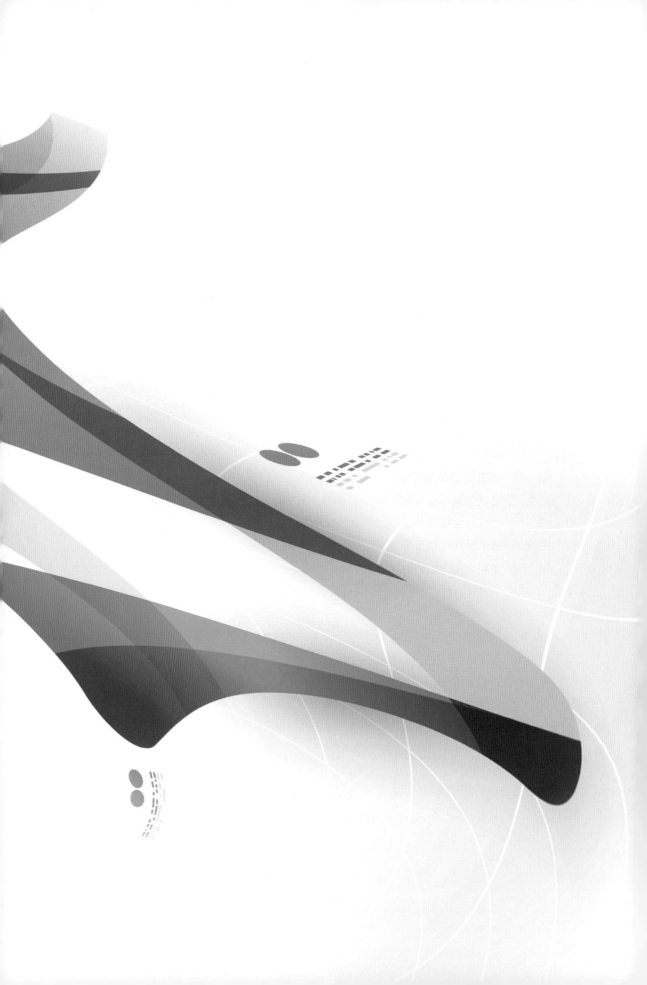

寄语

作为抗肿瘤治疗中的主要角色之一，化疗的进阶之步从未停歇。然而，骨髓抑制却始终如影随形，影响着患者的治疗依从性、生存获益和生活质量，是众多肿瘤患者的"梦魇"，也是临床医生绕不过的"一道坎"。如何战胜因化疗导致的骨髓抑制，是临床医生面临的共同难题。基于本次大型调研，我们期盼能够深入、全面了解我国肿瘤化疗相关骨髓抑制临床现状，完善流行病学数据，为中国肿瘤化疗相关骨髓抑制的规范化管理提供高质量的循证证据支持。

徐瑞华教授

中山大学肿瘤防治中心

肿瘤化疗相关骨髓抑制可能导致化疗药物减量或周期延迟、严重的感染、出血、贫血等，从而降低化疗效果、增加治疗费用，是患者生存的"绊脚石"。目前，临床上针对骨髓抑制的治疗手段以对症支持为主，用药持续时间长、起效慢，还会存在骨髓耗竭的风险，增加了患者的经济负担并导致了患者生活质量的恶化。我们由衷地希望通过本次调研，能够明晰患者的未尽之需，洞见生命治愈的希望曙光，助力改善肿瘤患者生存获益、减轻患者经济负担、提高患者生活质量。

姜文奇教授

中山大学附属肿瘤医院

尽管当前各类新型抗肿瘤药物和疗法如雨后春笋般涌现，但对大多数恶性肿瘤而言，化疗仍占据着不可或缺的地位。中国每年约有420万新发癌症患者符合化疗指征，占全球化疗需求的27.8%。然而，80%的化疗药物会引起不同程度的骨髓抑制，从而影响化疗效果，导致一系列并发症。为此，我们开展了肿瘤化疗相关骨髓抑制及临床管理现状调研，期盼由此弥补中国在该方面缺乏的相关数据，加强并改善临床认知，从而更好地预防和解决肿瘤患者的骨髓抑制问题。

沈波教授

江苏省肿瘤医院

缩略词目录

缩略词	英文全称	中文名称
ACT	adoptive cell therapy	过继免疫细胞疗法
ADCC	antibody-dependent cell-mediated cytotoxicity	抗体依赖性细胞介导的细胞毒作用
ADCs	antibody-drug conjugates	抗体偶联药物
ALL	acute lymphoblastic leukemia	急性淋巴细胞白血病
ANC	absolute neutrophil count	中性粒细胞绝对值
AST	aspartate aminotransferase	天冬氨酸氨基转氨酶
AUC	the area under the characteristic	曲线下面积
BCG	bacille calmette-guerin	卡介苗
BMI	body mass index	体重指数
BSA	body surface area	体表面积
CACA	China Anti-Cancer Association	中国抗癌协会
CAR-T	chimeric antigen receptor-T	嵌合抗原受体 T 细胞
CD	cluster of differentiation	白细胞分化抗原
CDC	complement dependent cytotoxicity	补体介导的细胞毒作用
CDK4/6	cyclin-dependent kinase 4 and 6	细胞周期蛋白依赖性激酶 4/6
CDR	complementarity determining region	互补决定区
CIM	chemotherapy-induced myelosuppression	肿瘤化疗相关骨髓抑制
CIN	chemotherapy-induced neutropenia	化疗所致中性粒细胞减少症
CISNE	clinical index of stable febrile neutropenia	稳定期中粒细胞减少性发热的临床指数
CIT	chemotherapy-induced thrombocytopenia	化疗所致血小板减少症
CRA	chemotherapy-related anemia	肿瘤化疗相关贫血
CSCO	Chinese Society of Clinical Oncology	中国临床肿瘤学会
CTCAE	Common Terminology Criteria for Adverse Event	常见不良反应术语标准

缩略词	英文全称	中文名称
CTLA-4	cytotoxic T lymphocyte antigen 4	细胞毒 T 淋巴细胞抗原 -4
DNA	deoxyribonucleic acid	脱氧核糖核酸
ECOG-PS	Eastern Cooperative Oncology Group Performance Status	美国东部肿瘤协作组体力状况评分
EGFR	Epidermal growth factor receptor	表皮生长因子受体
EMA	European Medicines Agency	欧洲药品管理局
EpCAM	epithelial cell adhesion molecule	上皮细胞黏附分子
EPO	erythropoietin	促红细胞生成素
ESA	erythropoiesis-stimulating agent	红细胞生成刺激剂
FDA	Food and Drug Administration	美国食品药品监督管理局
FN	febrile neutropenia	粒细胞减少性发热
G-CSF	granulocyte colony stimulating factor	粒细胞集落刺激因子
GM-CSF	granulocyte macrophage-colony stimulating factor	粒细胞巨噬细胞集落刺激因子
Hb	hemoglobin	血红蛋白
HER-2	human epidermal growth factor receptor 2	人表皮生长因子受体 -2
HR	hazard ratio	风险比
HSC	hematopoietic stem cell	造血干细胞
HSPCs	hematopoietic stem and progenitor cells	造血干祖细胞
ICIs	immune checkpoint inhibitors	免疫检查点抑制剂
IFN α	interferon-alpha	干扰素 α
IL	interleukin	白细胞介素
MAGE-1	melanoma-associated antigen 1	黑色素瘤相关抗原 -1
MAPK	mitogen-activated protein kinase	丝裂原活化蛋白激酶
MASCC	Multinational Association for Supportive Care in Cancer	多国癌症支持治疗学会
MGF	myeloid growth factors	骨髓生长因子
MKK-1	mitogen-activated protein kinase kinase 1	丝裂原活化蛋白激酶激酶 -1
NCCN	National Comprehensive Cancer Network	美国国家综合癌症网络
NCI	National Cancer Institute	美国国家癌症研究所

缩略词	英文全称	中文名称
OR	odds ratio	优势比
PARP	poly ADP-ribose polymerase	多腺苷二磷酸核糖聚合酶
PD-1	programmed death protein 1	程序性死亡蛋白 -1
PD-L1	programmed death ligand 1	程序性死亡配体 -1
PKA	protein kinase a	蛋白激酶 A
PKC	protein kinase c	蛋白激酶 C
RDI	relative dose intensity	相对剂量强度
rhIL-11	recombinant human interleukin 11	重组人白介素 -11
rhTPO	recombinant human thrombopoietin	重组人血小板生成素
RNA	ribonucleic acid	核糖核酸
ROC	receiver operating characteristic	受试者工作特征
RR	relative risk	相对风险
SMD	standardized mean difference	标准化平均差值
TBIL	total bilirubin	总胆红素
TPO	thrombopoietin	血小板生成素
TPO-RA	tpo receptor agonist	TPO 受体激动剂
VEGF	vascular endothelial growth factor	血管内皮生长因子
VEGFR	vascular endothelial growth factor receptor	血管内皮生长因子受体
WHO	World Health Organization	世界卫生组织

目　录

1. 抗肿瘤药物及其所致骨髓抑制

药物治疗是肿瘤治疗的重要组成部分，随着技术的进步，一方面通过对传统化疗药物进行改造达到增效减毒的目的，另一方面，不断涌现出各类新型抗肿瘤药物，如靶向药物、免疫检查点抑制剂（immune checkpoint inhibitors，ICIs）、抗体偶联药物（antibody-drug conjugates，ADCs）、双特异性抗体、癌症疫苗、基因治疗、溶瘤病毒等。这些药物的出现，为肿瘤治疗注入了新活力，带来了新突破。在此基础上，不同药物的联合和序贯治疗，为患者提供了更加安全有效的抗肿瘤治疗策略。

不同药物发挥抗肿瘤作用的机制不同，因此导致的不良反应也有差异。其中，化疗导致的骨髓抑制（chemotherapy-induced myelosuppression，CIM）是细胞毒化疗药物常见的毒性反应，其发生常伴随发热、感染、出血等症状，严重者危及生命；CIM还会导致患者化疗剂量减低、周期延迟，影响患者的治疗及预后；此外，CIM降低了患者的生活质量，增加其经济负担。据统计，80% 以上的化疗药物可导致骨髓抑制，这是由于化疗药物在杀死肿瘤细胞的同时，也损伤了分裂活跃的造血干祖细胞（hematopoietic stem and progenitor cells，HSPCs），造成各系成熟血细胞分化不足。随着靶向药物、ICIs、ADCs 等新型抗肿瘤药物的应用，多项指南和专家共识指出这些新型抗肿瘤药物单用或联合化疗时，同样伴有不同程度的骨髓抑制。

1.1 抗肿瘤药物概述

20 世纪 40 年代，人类将肿瘤治疗的视野，从早期的手术治疗和放射治疗，扩展至细胞毒化学药物治疗。此后，化疗药物得到了快速发展，开发出了烷化剂、抗代谢类、植物类、铂类、抗生素类等多种不同的化疗药物。20 世纪后期，诞生了靶向药物、免疫治疗药物、多靶点抗体等新型抗肿瘤药物（图 1-1）。21 世纪，抗肿瘤药物仍然飞速发展，取得了诸多前所未有的突破。

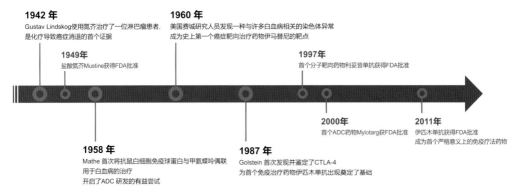

图 1-1　各类抗肿瘤药物的发现历程及首个药物获批时间

注：FDA（Food and Drug Administration）：美国食品药品监督管理局；ADC（antibody-drug conjugate）抗体偶联药物；CTLA-4（cytotoxic T lymphocyte antigen 4）：细胞毒 T 淋巴细胞抗原 -4。

　　化疗药物能够直接杀死肿瘤细胞或抑制肿瘤细胞生长、增殖，其作用机制主要包括抑制肿瘤细胞核酸或蛋白质的合成、干扰大分子物质代谢、干扰细胞周期、抑制拓扑酶活性等。自1942年化疗药物导致癌症消退的首个证据发现以来，传统化疗药物不断发展（图1-2），并通过结构修饰改造，目前已超过 150 种化疗药物应用于临床，这些化疗药物疗效显著、应用广泛，在抗肿瘤治疗中发挥着举足轻重的作用。

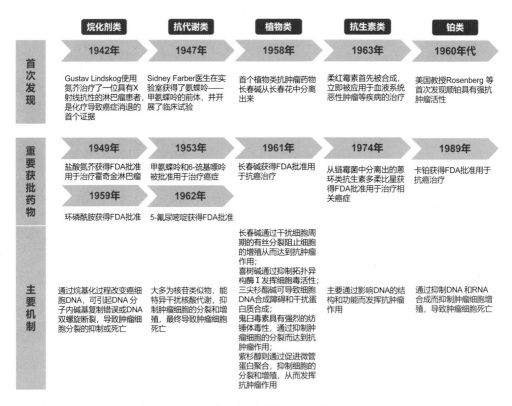

图 1-2　各类化疗药物的主要发展历程及相关机制

注：DNA（deoxyribonucleic acid）：脱氧核糖核酸；RNA（ribonucleic acid）：核糖核酸。

随着对肿瘤认知的加深和分子生物学的发展，靶向药物治疗成为肿瘤药物治疗的主力军之一（图1-3）。与化疗相比，靶向药物具有明确的靶点，具有高效性和特异性。靶向治疗药物可分为激酶抑制剂（小分子）（图1-4）和单克隆抗体药物（大分子）（图1-5）。单抗类药物通过特异性识别抗原，阻断信号分子和抗体的结合或者通过抗体依赖性细胞介导的细胞毒作用（antibody-dependent cell-mediated cytotoxicity，ADCC）作用或补体介导的细胞毒（complement dependent cytotoxicity，CDC）杀死肿瘤细胞，游离于血液中的生长因子或细胞外受体酪氨酸激酶通常是单克隆抗体的作用靶点。小分子靶向药物是以细胞信号转导通路中关键激酶为靶点的药物，主要分为蛋白酪氨酸激酶抑制剂和丝氨酸/苏氨酸激酶抑制剂。随着靶向药物在临床上的推广应用，晚期癌症患者的生存进一步改善。

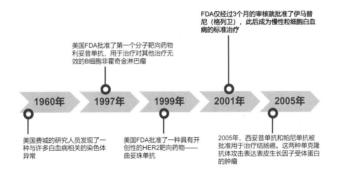

图 1-3　靶向药物的主要发展历程

注：美国食品药品监督管理局；HER-2（human epidermal growth factor receptor 2）：人表皮生长因子受体 -2。

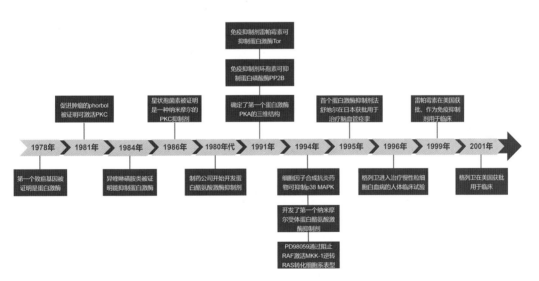

图 1-4　蛋白激酶抑制剂开发过程中的主要事件

注：PKC（protein kinase c）：蛋白激酶 C；PKA（protein kinase a）：蛋白激酶 A；MAPK（mitogen-activated protein kinase）：丝裂原活化蛋白激酶；MKK-1（mitogen-activated protein kinase kinase 1）：丝裂原活化蛋白激酶激酶 -1。

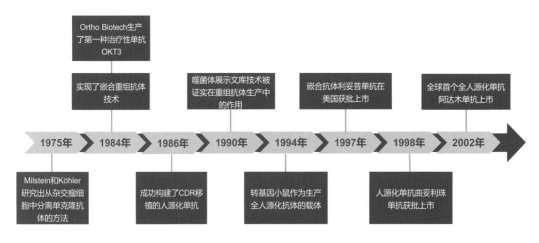

图 1-5　单克隆抗体开发过程中的主要事件

注：CDR（complementarity determining region）：互补决定区。

　　抗肿瘤免疫治疗是当今治疗肿瘤的一种创新疗法，在大量实验和临床研究中显示出不同于传统抗肿瘤治疗的独特优势。其通过激活或增强机体自身免疫效应达到对肿瘤细胞的杀伤和清除，包括 ICIs、细胞因子疗法、癌症疫苗、过继免疫细胞疗法（adoptive cell therapy，ACT）和溶瘤病毒疗法等。免疫检查点可分为共抑制分子和共刺激分子两类。目前广泛应用于临床的免疫治疗药物为针对共抑制分子开发的免疫检查点抑制剂（图1-6），如针对程序性死亡蛋白 -1（programmed death protein 1，PD-1）的抗体和针对细胞毒 T 淋巴细胞抗原 -4（cytotoxic T lymphocyte antigen 4，CTLA-4）的抗体。在肿瘤微环境中，肿瘤细胞表达相应配体，与 T 细胞上的相关受体结合，导致 T 细胞失能，使肿瘤细胞逃避免疫系统的监视和清除。PD-1/PD-L1 抗体和 CTLA-4 抗体通过直接或间接方式解除 T 细胞功能的抑制状态，从而发挥抗肿瘤效应。目前靶向共刺激检查点的激动剂仍处于开发阶段。除上述单克隆抗体外，通过增加特异性抗原结合位点来结合更多的肿瘤靶点、增强抗肿瘤疗效的方式，陆续开发了双特异性、三特异性等多特异性抗体，目前已有多种药物获批上市。

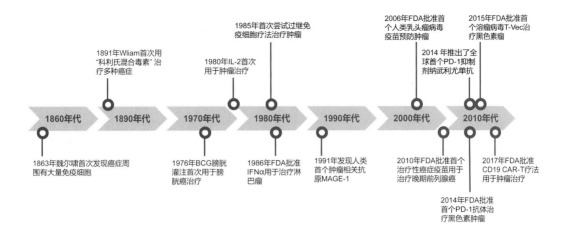

图 1-6 抗肿瘤免疫治疗药物的主要发展历程

注：BCG（bacille calmette-guerin）：卡介苗；IL-2（interleukin 2）：白细胞介素-2；IFNα（Interferon-alpha）：干扰素α；MAGE-1（melanoma-associated antigen 1）：黑色素瘤相关抗原-1；PD-1（programmed death protein 1）：程序性死亡蛋白-1；CD（cluster of differentiation）：白细胞分化抗原；CAR-T（chimeric antigen receptor-T）：嵌合抗原受体T细胞。

　　与单药治疗相比，药物的联合治疗可发挥协同作用，提高患者的治疗获益。除了不同药物之间的联合治疗，如小分子靶向药物联合免疫治疗外，双特异性靶向药物和 ADC 药物展现了联合治疗的新思路。ADCs 是由抗体和小分子细胞毒药物通过连接子形成的偶联物，其兼具了抗体的高特异性和细胞毒药物的抗肿瘤活性。ADC 药物通过抗体特异性识别肿瘤细胞表面的抗原并与之结合，随后被内吞进入肿瘤细胞，在细胞内释放细胞毒药物，达到杀灭肿瘤细胞的目的。同时，细胞毒药物可以通过自由扩散途径游离到周围的细胞，从而对周围没有被抗体识别的肿瘤细胞也起到杀灭作用。发展至今，ADCs 的研发已经经历了三代技术变革（图 1-7）。

- Catumaxomab于2006年和2009年分别被FDA授予孤儿药地位，用于治疗EpCAM阳性卵巢癌和胃癌。
- 2010年被EMA批准用于治疗EpCAM阳性癌症患者的恶性腹水，2017年撤回欧盟上市许可。

- Blinatumomab 于2014年上市，用于治疗复发或难治性B细胞前体急性淋巴母细胞白血病（B-ALL）。

- 目前，大量免疫治疗和靶向靶点的双靶点抑制剂正在研究，处于临床开发的不同阶段。

20世纪80年代前	20世纪80—90年代	21世纪初	2013—2014年	2019年

- 1897年，Paul Ehrlich提出"魔术子弹"假说，设想通过肿瘤细胞表面抗原进行细胞毒素的靶向运输。
- 1958年，Mathe首次将抗鼠白细胞免疫球蛋白与甲氨蝶呤偶联用于白血病的治疗，开启了ADC研发的有益尝试。
- 1975年，Kohler和Milstein共同发明单克隆抗体杂交瘤技术。

- 随着单克隆抗体临床药用成功，ADC的研发逐步变为现实。
- 1986年，第一个鼠源单克隆抗体药物莫罗莫那-CD3获准上市。
- 1994年，第一个人-鼠嵌合抗体药物上市。

- 2000年，全球第一款ADC Mylotarg上市，属于第一代ADC，但上市后临床疗效有限且毒副作用严重，于2010年撤市。
- 2011年，FDA和EMA批准brentuximab vedotin用于治疗霍奇金淋巴瘤和间变性大细胞淋巴瘤[23]。

- 2013年，Kadcyla上市，用于治疗HER-2阳性乳腺癌，这是首个针对实体瘤的抗体偶联药物，属于第二代ADC，但利用非定点偶联技术，均一性不佳影响了药物的有效性和安全性；而且，采用的马来酰亚胺类linker在血清中早期解离的风险。

- 2019年，第三代ADC德喜曲妥珠单抗上市，用于治疗HER-2阳性乳腺癌。
- 第三代ADC进一步优化筛选单克隆抗体和细胞毒素，创新连接子，重点使用定点偶联技术进行定点点定偶联，降低产品的异质性和毒副作用，提高药物的稳定性及药代动力学效率，增大治疗窗口期，适于大量生产。

（a）多靶点新型抗肿瘤药物的发展历程

机制	分类	代表药物	适应证	治疗原理	特点
通过单克隆抗体的靶向作用特异性地识别肿瘤细胞表面抗原，然后通过细胞的内吞作用使化学药物进入肿瘤细胞内杀伤肿瘤细胞，兼具化疗药物的细胞毒性作用和抗体药物的肿瘤靶向性双重作用	ADC	第一代：吉妥珠单抗（mylotarg）	复发或难治性急性髓系白血病	靶向CD33的单抗肿瘤抗生素卡奇霉素，可通过与DNA小沟的结合使双链断裂并最终导致细胞死亡	第一代ADC多采用鼠源或嵌合人源化抗体，连接子不稳定，载药的毒性较低且是随机偶联因而有效性较低，毒副作用较大。上市后的III期研究显示，与传统诱导化疗相比，患者并未从吉妥珠单抗治疗中获得显著的治疗获益，并且出现严重的安全性问题（如高致的肝毒性和长时间的血细胞减少症）。
		第二代：恩美曲妥珠单抗（trastuzumab emtansine）	HER-2阳性乳腺癌	由靶向HER-2的曲妥珠单抗和抑制微管聚集的化疗药物美坦新（DM1）偶联而成：与HER-2受体结合并通过受体介导的内吞作用进入靶细胞，然后，抗体组分在溶酶体中被降解，将DM1释放至细胞质中，最终导致细胞周期停滞并诱导细胞凋亡	第二代ADC采用人源化抗体，载药的毒性更高，抗体的靶向性更好，但随机偶联造成的脱靶毒性仍然存在，限制其临床治疗效果。血小板减少是恩美曲妥珠单抗的特殊不良反应，全球人群中，恩美曲妥珠单抗治疗患者中所有级别的血小板减少症发生率为20%～38%，≥3级血小板减少症的发生率为2%～13%
		第三代：德喜曲妥珠单抗（trastuzumab deruxtecan）	HER-2阳性乳腺癌	靶向HER-2的曲妥珠单抗细胞毒素（Dxd，拓扑异构酶I抑制剂）	第三代ADC采用完全人源化的抗体、高毒性载药以及定点偶联技术，较大地改善了第一、二代ADC药物的疗效。常见的≥3级不良反应包括中性粒细胞减少（20.7%）、贫血（8.7%）、恶心（7.6%）和间质性肺病（13.6%）
介导T细胞杀伤肿瘤细胞	靶向与免疫双靶点抑制剂	卡妥索单抗（catumaxomab）	恶性腹水	通过靶向在引起腹水的上皮癌细胞中异常表达的EpCAM，联合靶向T细胞表面CD3激活T细胞免疫调控	改善了无穿刺生存期和到下一次穿刺的中位时间，减少了腹水的体征和症状，并有改善总生存时间的趋势。常见的不良反应是发热、恶心、呕吐和腹痛
		贝林妥欧单抗（blinatumomab）	复发或难治性B细胞前体ALL	靶向结合CD19和CD3，可以连接T细胞和癌细胞，使得T细胞接近癌细胞而达到杀伤效果	显著改善中位总生存期。常见不良反应是发热、头痛、发热性中性粒细胞减少症和周围水肿

（b）多靶点新型抗肿瘤药物的类型及代表药物、适应证、治疗原理以及特点

图1-7 多靶点新型抗肿瘤药物

注：ADC（antibody-drug conjugate）：抗体偶联药物；CD（cluster of differentiation）：白细胞分化抗原；EMA（European Medicines Agency）：欧洲药品管理局；EpCAM（epithelial cell adhesion molecule）：上皮细胞黏附分子；ALL（acute lymphoblastic leukemia）：急性淋巴细胞白血病；HER-2（human epidermal growth factor receptor 2）：人表皮生长因子受体-2。

目前，虽然随着癌症治疗的进展，更多新型抗肿瘤药物问世，但是化疗药物仍是多种药物联合治疗的基础，如化疗联合靶向治疗、化疗联合免疫治疗等。据华经产业研究院（http://www.huaon.com）发布的报告，2021 年，化疗药物在中国抗肿瘤药物市场份额中占比约 57%（图 1-8），是国内抗肿瘤药物中最主要的组成部分。

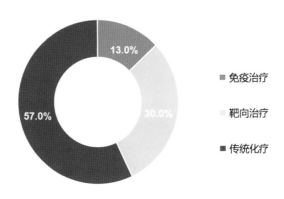

13.0%
30.0%
57.0%
■ 免疫治疗
■ 靶向治疗
■ 传统化疗

图 1-8　2021 年中国抗肿瘤药物行业市场结构分布情况
（资料来源：华经产业研究院）

综上，从氮芥被发现能够治疗肿瘤开始，抗肿瘤药物发展至今已超过 80 年。由于生命科学的快速发展以及新技术的不断革新，抗肿瘤药物也在向精准化方向迭代转变。化疗药物通过相应技术改造从低选择性、高毒性的传统化疗药物向高效、长效、副作用小的新型化疗药物方向发展，而靶向治疗药物、免疫治疗药物以及多靶点新型抗肿瘤药物也在不断地更新变革。在当前抗肿瘤药物治疗中，化疗药物仍然是肿瘤治疗不可或缺的一部分，在恶性肿瘤的综合治疗中占有重要地位。但是，化疗药物在缩小肿瘤、延长患者生存期的同时，其不良反应的高发生率仍不容忽视，其中骨髓抑制是其最常发生也最严重的不良反应之一。

1.2 抗肿瘤药物所致骨髓抑制

1.2.1 抗肿瘤药物所致骨髓抑制的认知变迁

骨髓抑制是化疗药物引起的最常见的不良反应，靶向药物、免疫药物、ADC 等新型抗肿瘤药物亦可引起，主要表现为中性粒细胞减少、血小板减少、贫血，三者可以单独出现，也可相互兼夹。

抗肿瘤药物所致骨髓抑制首先在化疗药物中发现，最早可追溯到二战时期，人们发现芥子气和氮芥对造血功能造成损伤，导致骨髓抑制。其后化疗药物不断升级迭代，但骨髓抑制却始终伴随化疗出现。自发现 CIM 后，人们尝试对其进行医疗干预，发现了半胱氨酸可治疗并预防氮芥引起的白细胞减少症。后来，粒细胞集落刺激因子（granulocyte colony stimulating factor，G-CSF）被发现具有促粒细胞生成作用后，在临床上应用于化疗所致中性粒细胞减少症（chemotherapy-induced neutropenia，CIN）的治疗（图1-9）。直至现在，G-CSF 仍然是预防 / 治疗 CIN 的主要药物。自20世纪70年代 Goldwasser 等人制备出了高纯度的促红细胞生成素（erythropoietin，EPO）后，开辟了探索 EPO 作为各种类型贫血治疗药物的新时代。此外，寻找血小板生长因子的过程要较 G-CSF 和 EPO 更为烦琐，人们陆续发现了血小板生成素（thrombopoietin，TPO）、干细胞因子(c-kit 片段)、白细胞介素（interleukin，IL）-1、IL-3、IL-6、IL-11 和 GM-CSF 对巨核细胞生长和分化的影响，其中 IL-11 显示出了较好的作用。然而，这些干预措施具有谱系特异性，且在出现骨髓抑制的体征和症状后给药会增加药物本身的不良反应。探讨研究 CIM 机制，不仅可以为 CIM 的临床干预及管理提供新思路，还能够在理论方面提供支持。CIM 最关键的机制主要与造血干细胞（hematopoietic stem cell，HSC）衰老及造血微环境损伤（主要包括骨髓基质细胞损伤及骨髓交感神经系统损伤）有关。化疗药物作用于骨髓基质细胞引起骨髓抑制的机制主要与氧化应激、改变细胞因子表达水平以及诱导骨髓基质细胞衰老、凋亡有关，而造血微环境交感神经系统损伤不仅可加速 HSC 衰老，还会影响化疗后骨髓抑制恢复。通过 CIM 机制发现，骨髓保护至关重要。通过保护骨髓，能够同时保护多个造血谱系，可以主动预防化疗诱导的骨髓抑制。曲拉西利(trilaciclib)是一种细胞周期蛋白依赖性激酶 4/6(cyclin-dependent kinase 4 and 6，CDK4/6)抑制剂，与化疗联用时具有骨髓保护作用和潜在的抗肿瘤疗效以及安全性获益。CDK 控制细胞周期进程，曲拉西利诱导骨髓中增殖的 HSPCs 一过性、可逆性、短暂停滞在细胞周期的 G1 期，从而保护其在化疗期间免受损伤（骨髓保护作用）。

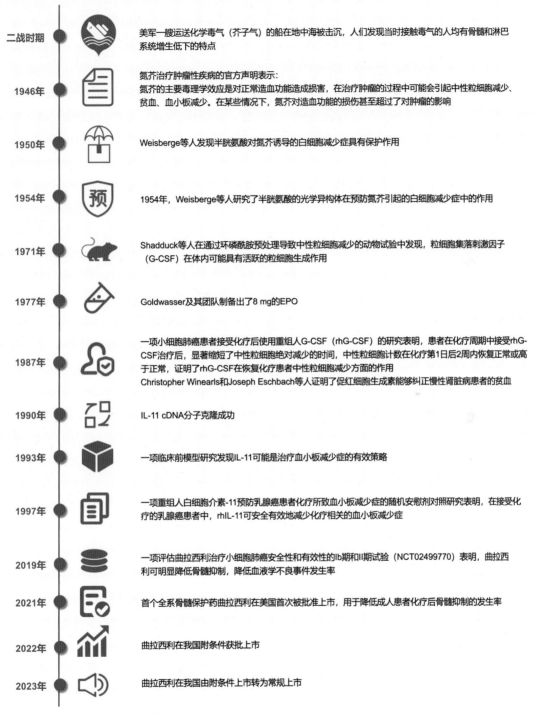

二战时期 美军一艘运送化学毒气（芥子气）的船在地中海被击沉，人们发现当时接触毒气的人均有骨髓和淋巴系统增生低下的特点

1946年 氮芥治疗肿瘤性疾病的官方声明表示：
氮芥的主要毒理学效应是对正常造血功能造成损害，在治疗肿瘤的过程中可能会引起中性粒细胞减少、贫血、血小板减少。在某些情况下，氮芥对造血功能的损伤甚至超过了对肿瘤的影响

1950年 Weisberge等人发现半胱氨酸对氮芥诱导的白细胞减少症具有保护作用

1954年 1954年，Weisberge等人研究了半胱氨酸的光学异构体在预防氮芥引起的白细胞减少症中的作用

1971年 Shadduck等人在通过环磷酰胺预处理导致中性粒细胞减少的动物试验中发现，粒细胞集落刺激因子（G-CSF）在体内可能具有活跃的粒细胞生成作用

1977年 Goldwasser及其团队制备出了8 mg的EPO

1987年 一项小细胞肺癌患者接受化疗后使用重组人G-CSF（rhG-CSF）的研究表明，患者在化疗周期中接受rhG-CSF治疗后，显著缩短了中性粒细胞绝对减少的时间，中性粒细胞计数在化疗第1日后2周内恢复正常或高于正常，证明了rhG-CSF在恢复化疗患者中性粒细胞减少方面的作用
Christopher Winearls和Joseph Eschbach等人证明了促红细胞生成素能够纠正慢性肾脏病患者的贫血

1990年 IL-11 cDNA分子克隆成功

1993年 一项临床前模型研究发现IL-11可能是治疗血小板减少症的有效策略

1997年 一项重组人白细胞介素-11预防乳腺癌患者化疗所致血小板减少症的随机安慰剂对照研究表明，在接受化疗的乳腺癌患者中，rhIL-11可安全有效地减少化疗相关的血小板减少症

2019年 一项评估曲拉西利治疗小细胞肺癌安全性和有效性的Ib期和II期试验（NCT02499770）表明，曲拉西利可明显降低骨髓抑制，降低血液学不良事件发生率

2021年 首个全系骨髓保护药曲拉西利在美国首次被批准上市，用于降低成人患者化疗后骨髓抑制的发生率

2022年 曲拉西利在我国附条件获批上市

2023年 曲拉西利在我国由附条件上市转为常规上市

图 1-9　化疗药物所致骨髓抑制的发现与处理过程

靶向治疗药物、免疫治疗药物、ADCs 等新型抗肿瘤药物在临床应用过程中也发现了骨髓抑制不良反应。利妥昔单抗研究中，最常见的不良事件就包括了中性粒细胞减少症。ICIs 所致骨髓抑制较为少见，大多是单系血细胞减少。然而也有病例报告指出，伊匹木单抗治疗黑色素瘤可导致重度中性粒细胞减少以及血小板减少。ADCs 结构中包含了细胞毒性药物，因而 ADCs 会产生细胞毒性药物相关不良反应，骨髓抑制也是 ADCs 常见不良反应之一。靶向药物、免疫治疗药物以及 ADCs 引起骨髓抑制的机制与传统化疗药物具有较大差异：伊马替尼等多靶点酪氨酸激酶抑制剂可能会抑制 c-kit 等造血细胞因子受体，进而诱发骨髓抑制；ICIs 有时会导致机体过度的免疫反应，从而对 HSC 产生毒性，此外还可能与活化的 T 细胞与免疫检查点的潜在移除相关；而 ADCs 所致骨髓抑制可能与原发疾病、靶标细胞的性质或细胞毒性药物的骨髓抑制效应有关，有研究表明以巨胞饮介导的内化作用对巨核细胞分化的抑制可能是 ADCs 药物诱发的血小板减少症的关键机制。

基于每种药物所致骨髓抑制机制的差异，导致了不同药物所致骨髓抑制的类型及发生率均有所不同。

1.2.2　抗肿瘤药物所致骨髓抑制的发生率

骨髓抑制的发生率因治疗药物、治疗方案不同而异。化疗药物和 ADCs 所致骨髓抑制较为普遍，相比之下，ICIs 导致骨髓抑制的发生率明显低于化疗药物和 ADCs（表 1-1）。虽然 ICIs 的骨髓毒性较小，但其单用在晚期非小细胞肺癌、胃癌等患者人群中的适用性有限，而 ICIs 联合化疗可以为更多肿瘤患者带来显著生存获益。通过检索近 5 年发表的肺癌、胃癌以及乳腺癌等高发瘤种接受 ICIs 联合化疗的临床研究 [高影响因子（IF ≥ 10）的较大样本量（n ≥ 300）的 III 期研究]，发现 ICIs 联合化疗所致骨髓抑制的发生率与单纯化疗相似（表 1-2），并不会额外增加骨髓抑制的风险。如一项纳入 3 项 RCT 的 meta 分析显示，接受阿替利珠单抗或帕博利珠单抗联合化疗的乳腺癌患者中性粒细胞减少症和贫血的发生率分别为 28.6%（化疗组为 24.8%）和 35.5%（化疗组为 34.0%）。靶向药物所致骨髓抑制发生率与其作用靶点和机制密切相关，不同药物所致骨髓抑制的发生率差别较大：靶向表皮生长因子受体（epidermal growth factor receptor，EGFR）和 ALK/ROS1 的新一代小分子酪氨酸激酶抑制剂以及靶向血管内皮生长因子（vascular endothelial growth factor，VEGF）的单克隆抗体较少引起骨髓抑制，但靶向血管内皮生长因子受体（vascular endothelial growth factor receptor，VEGFR）的多激酶抑制剂则较常发生骨髓抑制，如索拉非尼、舒尼替尼、瑞戈非尼、仑伐替尼、安罗替尼和呋喹替尼引起的血液学毒性主要表现为血小板减少，此外瑞戈非尼也可诱发贫血。多腺苷二磷酸核糖聚合酶（poly ADP-ribose polymerase，PARP）抑制剂的血液学不良反应发生率为 18%～61%。与曲拉西利可用于 CIM 的干预不同，哌柏西利（palbociclib，一种 CDK4/6 抑制剂）因其半衰期更长且持续给药，使 HPSCs 长期停滞于细胞周期的 G1 期，在抑制肿瘤的同时也导致了骨髓抑制的发生。哌柏西利与来曲唑、氟维司群等联合治疗乳腺癌的研究证实，其骨髓抑制作用明显，中性粒细胞减少、血小板减少及贫血的总发生率分别高达 80%、16% 和 24%。

表 1-1 抗肿瘤药物所致骨髓抑制总发生率以及 ≥ 3 级发生率

单位：%

具体用药	所有级别骨髓抑制发生率			≥ 3 级骨髓抑制发生率		
	中性粒细胞减少	血小板减少	贫血	中性粒细胞减少	血小板减少	贫血
化疗药物	64	12.8	89.5	24 ~ 58	6.1	8.5
ADCs	43.7	32.8	33.1	31.2	22.6	16.6
ICIs	0.94	2.8	9.8	1.07	1.8	5
靶向药物	19.5 ~ 30.2	12.9 ~ 68	7 ~ 50.1	5.2 ~ 19.6	1 ~ 33.8	3 ~ 25.3

表 1-2 ICIs 联合化疗与单纯化疗所致骨髓抑制的总发生率以及 ≥ 3 级发生率
（节选发病率较高瘤种的数据作为参考）

瘤种	研究方案	样本量	所有级别骨髓抑制发生率 / %			≥ 3 级骨髓抑制发生率 / %		
			中性粒细胞减少	血小板减少	贫血	中性粒细胞减少	血小板减少	贫血
非小细胞肺癌	帕博利珠单抗 + 化疗	410	27.2	18.0	46.2	15.8	7.9	16.3
	安慰剂 + 化疗	206	24.3	14.4	46.5	11.9	6.9	15.3
小细胞肺癌	阿替利珠单抗 + 化疗	201	36.4	16.2	38.9	23.2	10.1	14.1
	安慰剂 + 化疗	202	34.7	14.8	33.2	24.5	7.7	12.2
胃或胃食管交界癌	纳武利尤单抗 + 化疗	362	44.0	40.0	19.0	20.0	9.0	8.0
	安慰剂 + 化疗	362	37.0	44.0	18.0	16.0	9.0	5.0
食管癌或胃食管交界癌	帕博利珠单抗 + 化疗	373	26.0	7.0	39.0	14.0	1.0	12.0
	安慰剂 + 化疗	376	24.0	9.0	44.0	16.0	3.0	15.0
乳腺癌	ICIs+ 化疗	1 448	28.6	—	35.5	—	—	—
	化疗	952	24.8	—	34.0	—	—	—

注：本表格中的数据源自 ICIs 联合化疗与单纯化疗直接比较的临床研究，不代表相应瘤种的 CIM 总体发生率；一表示无相应数据。

综上，ADCs 所致的中性粒细胞减少以及贫血的总体发生率相对于单纯化疗更低，而血小板减少发生率更高；靶向药物所致骨髓抑制因靶点不同而异，其中靶向 VEGFR 的多激酶抑制剂、PARP 抑制剂等多见骨髓抑制，中性粒细胞减少症、血小板减少症以及贫血的发生率分别为 19.5% ～ 30.2%、12.9% ～ 68% 和 7% ～ 50.1%；ICIs 则较少发生骨髓抑制，即使联合化疗使用也不会增加额外的骨髓抑制毒性。由此可见，使用单纯化疗、ADCs 单药和以化疗为基础的联合治疗方案，出现骨髓抑制的现象较为普遍，应引起患者和医护人员的重点关注。

1.3　CIM 定义及分类

目前多项指南或共识对新型抗肿瘤药物治疗所致骨髓抑制的评定标准仍参照 CIM 进行。CIM 是指肿瘤患者在使用化疗药物时发生的一种常见血液学毒性，具体表现为中性粒细胞减少、血小板减少和血红蛋白减少（贫血）（图 1-10）。

CIN 是指使用化疗药物后引发外周血中性粒细胞绝对值（absolute neutrophil count, ANC）降低，即血常规结果中 ANC < $2.0×10^9$/L。CIN 的血常规结果随时间进程呈现 U 形变化，在应用紫杉醇、氟尿嘧啶、吉西他滨等细胞周期特异性药物 7 ～ 14 天后中性粒细胞出现低谷，14 ～ 21 天恢复；在应用阿霉素、环磷酰胺等细胞周期非特异性药物 10 ～ 14 天后中性粒细胞出现低谷，21 ～ 24 天恢复。中性粒细胞减少患者易发生感染，此类患者可能仅表现为发热等非特异性症状，但严重者可导致脓毒综合征、感染性休克甚至死亡。

粒细胞减少性发热（febrile neutropenia, FN）是指严重的中性粒细胞降低合并发热。严重的中性粒细胞降低指 ANC < $5×10^8$/L（4 级）或 ANC 为（$5×10^8$ ～ $1×10^9$/L（3 级）但预计在随后的 48 小时将下降至 < $5×10^8$/L；发热是指单次口腔温度测定 ≥ 38.3 ℃或 ≥ 38.0 ℃持续超过 1 小时。FN 患者可能出现严重感染等并发症，甚至导致死亡。

化疗所致血小板减少症（chemotherapy-induced thrombocytopenia, CIT），是指抗肿瘤化疗药物对骨髓产生抑制作用，尤其是对巨核系细胞产生抑制作用，导致外周血中血小板计数低于正常值（$1×10^{11}$/L）。与白细胞的中位生存期（6 ～ 8 小时）相比，血小板的中位生存期较长（5 ～ 7 天），所以血小板出现下降较中性粒细胞稍晚，在两周左右下降到最低值。血小板减少持续时间与不同化疗药物类型有关：亚硝基脲类多影响干细胞，导致血小板减少的持续时间较长（28 ～ 42 天）且难以纠正；异环磷酰胺多影响发育较晚阶段的祖细胞，血小板减少的持续时间较短（7 ～ 14 天）。血小板减少的患者出血风险增加，轻则表现为皮肤淤点、瘀斑、黏膜出血、皮肤出血同时伴有鼻出血、牙龈出血，严重者可有消化道出血、血尿或阴道出血，甚至颅内出血、死亡。

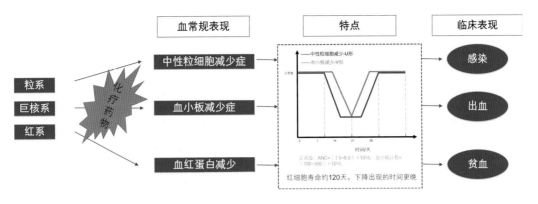

图 1-10　化疗所致骨髓抑制的特点和临床表现

肿瘤化疗相关贫血（chemotherapy-related anemia，CRA）主要是指肿瘤患者在疾病进展和治疗过程中发生的贫血，特征表现为外周血中单位容积内红细胞数减少、血红蛋白浓度降低或血细胞比容降至正常水平以下。临床上建议血红蛋白含量 ≤ 110 g/L 或者血红蛋白降幅 ≥ 20 g/L 时应进行贫血评估。由于红细胞中位生存期较长（120 天），更新较慢，因此化疗后短时间内红细胞数量的下降不明显。贫血患者会出现多脏器缺血缺氧性改变和免疫力降低，出现晕厥、头痛、眩晕、胸痛、工作和日常活动乏力，以及明显的皮肤、黏膜苍白等临床症状。

需要注意的是，中性粒细胞减少症、血小板减少症和贫血的具体出现时间、持续时间以及减少程度除了与患者自身因素（如年龄、肿瘤类型等）有关外，还与使用的抗肿瘤药物的种类、方案以及剂量强度相关。由于肿瘤的药物治疗方案往往是由多种不同作用机制的抗肿瘤药物组成，实际应用时又会根据病情调整剂量强度，故临床上出现骨髓抑制的情况更为复杂。

1.4　肿瘤化疗相关骨髓抑制分级

骨髓抑制的严重程度是根据中性粒细胞数量、血小板数量和血红蛋白减少的程度进行划分的（表1-3）。在中性粒细胞减少症和血小板减少症分级上，中国分级标准与美国国家癌症研究所（National Cancer Institute，NCI）常见不良反应术语标准（Common Terminology Criteria for Adverse Event，CTCAE）5.0 版一致。目前国际上贫血的分级标准主要有 NCI 标准和世界卫生组织（World Health Organization，WHO）标准，国内也根据临床实践和治疗方法进行了分类。

表 1-3　骨髓抑制分级标准

分级	中性粒细胞（×10⁹/L）	血小板（×10⁹/L）	血红蛋白（g/L）		
			中国标准	NCI 标准	WHO 标准
1 级	1.5 ~ < 2.0	75 ~ < 100	90 ~ 正常值	100 ~ 正常值	110 ~ 正常值
2 级	1.0 ~ < 1.5	50 ~ < 75	60 ~ 90	80 ~ 100	80 ~ 109
3 级	0.5 ~ < 1.0	25 ~ < 50	30 ~ 60	< 80	< 80
4 级	< 0.5	< 25	< 30	威胁生命	

注：CIN、CIT、CRA 任意发生一种即为发生 CIM；CIM 分级划分依据参照 CIN、CIT、CRA 的分级，若同时发生 2 系或 2 系以上时，选择最高级。中性粒细胞和血小板计数采用 CTCAE 分级标准。血红蛋白正常值：NCI 标准为男性 140 ~ 180 g/L，女性 120 ~ 160 g/L；2011 年 WHO 标准为成年男性不低于 130 g/L，非妊娠成年女性不低于 120 g/L，妊娠女性不低于 110 g/L；我国标准正常值为成年男性不低于 120 g/L，非妊娠成年女性不低于 110 g/L，妊娠女性不低于 100 g/L。

1.5　肿瘤化疗相关骨髓抑制流行病学现状

1.5.1　CIM 发生率

本节对 CIM 的发生率进行了详细描述。经过检索 2018—2023 年已发表的综述、meta 分析、大样本量（$n \geq 1\,500$）调查研究以及高影响因子（IF ≥ 10）的较大样本量（$n \geq 300$）的 III 期临床研究，从中筛选接受含化疗方案治疗的发病率较高的实体瘤患者纳入研究，梳理了这些肿瘤患者 CIM 的发生率。检索发现，只有中国和美国进行了 CIT 和 CRA 的大样本量调查研究，缺乏 CIN 的调研；我们对检索到的大样本量调查研究进行了详细描述。具体情况如下所述。

我国中性粒细胞减少症发生率缺乏大样本量的调查研究，现有的数据主要来自国外研究，检索结果显示，≥ 3 级 CIN 在肺癌、乳腺癌和卵巢癌患者中可分别高达 69%、83.6% 和 62%，且在化疗、靶向治疗或 ICIs 联合化疗以及 ADCs 治疗方案下，所有级别和 ≥ 3 级中性粒细胞减少症的发生率分别介于 18.2% ~ 91.2% 和 0.6% ~ 83.6%（详见表 1-1、表 1-2、表 1-4 和图 1-11）。进一步扩大检索范围发现，2014 年一项大型回顾性研究（2131 例接受化疗的恶性肿瘤患者）显示，401 例患者共经历了 458 次 FN，而且 FN 的发生率随着周期数的增加而降低（第一个周期：41%；第 2 个周期：17%；第 3 个周期：13%；第 4 个周期：10%）。然而，该研究结果发布距今已 10 年，无法很好地反映当前的真实情况。因此，中性粒细胞减少症发生率有待大型调研结果的补充。

表 1-4　不同治疗方案（含化疗）所致中性粒细胞减少症的发生率

作者	治疗方案	样本量	所有级别中性粒细胞减少症发生率 / %	≥ 3 级中性粒细胞减少症发生率 / %
化疗				
Carrie · M. Nielson 等	含卡铂	4 110	—	24.00 ~ 58.00
	含 FOLFOX 或 FOLFIRI	176	—	19.00 ~ 47.00
Naiyer · A.Rizvi 等	基于铂的化疗	352	18.20	9.90
Santiago Ponce Aix 等	卢比替定 + 多柔比星	307	—	37.00
	拓扑替康或 CAV	306	—	69.00
Jennifer · K. Litton 等	艾立布林或长春瑞滨或卡培他滨或吉西他滨单药	144	42.90	34.90
ICIs 联合化疗				
Zhou Xiaoxiang 等	PD-1 或 PD-L1 联合化疗	5 733	23.0 ~ 47.8	13.5 ~ 27.7
靶向联合化疗				
Yukio Hosomi 等	吉非替尼	173	4.10	0.60
	吉非替尼 + 卡铂 + 培美曲塞	172	59.40	31.20
Véronique Diéras 等	卡铂 + 紫杉醇	172	91.20	83.60
	维利帕尼 + 卡铂 + 紫杉醇	337	89.30	81.00
Robert · L. Coleman 等	卡铂 + 紫杉醇	375	68.00	49.00
	维利帕尼 + 卡铂 + 紫杉醇	383	75.00	62.00
ADC				
Aditya Bardia 等	戈沙妥珠单抗	235	63.00	51.00

注：—表示无相应数据；FOLFOX：氟尿嘧啶 + 亚叶酸钙 + 奥沙利铂；FOLFIRI：氟尿嘧啶 + 亚叶酸钙 + 伊立替康；CAV：环磷酰胺 + 多柔比星 + 长春新碱。

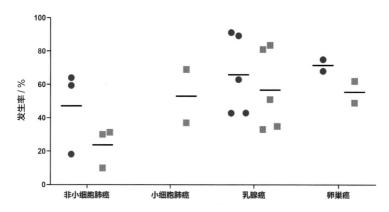

图 1-11　不同瘤种化疗相关中性粒细胞减少症的发生率

注：每一点的数据来自一个研究，横线表示均值。

　　接受不同化疗方案、ICIs 或靶向药物联合化疗、ADC 治疗的不同肿瘤患者血小板减少症的发生率各不相同（表 1-1、表 1-2、表 1-5 和图 1-12）。目前仅检索到美国和中国有开展大样本量调查研究，结果显示美国和中国的肿瘤患者 CIT 发生率存在差异，分别为 12.8% 和 21.03%。美国调研涵盖了膀胱癌、乳腺癌、结直肠癌、头颈癌、肺癌、黑色素瘤、卵巢癌、胰腺癌、前列腺癌、子宫癌、霍奇金淋巴瘤、多发性骨髓瘤、非霍奇金淋巴瘤和其他血液瘤，其中实体瘤患者 15 521 例，CIT 发生率较高的实体瘤依次是肺癌、结直肠癌、胰腺癌和乳腺癌。对不同化疗方案进行分析发现，基于铂和基于吉西他滨的治疗方案 CIT 发生率较高。中国调研纳入了结直肠癌、肺癌、乳腺癌、胃癌、胰腺癌、食管癌、卵巢癌、胆道系统肿瘤、膀胱癌、宫颈癌、多发性原发癌等共计 1 541 例患者，结果发现宫颈癌、胃癌、膀胱癌、胆道系统肿瘤和卵巢癌中 CIT 高发，但以上瘤种的纳入人数不足 40 例（除 103 例胃癌），因此尚需通过更大样本量的调研来验证。依据中国研究数据报道对不同化疗方案进行分析发现，中国患者采用 S-1、卡培他滨、奥沙利铂和蒽环类药物治疗时 CIT 发生率较高，这一点也与美国研究结果存在差异。

表 1-5　不同治疗方案（含化疗）所致血小板减少症的发生率

作者	治疗药物	样本量	所有级别血小板减少症发生率 / %	≥ 3 级血小板减少症发生率 / %
化疗				
Derek Weycker 等	化疗 [a]	215 508	9.70	—
Jaime · L.Shaw 等	化疗 [a]	15 521	12.80	—
	基于铂	8 040	13.50	—
	基于吉西他滨	1 631	14.80	—
	基于蒽环类	939	9.30	—
	基于紫杉烷类	2 115	6.50	—
Zhou Shishi 等	化疗 [a]	1 541	21.03	3.44
	基于 S-1	283	20.14	—
	基于卡培他滨	524	18.13	—
	基于奥沙利铂	1 323	16.78	—
	基于吉西他滨	500	7.40	—
	基于蒽环类	121	16.53	—
	基于紫杉烷类	1 036	7.63	—
Carrie · M. Nielson 等	含卡铂	4 110	—	14.00 ~ 22.00
	含 FOLFOX 或 FOLFIRI	176	—	1.00 ~ 4.00
Naiyer · A. Rizvi 等	基于铂	352	12.20	5.10
Santiago Ponce Aix 等	卢比替定 + 多柔比星	307	—	14.00
	拓扑替康或 CAV	306	—	31.00
Jennifer · K.Litton 等	艾立布林或长春瑞滨或卡培他滨或吉西他滨单药	144	7.10	1.60

作者	治疗药物	样本量	所有级别血小板减少症发生率 / %	≥ 3 级血小板减少症发生率 / %
ICIs 联合化疗				
Zhou Xiaoxiang 等	PD-1 或 PD-L1 联合化疗	4 376	15.4 ~ 32.4	5.3 ~ 8.8
靶向联合化疗				
Yukio Hosomi 等	吉非替尼	173	5.30	0.00
	吉非替尼 + 卡铂 + 培美曲塞	172	53.50	17.10
Véronique Diéras 等	卡铂 + 紫杉醇	172	71.30	28.10
	维利帕尼 + 卡铂 + 紫杉醇	337	80.70	39.90
Robert·L. Coleman 等	卡铂 + 紫杉醇	375	33.00	8.00
	维利帕尼 + 卡铂 + 紫杉醇	383	60.00	31.00
ADC				
Aditya Bardia 等	戈沙妥珠单抗	235	5.00	2.00

注：a 表示未指明具体化疗药物的化疗方案；—表示无相应数据；FOLFOX：氟尿嘧啶 + 亚叶酸钙 + 奥沙利铂；FOLFIRI：氟尿嘧啶 + 亚叶酸钙 + 伊立替康；CAV：环磷酰胺 + 多柔比星 + 长春新碱。

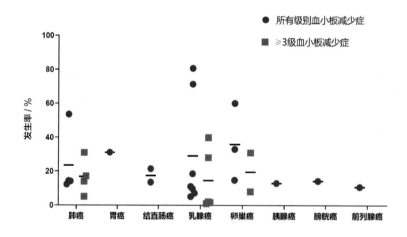

图 1-12　不同瘤种化疗相关血小板减少症的发生率

注：每一点的数据来自一个研究，横线表示均值。

在贫血方面，也只检索到美国和中国较大样本量的调研结果。美国肿瘤患者（研究共计纳入 4 426 例）化疗所致贫血的发生率高达 89.5%，不同瘤种、不同化疗方案时贫血的发生率均有差异。相比之下，中国（涉及 5 431 例肿瘤患者）化疗所致贫血发生率仅为 50.71%。综合检索到的大样本量调查研究、综述、meta 分析和 III 期研究，肿瘤化疗相关贫血的发生率详见表 1-1、表 1-2、表 1-6 和图 1-13。

表 1-6　不同治疗方案（含化疗）所致贫血的发生率

作者	治疗药物	样本量	所有级别贫血发生率 / %	≥ 3 级贫血发生率 / %
化疗				
宋正波 等	化疗[a]	5 431	50.71	4.25
Xu Hairong 等	化疗[a]	4 426	89.50	—
	AC	109	78.90	—
	TAC	157	91.10	—
	AC → T	655	95.70	—
	TC	855	77.10	—
	TCH	399	96.20	—
	CAPOX	155	89.70	—
	FOLFOX	390	94.60	—
	CARBO+TAX	303	93.10	—
	CARBO+VP16	209	94.70	—
	顺铂（卡铂）+ 培美曲塞	162	86.40	—
Carrie · M. Nielson 等	含卡铂	4 110	—	15.00 ～ 19.00
	含 FOLFOX 或 FOLFIRI	176	—	5.00 ～ 19.00
Naiyer · A. Rizvi 等	基于铂的化疗	352	31.30	10.20
Santiago Ponce Aix 等	卢比替定 + 多柔比星	307	—	19.00
	拓扑替康或 CAV	306	—	38.00

作者	治疗药物	样本量	所有级别 贫血发生率 / %	≥ 3 级 贫血发生率 / %
Jennifer · K. Litton 等	艾瑞布林或长春瑞滨或卡培他滨或吉西他滨单药	144	18.30	4.80
ICIs 联合化疗				
Zhou Xiaoxiang 等	PD-1 或 PD-L1 联合化疗	6 146	32.4 ~ 59.1	8.2 ~ 15.6
靶向联合化疗				
Yukio Hosomi 等	吉非替尼	173	21.20	2.30
	吉非替尼 + 卡铂 + 培美曲塞	172	65.50	21.20
Véronique Diéras 等	卡铂 + 紫杉醇	172	69.60	39.80
	维利帕尼 + 卡铂 + 紫杉醇	337	80.40	42.30
Robert · L. Coleman 等	卡铂 + 紫杉醇	375	53.00	26.00
	维利帕尼 + 卡铂 + 紫杉醇	383	65.00	41.00
ADC				
Aditya Bardia 等	戈沙妥珠单抗	235	34.00	8.00

注：a 表示未指明具体化疗药物的化疗方案；—表示无相应数据；AC：多柔比星 + 环磷酰胺；TAC：多西他赛 + 多柔比星 + 环磷酰胺；AC → T：多柔比星 + 环磷酰胺序贯紫杉醇或多西他赛；TC：多西他赛 + 环磷酰胺；TCH：多西他赛 + 卡铂 + 曲妥珠单抗；CAPOX：卡培他滨 + 奥沙利铂；FOLFOX：氟尿嘧啶 + 亚叶酸钙 + 奥沙利铂；CARBO+TAX：卡铂 + 紫杉醇；CARBO+VP16：卡铂 + 依托泊苷；FOLFIRI：氟尿嘧啶 + 亚叶酸钙 + 伊立替康；CAV：环磷酰胺 + 多柔比星 + 长春新碱。

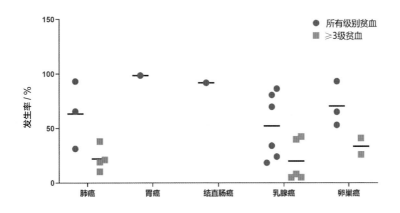

图 1-13　不同瘤种化疗相关贫血的发生率

注：每一点的数据来自一个研究，横线表示均值。

综上，肿瘤化疗相关骨髓抑制发生率因瘤种、治疗方案以及地区等多因素影响而呈现较大差异。通过检索近 5 年来已发表的数据，仅发现两项国内开展的大样本量（样本量＞1 500）调研，分别单独涉及 CIT 或 CRA，暂无同时囊括 CIN、CIT、CRA 发生率的大规模、大样本调研。

1.5.2　疾病负担

骨髓抑制对肿瘤患者的生存、生活质量和经济均造成负担，是抗肿瘤药物治疗中不可回避的重要问题。

首先，骨髓抑制可能导致患者缓解率和存活率下降，总生存期缩短。一方面，骨髓抑制诱发的 FN、出血以及贫血会缩短肿瘤患者的生存期（图 1-14）。另一方面，骨髓抑制导致的化疗剂量减低、化疗延迟、治疗方案改变等，会影响到化疗相对剂量强度（relative dose intensity，RDI，指实际化疗剂量强度与标准或计划化疗剂量强度之比），最终也会缩短肿瘤患者的生存期（图 1-15、图 1-16）。

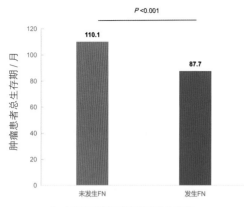

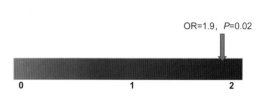

（a）FN可缩短肿瘤患者总生存期

（一项纳入 610 例接受含环磷酰胺辅助化疗的乳腺癌患者的调查研究）

（b）大出血与生存期缩短显著相关

（一项纳入 609 例接受化疗并发生血小板减少症的实体瘤或淋巴瘤患者的回顾性队列研究）

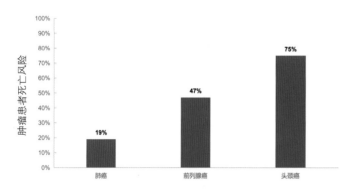

（C）贫血可增加肿瘤患者死亡风险

图 1-14 骨髓抑制诱发的 FN、出血以及贫血可缩短肿瘤患者生存期

（一项纳入 60 项研究的 meta 分析）

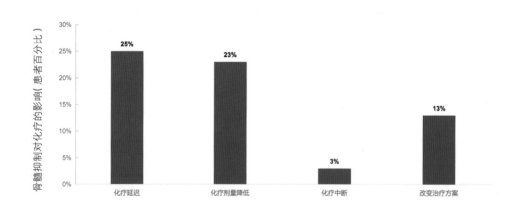

图 1-15 骨髓抑制导致化疗剂量减低和 / 或延迟、中断或治疗方案改变

（一项纳入 301 例接受过化疗并发生过 ≥ 1 次骨髓抑制的乳腺癌、肺癌和结直肠癌成年患者的在线调查研究）

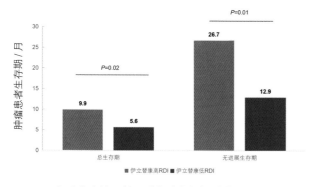

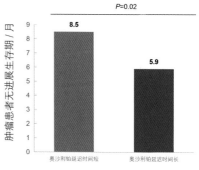

（a）化疗剂量减低可缩短肿瘤患者生存期

[对两项化疗治疗转移性结直肠癌的 II 期研究的回顾性分析：FOLFIRI (CCOG-0502；n = 36) 和 mFOLFOX6 (CCOG-0704；n =30)]

（b）化疗延迟可缩短肿瘤患者无进展生存期

[对两项化疗治疗转移性结直肠癌的 II 期研究的回顾性分析：FOLFIRI (CCOG-0502；n = 36) 和 mFOLFOX6 (CCOG-0704；n =30)]

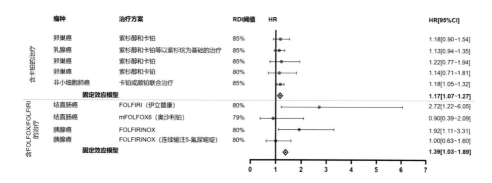

（c）与 RDI ≥ 80%（或 85%）相比，RDI < 80%（或 85%）可显著缩短实体瘤患者的总生存期

[一项纳入 22 项研究 (2013—2020 年间发表) 的 meta 分析]

图 1-16　化疗剂量减低、化疗延迟、RDI 减低可缩短肿瘤患者生存期

注：FOLFIRI：氟尿嘧啶 + 亚叶酸钙 + 伊立替康；FOLFOX：氟尿嘧啶 + 亚叶酸钙 + 奥沙利铂；mFOLFOX6：改良的亚叶酸钙 + 氟尿嘧啶 + 奥沙利铂（术后 6 个周期）；FOLFIRINOX：氟尿嘧啶 + 亚叶酸钙 + 伊立替康 + 奥沙利铂。

　　其次，骨髓抑制严重影响肿瘤患者生活质量。美国开展的在线调查研究除报道了骨髓抑制导致化疗剂量减低、化疗延迟外，还指出 88% 的参与者认为骨髓抑制导致生活质量降低，24% ~ 43% 的参与者认为骨髓抑制及其相关症状对日常生活产生负面影响（图 1-17）；参与者还强调，他们对于骨髓抑制相关症状，尤其是对疲劳和感染的恐惧，影响了他们的日常生活。

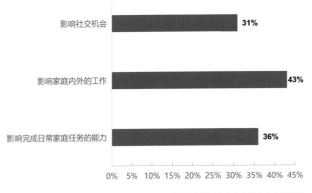

骨髓抑制及其相关症状对日常生活产生负面影响的患者比例

图1-17 骨髓抑制及其相关症状对肿瘤患者日常生活产生负面影响
（一项纳入301例接受过化疗并发生过 ≥ 1次骨髓抑制的乳腺癌、肺癌和结直肠癌成年患者的在线调查研究）

最后，骨髓抑制可导致肿瘤患者发生感染、出血、贫血等，对医疗资源和成本造成极大负担（图1-18）。（1）化疗所致中性粒细胞减少症的临床后果包括 FN 和由此导致的抗生素使用、计划外急诊就诊和住院治疗。（2）化疗所致血小板减少症可增加出血风险，导致患者因相关护理而住院。（3）化疗所致贫血需要进行输血或红细胞生成刺激剂（erythropoiesis-stimulating agent，ESA）治疗。以上这些针对 CIM 的对症治疗手段最终导致患者住院时间延长、住院和治疗费用增加（图1-18）。同时，针对肿瘤化疗相关骨髓抑制开发的药物，可在降低肿瘤患者 CIM 发生率的同时，降低肿瘤患者总体治疗费用。广泛期小细胞肺癌患者一线治疗中，在化疗前应用曲拉西利与单纯化疗相比可降低患者治疗成本（99 919美元 vs.118 759美元），降低 G-CSF 预防成本（2 541美元 vs.5 082美元），且提高患者质量调整寿命年（QALY，0.150 vs. 0.145），改善患者生活质量。

骨髓抑制不仅对抗肿瘤效果产生不利影响，缩短患者总生存期，同时降低患者的生活质量，而且，对医疗保健资源造成了极大压力，并增加了相关的经济负担。因此，在抗肿瘤药物治疗过程中，需要加强对骨髓抑制的重视，并对其进行科学管理，尽可能降低骨髓抑制对患者造成的影响，改善患者的生活质量，同时减轻患者的经济负担，以保证患者取得最大抗肿瘤获益。

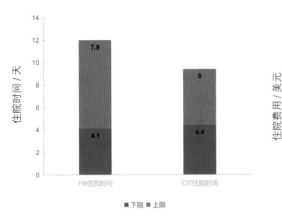

（a）发生 FN 和 CIT 的患者住院时间

（一项化疗所致中性粒细胞减少症和新出现的防治药物的综述
一项纳入 215 508 例接受化疗的肿瘤患者的回顾性队列研究）

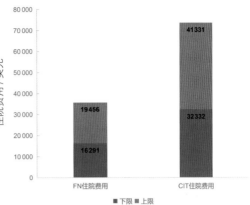

（b）发生 FN 和 CIT 的患者住院费用

（一项纳入 11 万例接受化疗的肿瘤患者的回顾性队列研究
一项纳入 21 万例接受化疗的肿瘤患者的回顾性队列研究）

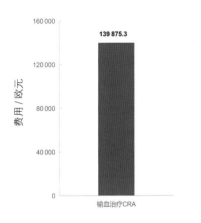

（c）输血治疗 CRA 的费用

（2013—2014 年间，1 811 例接受化疗的实体瘤患者
输注了 657 个红细胞单位消耗 139 875.3 欧元）

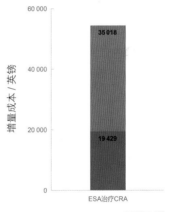

一项纳入23项研究（2004—2013年间发表）的系统综述

（d）ESA 治疗 CRA 的增量成本（即每多获得一个质
量调整生命年，需要支付的增量成本）费用

（一项2004—2013年间发表的纳入 23 项研究的系统综述）

图 1-18　骨髓抑制及其相关症状对医疗保健资源和成本造成的负担

1.6 肿瘤化疗相关骨髓抑制管理现状

肿瘤化疗相关骨髓抑制的发生与多种危险因素相关，主要包括治疗方案、患者本身的因素和疾病的状态等。在首次治疗前以及后续每个化疗周期开始前对患者进行相应风险评估，可以判断患者骨髓抑制的发生风险及严重程度，从而根据具体情况选择出更加适合患者的个性化干预措施。国外有一些机构已开发出针对肿瘤患者骨髓抑制的风险评估模型。肿瘤化疗相关骨髓抑制的干预措施包括预防和治疗，总的原则是采用各种治疗手段和方法预防和减轻骨髓抑制的发生，从而保证抗肿瘤治疗的顺利进行。预防性措施包括一级预防和二级预防：一级预防主要是针对首次使用具有骨髓抑制作用的抗肿瘤药物治疗的患者进行的预防措施，属于病因预防；二级预防则是针对上一个化疗周期发生过较为严重的骨髓抑制患者，为保证后续治疗顺利进行，在本周期化疗后预防性使用临床干预措施，属于临床前期预防。肿瘤化疗相关骨髓抑制可使用 G-CSF、重组人白介素 -11（recombinant human interleukin 11, rhIL-11）、血小板生成素（thrombopoietin, TPO）、促红细胞生成素（erythropoietin, EPO）等进行相应预防和治疗，从而减轻骨髓抑制程度并减少对抗肿瘤治疗的干扰。上述药物均是在化疗后使用且只针对单一谱系血细胞，目前也已经研发出可以在化疗前使用可全面保护骨髓功能的药物曲拉西利，已于 2022 年 7 月 13 日在中国获批上市。

1.6.1 危险因素

药物方案、患者本身的因素和疾病状态等，均是肿瘤化疗相关骨髓抑制的危险因素。

各瘤种的化疗药物治疗方案与肿瘤化疗相关骨髓抑制的发生有关。美国国家综合癌症网络（National Comprehensive Cancer Network，NCCN）指南根据化疗后 FN 发生风险将化疗方案分为高危方案（FN 发生率 > 20%）、中危方案（FN 发生率 10% ~ 20%）和低危方案（FN 发生率 < 10%）。3 种及以上细胞毒药物组成的化疗方案、骨髓毒性特别大的细胞毒药物和剂量密集型化疗方案属于 FN 高危方案。大部分以紫杉类 / 阿霉素联合顺铂 / 卡铂的方案，属于 FN 中危方案。其他的细胞毒药物化疗方案，均属于 FN 低危方案。各瘤种常见的可能引发 FN 的高危或中危化疗方案可参考《肿瘤化疗导致的中性粒细胞减少诊治中国专家共识（2023 版）》。除化疗外，舒尼替尼、阿帕替尼、哌柏西利等分子靶向药物以及纳武利尤单抗、替雷利珠单抗等免疫检查点抑制剂也可导致不同程度的中性粒细胞减少，临床中需要与化疗引起的中性粒细胞减少进行区分管理。容易引起 CIT 的常见化疗方案主要为含吉西他滨、铂类、蒽环类及紫杉类的化疗方案。分子靶向药物如阿帕替尼、伊马替尼、舒尼替尼、利妥昔单抗和西妥昔单抗等，单药或与化疗药物联用均会导致一定程度的血小板减少。患者接受多程化疗后，容易引起 CIN 的化疗药物均可导致 CRA 的发生，尤其以铂类

药物为甚。此外，有研究报道纳武利尤单抗或伊匹木单抗用药后会发生自身免疫性溶血性贫血，提示免疫治疗药物也可能存在发生贫血的风险。

患者自身因素和疾病状态也会影响肿瘤化疗相关骨髓抑制的发生，因此针对不同患者应该根据其具体情况进行个体化临床判断。图 1-19 详细列举了与化疗相关骨髓抑制发生风险有关的患者自身因素，主要包括年龄、性别、体力状态、既往治疗史、脏器功能、免疫抑制状态及用药等。除此之外，单独针对 FN、CIT、CRA 的发生风险也需参考患者其他自身因素。

与肿瘤化疗相关骨髓抑制发生风险有关的患者自身因素和疾病状态

- 年龄≥65岁
- 女性
- 体力状态差（PS评分≥2分）
- 既往治疗期间曾经出现过骨髓抑制
- 开放性创伤/近期手术，或合并有感染
- 肿瘤侵犯骨髓
- 既往有放/化疗史
- 其他脏器功能异常，如肝、肾和心功能不全
- 慢性免疫抑制状态，如由于移植或者自身免疫性疾病，长期使用免疫抑制剂等

其他自身因素

FN
- 年龄>65岁且接受全量化疗
- 持续中性粒细胞减少症（>10天）
- 营养状况差
- 晚期疾病

CIT
- 重度营养不良
- 既往有出血病史
- 基线血小板水平较低

CRA
- 化疗前血红蛋白（Hb）低于正常范围
- 既往有贫血病史

图 1-19 与患者自身相关的肿瘤化疗相关骨髓抑制危险因素

1.6.2 风险评估

骨髓抑制的风险评估对于制订初始干预计划及后续抗肿瘤治疗是必要的。在初始化疗前进行肿瘤化疗相关骨髓抑制的风险评估，并在后续每个化疗周期开始前再次评估，可以更好地指导患者在抗肿瘤治疗期间针对肿瘤化疗相关骨髓抑制的预防和全程管理。

1.6.2.1 FN 风险评估模型

目前可用于临床试验 FN 风险评估的模型有 Talcott 分类系统、多国癌症支持治疗学会（Multinational Association for Supportive Care in Cancer，MASCC）模型和稳定期中粒细胞减少性发热的临床指数（clinical index of stable febrile neutropenia，CISNE）模型。然而，上述三种模型存在异质性，受试者工作特征曲线（receiver operating characteristic curve，ROC 曲线）分析结果显示（图 1-20），Talcott 分类系统曲线下面积（the area under the characteristic，AUC）为 0.652（95% CI：0.598 ~ 0.703），MASCC 模型

AUC 为 0.721（95% CI：0.669 ～ 0.768）（MASCC vs. Talcott，$P = 0.27$），CISNE 模型 AUC 为 0.868（95% CI：0.827 ～ 0.903）（CISNE vs. MASCC，$P = 0.002$），三种模型均能有效评估 FN 发生风险，其中 CISNE 模型相较于 Talcott 分类系统和 MASCC 模型准确性更高。

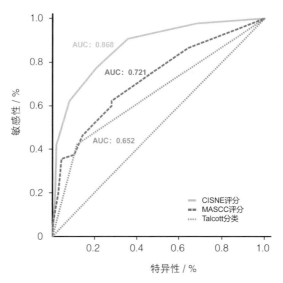

图 1-20　MASCC、Talcott 和 CISNE 模型 ROC 曲线

注：AUC 越接近 1.0，检测方法准确性越高。

　　上述三种模型在识别患者类型和预测 FN 风险中具有各自的优势和特点，同时每种模型也具有特定的局限性。既往针对容易发生 CIN 和 FN 的高危患者已经有了一些标准的治疗建议，但对于病情可能保持稳定且内科并发症风险较低的门诊和家庭患者的管理仍存在难点。且对于 CIN 和 FN 低危患者的过度治疗会增加医疗成本并造成一定程度的医疗资源浪费。Talcott 分类系统能够识别出发热和中性粒细胞减少症的低危患者，其将门诊治疗中的 FN 患者分为了 4 个风险组 [图 1-21（a）]。而相对于仅限于识别门诊患者的 Talcott 分类系统，MASCC 模型在人群上不仅纳入了门诊管理患者，还增加了已因发热住院的患者，并将 FN 患者分为了 2 个风险组 [图 1-21（b）]。相较于 Talcott 分类系统，MASCC 模型不仅能识别出更多的低风险患者，还可以预测 FN 并发症，被广泛用于 FN 风险分层。然而，MASCC 模型预测严重并发症的能力并不理想。相较于上述两种模型，CISNE 模型 [图 1-21（c）] 可以更精确对 FN 发生风险进行分层，以及对最初临床病情稳定但随后出现严重并发症（休克、急性器官衰竭、心律失常以及弥散性血管内凝血等）的 FN 患者进行预测。CISNE 模型适合在门诊中识别低风险 FN 并发症的患者，同时也是急诊中最合适的 FN 风险分层工具。然而 CISNE 模型不适用于不稳定 FN、重度感染、淋巴瘤或血液系统恶性肿瘤的患者 FN 风险的预测。三种模型的特点和局限见表 1-7。

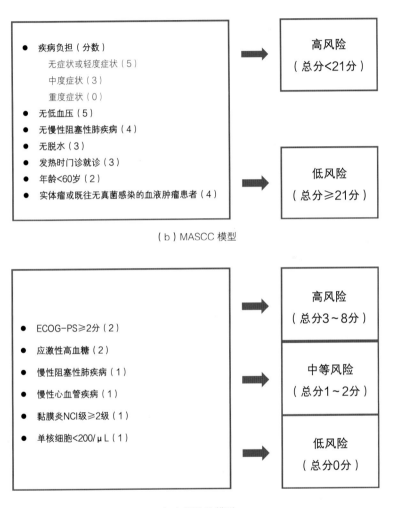

（a）Talcott 分类系统

（b）MASCC 模型

（c）CISNE 模型

图 1-21 FN 风险评估模型

表 1-7　Talcott、MASCC 和 CISNE 模型的特点和局限

名称	模型	特点	局限
Talcott	4 个风险组	基于门诊治疗的 FN 患者	①错误分类率较高（59%），灵敏度较低（30%）；②对实体瘤患者无特异性
MASCC	2 个风险组	①增加已因发热住院的患者；②可识别更多的低风险患者；③可预测 FN 并发症风险	①预测严重并发症的能力较差；②门诊治疗方面仍然具有一定局限性；③不能明确确定哪些患者实际上可能有并发症风险、哪些患者应该因 FN 进行住院治疗
CISNE	3 个风险组	①更精确地对 FN 发生风险进行分层；②急诊中最合适的 FN 风险分层工具；③可预测 FN 严重并发症	不适用于不稳定 FN、重度感染、淋巴瘤或血液系统恶性肿瘤的患者

1.6.2.2　CIT 风险评估模型

肿瘤患者的基础情况、肿瘤原发病情况、合并疾病以及接受的抗肿瘤治疗等，均可影响 CIT 的发生风险及其严重程度。伊朗一项前瞻性研究对 305 例实体瘤或淋巴瘤患者的 1 732 个化疗周期进行了统计：多变量预测模型发现了 CIT 的 3 个最终预测因素，包括高铁蛋白、估计肾小球滤过率 $< 60 \, mL/(min \cdot 1.73 \, m^2)$ 和体重指数（body mass index，BMI）$< 23 \, kg/m^2$；ROC 分析发现该模型的 AUC 为 0.735（95% CI: 0.654 ~ 0.816, $P < 0.001$）[图 1-22（a）]，灵敏度和特异性分别为 75% 和 65.4%。近期，中国学者通过回顾性分析 1 554 例接受化疗的实体瘤患者的数据，建立了基于肿瘤部位、治疗方案、治疗线、总胆红素（total bilirubin，TBIL）水平、天冬氨酸氨基转氨酶（aspartate aminotransferase，AST）水平、血红蛋白和血小板计数等因素的 CIT 预测模型，ROC 分析结果显示该模型的 AUC 为 0.844（95% CI: 0.626 ~ 0.901）[图 1-22（b）]，表明该预测模型具有良好的精确度。

但上述模型均是基于单中心患者的病历所开发的。由于单一人群不能完全代表全人群，因此上述模型普遍性和效用性仍有待外部人群的验证。

1.6.2.3　CRA 风险评估模型

既往研究发现了 CRA 的一些重要预测因素，包括基线血红蛋白、BMI、体表面积（body surface area，BSA）、高龄、肾小球滤过率、使用某些骨髓毒性药物（如紫杉类、高剂量蒽环类、铂类或基于吉西他滨的化疗）、女性和炎症标志物等。Razzaghdoust Abolfazl 等人研究了化疗所致重度贫血的预测因素，共纳入 305 例实体瘤或淋巴瘤患者，建立了基

于血红蛋白、BMI 和红细胞压积等 14 个变量的单变量逻辑回归模型，研究表明，低血红蛋白（AUC = 0.702，95%CI：0.599 ~ 0.804）、BMI < 23 kg/m^2（AUC = 0.688，95%CI：0.583 ~ 0.793）、低红细胞压积（AUC = 0.694，95%CI：0.592 ~ 0.795）、高结合珠蛋白（AUC = 0.699，95%CI：0.600 ~ 0.799）和高铁蛋白（AUC = 0.648，95%CI：0.537 ~ 0.760）等预测因素与重度贫血相关。

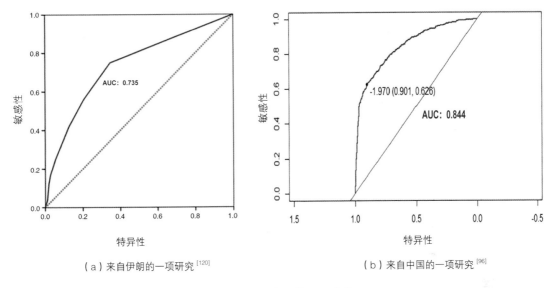

（a）来自伊朗的一项研究[120]　　　　（b）来自中国的一项研究[96]

图 1-22　CIT 模型的 ROC 曲线

目前国外现有的风险评估模型主要用于评估临床 FN 发生风险，尚未有成熟的 CIT 和 CRA 的风险评估模型。与国外相比，国内的风险评估模型目前仍然相对缺乏，且目前国内对 CIM 风险评估还主要停留在讨论影响因素的阶段，对风险评估模型的研究相对较少。导致这一现象的原因，一方面可能是国内针对骨髓抑制的研究起步较晚，对于肿瘤化疗相关骨髓抑制的发生率不够重视；另一方面可能与既往数据收集不全面有关。

1.6.3　预防

合理的预防性干预措施可以降低恶性肿瘤患者化疗相关骨髓抑制的发生率、持续时间、严重程度，降低感染率或住院率，并提高按期进行全剂量强度化疗的患者比例。

在 CIN 的管理中，包括 G-CSF 和粒细胞巨噬细胞集落刺激因子（granulocyte macrophage-colony stimulating factor，GM-CSF）在内的骨髓生长因子（myeloid growth factors，MGF）已获准用于临床实践，以降低 FN 及其并发症。G-CSF 的预防性使用分为一级预防和二级预防（图 1-23）。目前的循证证据建议，化疗方案为 FN 高危方案（FN 发生率 > 20%）时，应考虑预防性使用 G-CSF；化疗方案为 FN 中危方案（FN 发生率 10% ~ 20%）时，应根据患者自身的风险因素考虑预防性使用 G-CSF；通常不推荐接受 FN 低危化疗方案（FN 发生率 < 10%）的患者预防性使用 G-CSF。一项纳入 17 项 RCT、涉及 3 493 例实体瘤和淋巴瘤成年患者的系统评估结果表明，一级预防性使用 G-CSF 可降低 FN 的相对风险（relative risk，RR）、感染相关死亡率和早期死亡率（化疗期间的全因死亡率）。

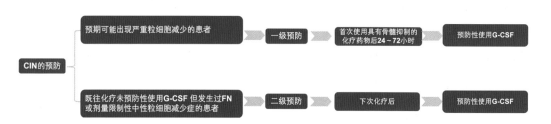

图 1-23 CIN 的一级预防和二级预防（基于《肿瘤化疗导致的中性粒细胞减少诊治中国专家共识（2023 版）》）

CIT 的预防方法主要包括输注血小板和给予促血小板生成因子，其中促血小板生成因子包括 rhIL-11、重组人血小板生成素（recombinant human thrombopoietin，rhTPO）和 TPO 受体激动剂（TPO receptor agonist，TPO-RA）等。CIT 的预防包括一级预防和二级预防（图 1-24），其中一级预防的适用人群、时机及最佳给药方式尚未明确。如需采用二级预防，已知血小板最低值出现时间的患者，可在血小板最低值出现前 10 ~ 14 天开始预防性使用。对于有高出血风险的肿瘤患者，当血小板计数 ≤ 1×10^{10}/L 时，需预防性输注血小板；对于某些有活动性出血的实体瘤患者，尤其是肿瘤存在坏死性成分时，即使血小板计数超过 1×10^{10}/L，也可预防性输注血小板。

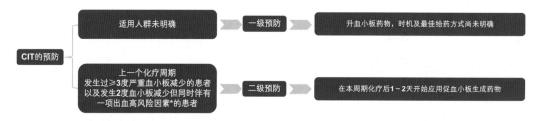

图 1-24 CIT 的一级预防和二级预防（基于《中国肿瘤药物相关血小板减少诊疗专家共识（2023 版）》）

注：* 出血的高风险因素包括：（1）既往有出血史；（2）化疗前血小板计数 <7.5×10^{10}/L；（3）接受含铂类、吉西他滨、阿糖胞苷以及蒽环类等可能导致严重骨髓抑制的药物；（4）肿瘤细胞骨髓侵犯；（5）美国东部肿瘤协作组体力状况评分（ECOG-PS 评分）≥ 2 分；（6）既往接受过放疗，特别是长骨、扁骨（如骨盆、胸骨等）接受过放疗；（7）合并使用其他可能导致血小板减少的药物，如肝素、抗生素等。

CRA 的治疗方法主要包括补充铁剂、叶酸、维生素 B$_{12}$、EPO 和输血治疗。但是国内和国外指南或共识均未指出具体的预防 CRA 的建议。一项前瞻性试验研究了 30 例原发性恶性骨肿瘤患者使用 EPO 预防 CRA 的情况，结果表明，与对照组相比，预防性使用 EPO 可以降低患者因贫血导致的红细胞输注需求，并从患者治疗第 8 周开始，两组间红细胞输注需求开始出现显著性差异，随着后续治疗的进行，这种差异更加明显。

随着肿瘤化疗相关骨髓抑制防治药物不断开发，已上市新药、正在申请上市的药物或处于后期研发阶段的药物均有可能会改变肿瘤化疗相关骨髓抑制的预防格局（表 1-8）。比如，在化疗前使用的曲拉西利可降低化疗引起的骨髓抑制发生率。一项纳入 345 例小细胞肺癌或乳腺癌患者的 meta 分析结果显示：与安慰剂组相比，化疗前使用曲拉西利可显著降低严重中性粒细胞减少（19.3% vs. 42.2%，OR = 0.31）、粒细胞减少性发热（3.22% vs. 6.72%，OR = 0.47）、贫血（20.5% vs. 38.2%，OR = 0.38）的发生率，并缩短严重中性粒细胞减少症持续时间；同时，与对照组相比，曲拉西利组患者治疗性使用 ESA（4.03% vs. 11.8%，OR = 0.31）、G-CSF（37.0% vs. 53.5%，OR = 0.52）、红细胞输注（19.8% vs. 29.9%，OR = 0.56）的比例也更低。

表 1-8　2021 年后预防肿瘤骨髓抑制（化疗相关）的获批新药、正在申请上市的药物以及处于后期研发阶段的药物举例

药物	试验注册号	（预计）完成时间	阶段	瘤种	样本量	主要研究终点
2021 年以来获批的新药						
曲拉西利	2021 年 2 月美国上市；2022 年 7 月中国上市					
	NCT02978716	2020 年 2 月完成	III	三阴性乳腺癌	102	严重（4 级）中性粒细胞减少症的持续时间
	NCT05113966	2024 年 7 月预计完成	II	三阴性乳腺癌	30	中性粒细胞相关的骨髓保护作用
	NCT04887831	2024 年 5 月预计完成	II	膀胱癌	92	严重中性粒细胞减少的发生
	NCT05578326	2026 年 7 月预计完成	II	小细胞肺癌	30	4 级中性粒细胞减少的比例
正在申请上市的药物						
普那布林	NCT03102606	2021 年 2 月完成	III	乳腺癌、肺癌和前列腺癌	105	严重（4 级）中性粒细胞减少症的持续时间
	NCT03294577	2025 年 9 月预计完成	III	乳腺癌	221	严重中性粒细胞减少症持续时间 = 0 的患者百分比

药物	试验注册号	（预计）完成时间	阶段	瘤种	样本量	主要研究终点
QL0911	NCT05554913	2023 年 7 月预计完成	II/III	实体瘤或淋巴瘤	60	· 血小板最低和最高计数 · 出血评分 · 每个周期血小板计数 < 5×10^{10}/L 的患者比例
处于研发阶段的药物						
	终止					
ALRN-6924	NCT05622058	2023 年 2 月终止	Ib	乳腺癌	6	对化疗毒性的骨髓保护作用（三系），其中主要研究终点为： · 第一周期 4 级 CIN 的发生率和持续时间 · 每一周期和所有周期 4 级 CIN 的发生率和持续时间

1.6.4　治疗

肿瘤化疗相关骨髓抑制总的治疗原则是采用各种治疗手段和方法，来减轻骨髓抑制程度、缩短骨髓抑制持续时间，减少其对化疗的干扰，提高化疗的完成率以及预防各类风险发生。

CIN 治疗的主要目标是降低粒细胞减少性发热、感染，甚至死亡等的发生风险。治疗 CIN 的常用药物为 G-CSF，需要根据是否预防性使用过 G-CSF 分别处理（图 1-25）。《抗肿瘤药物引起骨髓抑制中西医结合诊治专家共识》和《肿瘤化疗导致的中性粒细胞减少诊治中国专家共识（2023 版）》指出，G-CSF 应在化疗后 24 ~ 72 h 给予，禁止化疗前 48 h 内或化疗同时给药，不推荐治疗性使用 PEG-rhG-CSF。

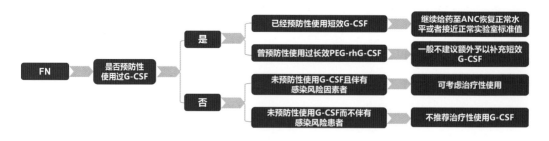

图 1-25　FN 处理流程（基于《肿瘤化疗导致的中性粒细胞减少诊治中国专家共识（2023 版）》

CIT 治疗的目标是将血小板维持在一定水平，减少出血发生的风险。CIT 的治疗方法主要包括直接血小板输注和给予促血小板生成药物（图 1-26）。《中国肿瘤药物相关血小板减少诊疗专家共识（2023 版）》指出：输注血小板为严重血小板减少症最快、最有效的治疗方法之一，大多数患者血小板计数 ≤ $1×10^{10}$/L 时可以输注血小板；对于不符合血小板输注指征的血小板减少症患者，可使用 rhTPO 或 rhIL-11，且在使用 rhTPO 过程中需要定期监测血小板计数和血常规，在使用 rhIL-11 时需密切关注过敏反应以及监测心、肺、肾功能等。

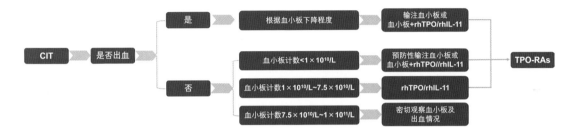

图 1-26　CIT 治疗流程（基于《中国肿瘤药物相关血小板减少诊疗专家共识（2023 版）》）

CRA 治疗的目标是缓解血液携氧能力的不足，改善机体组织缺氧状态及其他贫血症状。CRA 的治疗方法主要包括输血、使用促红细胞生成药物和补充铁剂等（图 1-27）。《中国临床肿瘤学会（CSCO）肿瘤相关性贫血临床实践指南（2022 版）》指出，由于 CRA 患者在输血治疗过程中血红蛋白的波动较大、纠正效果维持时间短且资源有限等，原则上不主张输血作为肿瘤患者纠正贫血的首选治疗手段。ESA 是治疗 CRA 的最重要方法，其中 EPO 是临床上最常用也是研究最多的 ESA。该指南推荐 EPO 治疗的血红蛋白初始值应 ≤ 100 g/L，目标值为 110 ~ 120 g/L，如果超过 120 g/L，则需要根据患者的个体情况减少 EPO 剂量或者停止使用 EPO。此外，该指南还建议在使用 EPO 的同时应根据情况对患者进行补铁治疗，其中优先推荐采用静脉铁剂。

针对抗肿瘤药物引起的骨髓抑制，当前常采用 G-CSF、EPO、TPO、血小板输入、输血等方法治疗，使用后短期内可以取得一定疗效，但部分患者效果不够理想，且有一定的副反应，影响了临床使用。一些新兴药物的研究和上市为临床应用带来了新的前景（表 1-9）。

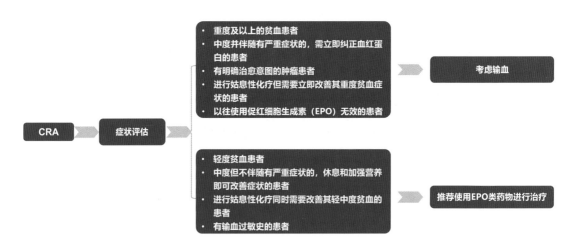

图 1-27　CRA 治疗流程（基于《中国临床肿瘤学会（CSCO）肿瘤相关性贫血临床实践指南（2022 版）》）

表 1-9　2021 年后治疗肿瘤骨髓抑制（化疗相关）的获批新药、正在申请上市的药物以及处于后期研发阶段的药物举例

药物	试验注册号	（预计）完成时间	阶段	瘤种	样本量	主要研究终点
2021 年以来获批的新药						
拓培非格司亭	2023 年 6 月中国上市					
	NCT04466137	2021 年 9 月完成	III	非小细胞肺癌、乳腺癌	398	严重中性粒细胞减少平均持续时间（第一周期）
艾贝格司亭 α	2022 年 2 月美国上市；2023 年 5 月中国上市					
	NCT03252431	2020 年 3 月完成	III	乳腺癌	393	ANC 随时间变化
	NCT02872103	2017 年 12 月完成	III	乳腺癌	122	严重（4 级）中性粒细胞减少的天数
Eflape-grastim	2022 年 9 月美国上市					
	NCT02643420	2018 年 10 月完成	III	乳腺癌	406	严重中性粒细胞减少持续时间
	NCT02953340	2019 年 5 月完成	III	乳腺癌	237	严重中性粒细胞减少持续时间

药物	试验注册号	（预计）完成时间	阶段	瘤种	样本量	主要研究终点
正在申请上市的药物						
QL0911	NCT05851027	2021年9月完成	II/III	实体瘤或淋巴瘤	105	严重（4级）中性粒细胞减少持续时间
处于研发阶段的药物						
Astragalus polysaccharides（PG2）	NCT03314805	2021年8月完成	II	乳腺癌	67	3/4级中性粒细胞减少发生率
MW05	NCT04554056	2022年11月完成	II/III	乳腺癌	586	严重（4级）中性粒细胞减少持续时间
罗米司亭	NCT03937154	2027年2月预计完成	III	非小细胞肺癌、卵巢癌或乳腺癌	162	·血小板计数最低值 ·血小板应答时间 ·血小板计数 > $1×10^{11}$/L 的患者比例
	NCT03362177	2025年3月预计完成	III	胃肠癌、结直肠癌或胰腺癌	162	·血小板计数最低值 ·血小板应答时间
海曲泊帕乙醇胺	NCT05944211	2027年1月预计完成	II	急性髓性白血病	72	血小板计数首次恢复到 $1×10^{11}$/L 需要的天数
	NCT05261646	2025年12预计完成	III	恶性肿瘤	183	由于血小板减少而无须修改化疗方案的"应答者"比例
	NCT03976882	2024年3预计完成	III	恶性实体瘤	129	应答患者比例
	ChiCTR2100053670	2023年1月尚未招募	IV	乳腺癌	60	血小板计数
SCB-219M	NCT05426369	2024年6月预计完成	I	恶性实体瘤	76	血小板计数超过 $5×10^{10}$/L（或 $7.5×10^{10}$/L 或 $1×10^{11}$/L）的持续时间以及患者比例

1.6.5 预后和转归

肿瘤患者发生肿瘤化疗相关骨髓抑制后，外周血中性粒细胞、血小板、血红蛋白数量减少，可能会导致化疗延迟或化疗剂量减低、发热、出血以及严重的感染，甚至危及生命。因此，肿瘤患者发生化疗相关骨髓抑制后对相应治疗的需求（如输血需求）更高，且住院时间更长。有效的治疗策略是改善肿瘤化疗相关骨髓抑制预后的关键因素。

患者发生 CIN 后会引起发热，导致住院时间延长。治疗性使用 G-CSF 可以改善患者预后，缩短严重中性粒细胞减少症的持续时间（G-CSF2 天 vs. 安慰剂 4 天）、住院时间和中性粒细胞恢复时间（图 1-28、图 1-29）。

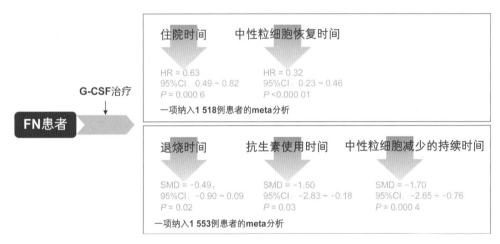

图 1-28　两项 meta 分析治疗性使用 G-CSF 改善 FN 患者的预后结果

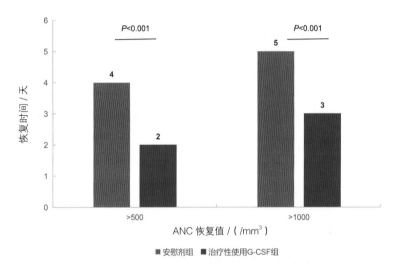

图 1-29　治疗性使用 G-CSF 缩短中性粒细胞恢复时间
（在 138 例严重中性粒细胞减少症而无发热的门诊患者中开展的一项随机、双盲、安慰剂对照试验）

患者发生 CIT 后血小板下降幅度较大（> 5×10¹⁰/L）、血小板恢复时间可长达 17.8 天、需要输注血小板患者比例高达 19.85%，有效的治疗策略可以显著改善预后（图 1-30）。而对于化疗后重度骨髓抑制患者，使用 rhIL-11 治疗能显著改善重度 CIT 患者的预后（图 1-31）。在一项多中心回顾性分析中，153 例实体瘤患者接受了罗米司亭治疗 CIT，其中 71% 的实体瘤患者达到缓解，79% 的患者避免了化疗剂量减低 / 化疗延迟，89% 的患者避免了血小板输注。

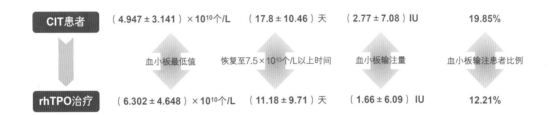

图 1-30　CIT 患者预后及治疗后改善
（一项纳入 276 例受试者的随机对照临床试验汇总分析）

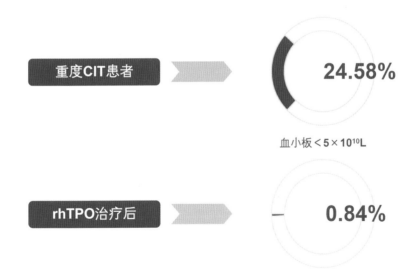

图 1-31　重度 CIT 患者的预后和治疗后改善
（一项观察 rhIL-11 对化疗后重度骨髓抑制患者的血小板恢复作用的研究）

CRA 患者的血红蛋白应答率低（血红蛋白增幅 < 10 g/L）、输血需求可高达 39.5%。多项研究表明，患者发生 CRA 后经过使用 EPO 或静脉补铁治疗能提高血红蛋白水平，同时降低输血需求（图 1-32）。一项回顾性研究纳入了 2 192 例接受 ESA 治疗的癌症患者，65% 的患者治疗后血红蛋白增加 ≥ 1 g/dL。

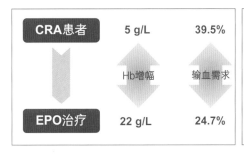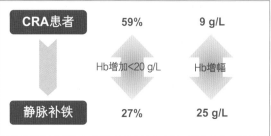

（a）
一项纳入375例CRA患者的随机、安慰剂对照研究

（b）
一项纳入187例CRA患者的多中心试验&
一项纳入157例CRA患者的前瞻性、多中心试验

图 1-32　CRA 患者的预后和治疗后改善

　　肿瘤化疗相关骨髓抑制患者的预后主要与其中性粒细胞、血小板、血红蛋白降低的持续时间、恢复时间、治疗需求等有关。当前的药物预防或治疗性使用可以在一定程度上改善预后，减轻患者疾病负担。但仍需积极探索更加高效的药物，以期进一步增加患者生存率、提高患者的生活质量、节约医疗资源并降低患者经济负担。

1.7　肿瘤化疗相关骨髓抑制管理的问题与挑战

　　肿瘤化疗相关骨髓抑制的发生率较高。几十年来，抗肿瘤药物快速发展，药物治疗手段不断更新，但是在肿瘤化疗相关骨髓抑制的管理方面仍面临诸多挑战，主要表现在：（1）肿瘤化疗相关骨髓抑制的机制较为复杂，需要进一步加深了解；（2）国外已有一些针对肿瘤化疗相关骨髓抑制的流行病学调查，但国内尚缺乏大样本数据；（3）部分危险因素尚不明确，现有的 FN 风险评估模型尚存不足，而 CIT 和 CRA 仍缺乏有效的风险评估模型；（4）目前的预防和治疗药物效果不够理想，且具有一定的副反应，还需探索更加高效全面的预防和治疗药物。

　　肿瘤化疗相关骨髓抑制的机制亟须进一步探索。目前骨髓抑制的治疗仍停留在使用造血生长因子阶段，无法从根本上解决抗肿瘤治疗对骨髓造成的损伤，而肿瘤化疗相关骨髓抑制的机制探究，可为治疗提供新的靶点。尽管化疗所致骨髓抑制的机制研究较为深入，但如何筛选出关键靶点，以及如何平衡抗肿瘤过程中的氧化与抗氧化，仍需进一步研究。此外，靶向药物、免疫药物、ADC 等新型抗肿瘤药物所致骨髓抑制的机制研究仍然较少，这些药物联合化疗后所致骨髓抑制的机制更是缺乏。因此，深入探索药物所致骨髓抑制机制，不仅可以更加明确治疗靶点，而且有助于早期的诊断预防。

肿瘤化疗相关骨髓抑制的流行病学数据相对不足。当前的大样本流行病学相关研究主要集中在国外，且以对单系血细胞降低的研究为主。国内有关肿瘤化疗相关骨髓抑制发生率的大样本研究相对较少，且现有研究所涉及的地域、人群、瘤种、治疗方案等有一定的局限。在国内开展大样本的数据研究，有助于全面了解国内肿瘤化疗相关骨髓抑制的具体情况，并同时提高人们的关注度与重视度。

肿瘤化疗相关骨髓抑制的风险评估模型仍然缺乏。患者肿瘤化疗相关骨髓抑制相关风险因素也亟待确定。目前，国外已有一些 FN 风险评估模型，这些模型各自存在一些优势及弊端，目前尚未建立统一的 FN 风险评估模型，并且也缺乏针对 CIT 和 CRA 的风险评估模型。我国在风险评估模型搭建方面仍然落后，尚未建立相关有效的风险评估模型，而且因国内外患者地域、治疗方案、自身因素等差异，国外的风险评估模型并不完全适用于中国患者。因此，构建适用于中国患者的风险评估模型是未来研究的一个方向，有助于为患者提供更加合适的治疗方案。

肿瘤化疗相关骨髓抑制的预防和治疗药物使用具有一定局限性。当前，预防或治疗肿瘤化疗相关骨髓抑制的药物大多只针对单一谱系血细胞，且用药时间长、起效较慢，并有一定程度的不良反应（图 1-33）。此外，预防或治疗肿瘤化疗相关骨髓抑制的药物仍有诸多问题需要解决，比如：G-CSF 治疗 CIN 的获益尚不明确，FN 应急处理中的抗生素方案有待优化；预防或治疗 CIT 的药物虽然研发了多种，但目前批准用于预防或治疗 CIT 的药物仍然很少；输注血小板费用高、可获得性有限且疗效持续时间短；对 CRA 的治疗重视程度不够，总体的治疗率仅为 7.16%，且由于血源日趋紧张、临床用血逐步规范以及输血治疗 CRA 往往弊大于利，导致输血治疗受到了一定限制；反复动员骨髓造血干细胞可能导致骨髓耗竭。因此，开发更加高效且安全的药物、规范输血有益于降低骨髓抑制发生率及并发症风险，改善患者预后。

肿瘤化疗相关骨髓抑制所面临的挑战有待进一步找出更佳解决方案。有关 CIN、CIT 和 CRA 的危险因素在不断探索中，虽然尚未建立统一的风险评估模型，但已有多项研究建立了部分危险因素的逻辑回归模型，在一定程度上弥补了风险评估模型的空白，未来肿瘤化疗相关骨髓抑制风险评估模型将不断得到开发。此外，药物研发也不断取得进展，化疗药物的不断改进以及新型抗肿瘤药物的研发将为患者提供更多高效且低毒性的药物方案，全系骨髓保护药物（曲拉西利）的上市以及新兴药物的研发也为骨髓抑制患者提供了更加强大的保护作用。

肿瘤化疗相关骨髓抑制药物/输血治疗主要不良反应

G-CSF
- 骨痛
- 脾脏破裂
- 博来霉素所致肺毒性
- 过敏反应
  包括皮肤、呼吸系统或心血管系统的过敏反应
- 急性髓系白血病和骨髓增生异常综合征
- 其他潜在毒性反应
  主要包括急性呼吸窘迫综合征、肺泡出血、镰状细胞病患者发生镰状细胞危象、淀粉样变性等

rhIL-11
- 发热
- 水肿
- 心血管系统异常
  心力衰竭、心律失常或者心悸、胸闷等
- 过敏反应
- 毛细血管渗漏综合征
- 急性心力衰竭

输血
- 铁过载风险
- 感染
- 过敏
- 免疫抑制
- 血容量增大（充血性心衰）
- 血栓风险

rhTPO
- 发热
- 寒战
- 全身不适
- 乏力
- 膝关节痛
- 头痛、头晕
- 血压升高

TPO-RAs
- 可能增加癌症患者静脉血栓栓塞风险

输注血小板
- 可能增加血液传播的感染性疾病风险
  如艾滋病、乙肝及丙肝等
- 可能发生一些并发症
  产生血小板抗体造成无效输注或输注后免疫反应

ESA
- 血栓形成
- 影响长期生存
- 高血压
- 纯红细胞再生障碍性贫血

补充铁剂
- 铁过载
  乏力、黑皮、关节痛、肝大、心肌病或内分泌障碍

图 1-33　肿瘤化疗相关骨髓抑制药物／输血治疗主要不良反应

1.8　报告撰写的目的与意义

本项目是由中国抗癌协会（China Anti-Cancer Association，CACA）肿瘤临床化疗专业委员会组织发起的有关中国实体瘤患者肿瘤化疗相关骨髓抑制及其临床管理现状的调研。通过本次调研，从医生临床观念和患者疾病治疗负担两个方面探索多种类型肿瘤患者接受化疗相关治疗后的骨髓抑制情况，主要目的在于了解我国肿瘤化疗相关骨髓抑制的流行病学、预防及诊疗现状，填补国内在上述方面相对缺乏的数据空白，同时可促进更加贴合临床实际的风险评估模型等方面的探索，为肿瘤化疗相关骨髓抑制的规范化诊疗、临床实践提供科学依据，助力综合管理能力的提升。调研报告的发布，可以有助于呼吁政、企、研、医社会各界人士共同关注肿瘤化疗相关骨髓抑制的管理现状，推进相关 CIM 管理研究和药物研发，加强细胞毒药物治疗肿瘤过程中的骨髓保护，切实改善实体瘤患者的生存获益和生活质量。

2. 肿瘤化疗相关骨髓抑制调研的方法论

2.1 调研流程

本项目是一项有关肿瘤化疗相关骨髓抑制的横断面问卷调研，具体实施过程如图 2-1 所示。

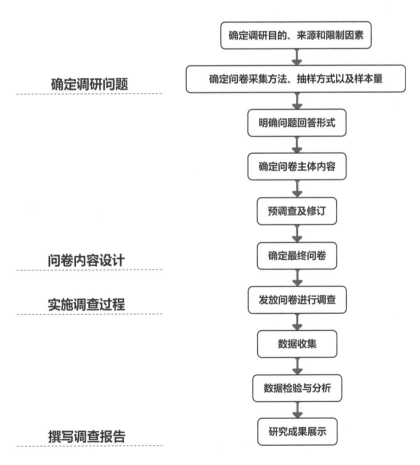

图 2-1　调研流程图

2.2　调研概况

本调查问卷在参考国内外相关文献及征询专家意见的基础上进行设计。患者端调研问卷（附录1）主要涉及：（1）患者基本信息和临床特征；（2）不同瘤种及化疗相关治疗方案下的骨髓抑制发生率；（3）肿瘤化疗相关骨髓抑制在干预和未干预状态下的病程及转归。医生端调研问卷（附录2）内容主要包括：（1）医生基本信息（职称、医院、科室等）；（2）肿瘤化疗相关骨髓抑制的发生概况的观念；（3）肿瘤化疗相关骨髓抑制的识别与临床干预策略观念；（4）肿瘤化疗相关骨髓抑制的现状及未来展望。

2023年4月—2023年8月，本项目对305名主任级医生以及10 000名使用常见可引发骨髓抑制的化疗方案的肿瘤患者进行了调查研究，最终患者端问卷回收率为90.04%，医生端回收率为100%（图2-2）。问卷涉及的瘤种包括非小细胞肺癌、小细胞肺癌、乳腺癌、胃癌、食管癌、结直肠癌以及妇科恶性肿瘤。医生端和患者端的数据调查范围分别覆盖了28和30个省级行政区。

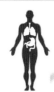 **90.04%** 回收率
患者端问卷共发放10 000份
回收9 004份

 100% 回收率
医生端问卷共发放305份
回收305份

图2-2　调研问卷回收情况

2.3　局限性

本项目统一采用设计严谨的问卷进行调查研究，确保调查流程的标准化和调研对象的匿名性，进而客观真实地反映我国肿瘤化疗相关骨髓抑制的流行病学和管理现状。然而，就问卷调查本身的固有属性而言，本次调研具有一定的局限性。调研数据可能出现缺失、记录不全的问题，咨询对象可能出现估计作答、回忆不清等问题，问卷所涉及的瘤种并不全面，调查范围难以覆盖所有医院及相应科室等。

尽管存在一定的局限性，但本次调研结合我国实际情况，囊括了我国7大高发瘤种，涵盖了目前常用的主流含化疗的治疗方案，而且考虑了区域差异，在全国范围内选择代表性的华北、华南、华中、华东、西南、西北、东北等七大区域和二级、三级医院进行调研。本调研力求以高质量、高影响力的结果充实我国肿瘤化疗相关骨髓抑制的流行病学数据，推动骨髓抑制综合管理能力的提升，改善临床对于肿瘤化疗相关骨髓抑制的认知，从而更好地预防和解决肿瘤患者的骨髓抑制问题，进而改善肿瘤患者的生存获益和生活质量。

3. 调研患者的 CIM 发生和管理现状调研报告

3.1 患者的来源分布

3.1.1 地域/城市分布

数据覆盖全国 7 大主要区域，涉及 22 个省份、4 个直辖市、4 个自治区，主要来源地区为华东地区和华北地区，总占比为 54.3%（图 3-1），主要来源城市为新一线和二线城市，占比 63.5%（图 3-2）。

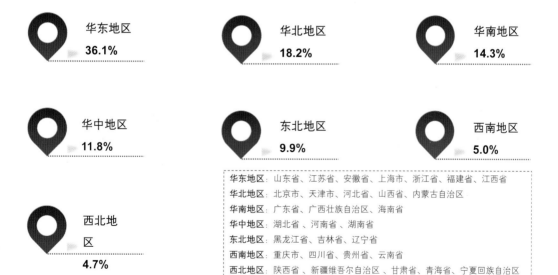

华东地区	山东省、江苏省、安徽省、上海市、浙江省、福建省、江西省
华北地区	北京市、天津市、河北省、山西省、内蒙古自治区
华南地区	广东省、广西壮族自治区、海南省
华中地区	湖北省、河南省、湖南省
东北地区	黑龙江省、吉林省、辽宁省
西南地区	重庆市、四川省、贵州省、云南省
西北地区	陕西省、新疆维吾尔自治区、甘肃省、青海省、宁夏回族自治区

图 3-1　患者的地域分布

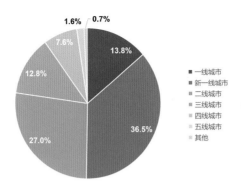

图 3-2　患者的城市分布

注：①其他，指海南省直辖县级市，不列入城市线级。②城市分级以 2022 年 6 月 1 日由第一财经·新一线城市研究所发布的《2022 城市商业魅力排行榜》为标准。

3.1.2 就诊医院 / 科室分布

数据主要来源于三级医院，占比 96.7%（图 3-3）；多数患者分布在肿瘤科，占比 69.4%（图 3-4）。

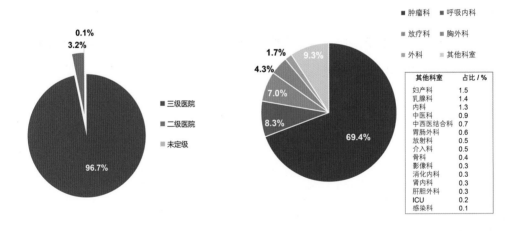

图 3-3　患者就诊的医院分布　　　　图 3-4　患者就诊的科室分布

注：未定级指未经评审划分等级的医疗机构。

3.2 患者的基线信息

3.2.1 性别／年龄段分布

男性（59.1%）占比高于女性（40.9%）（图3-5）。患者中位年龄为62（61.1±11.1）岁；以50岁以上的患者居多，占比84.9%；有4.7%的患者相对年轻化，年龄在40岁及以下（图3-6）。

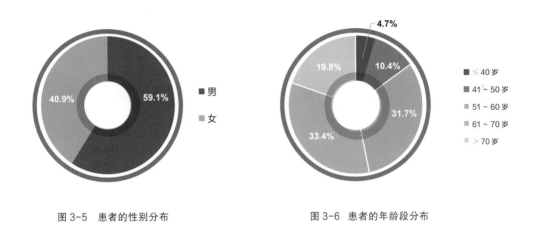

图 3-5　患者的性别分布　　　　　　图 3-6　患者的年龄段分布

3.2.2 瘤种分布

本调研涉及的7大瘤种中，占比最高的为肺癌（53.9%），肺癌中非小细胞肺癌占比37.8%，小细胞肺癌占比16.1%（图3-7）。

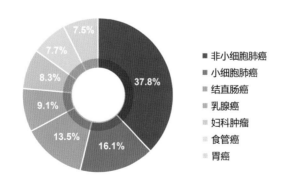

图 3-7　患者的瘤种分布

注：妇科肿瘤包括卵巢癌（3.6%）、宫颈癌（3.5%）、子宫内膜癌（1.2%）。

3.2.3 治疗阶段分布

治疗阶段主要以一线为主，占比64.4%；后线占比最低，为6.9%。围术期治疗患者占比12.3%，接受围术期治疗的患者中，辅助治疗患者占比8.6%，为新辅助治疗的2倍多（3.7%）（图3-8）。

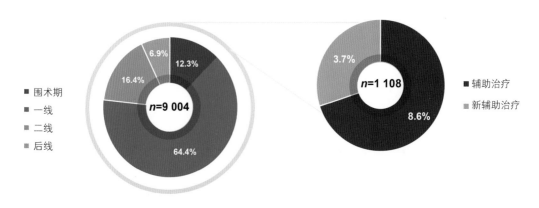

图3-8 患者的治疗阶段分布

3.2.4 化疗周期分布

91.1%的患者化疗周期在4周期内；其中化疗周期为第1周期的患者占比最高，为32.7%；其次为第2周期，占比25.0%（图3-9）。

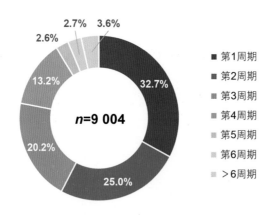

图3-9 患者的化疗周期分布

3.2.5 高危因素分布

排名前 5 位的高危因素分别为年龄 >65 岁（68.8%），既往有放 / 化疗史（37.4%），姑息性化疗（22.9%），既往发生过化疗所致的骨髓抑制（20.4%）和营养状况差（16.0%），其余常见高危因素见图 3-10，无以上高危因素的患者占比 18.3%（n = 1 646）。

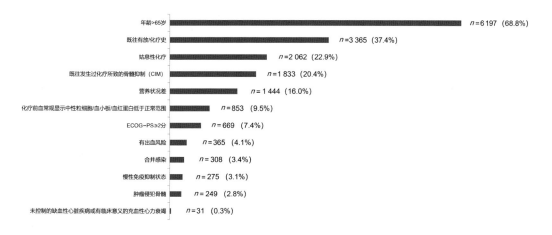

图 3-10　高危因素分布

注：分母为全人群数量（n = 9 004），部分患者含有 1 个及以上高危因素。

3.2.6 前一周期 CIM 情况

最近一次化疗的前一周期 CIM 的发生率为 39.0%，3 级 CIM 发生率为 7.7%，4 级 CIM 发生率为 2.2%。前一周期在所有发生了骨髓抑制的患者中，单系外周血细胞指标降低占比 75.6%，二系外周血细胞指标降低占比 18.0%，三系外周血细胞指标降低占比 6.5%。75.7% 的患者进行了相应治疗，经对症治疗后，完全恢复患者占比 39.2%，部分恢复患者占比 58.4%（表 3-1）。

表 3-1　最近一次化疗的前一周期 CIM 发生、类型、严重程度及转归

指标	相应人群数	发生率或占比 / %
CIM 发生率		
发生	2 366	39.0
未发生	3 696	61.0
空白	2 942	
CIN 发生率	1 300	21.4
CIT 发生率	708	11.7
CRA 发生率	1 089	18.0

指标	相应人群数	发生率或占比 / %
3 级 CIM 发生率	468	7.7
4 级 CIM 发生率	131	2.2
CIM 分级		
1 级	869	36.7
2 级	898	38.0
3 级	468	19.8
4 级	131	5.5
CIM 分布、级别及转归		
不同类型 CIM 发生率		
CRA	625	10.3
CIN	880	14.5
CIT	283	4.7
CRA、CIN	153	2.5
CRA、CIT	158	2.6
CIN、CIT	114	1.9
CRA、CIN、CIT	153	2.5
前一周期化疗后发生 CIM 时进行了相应治疗	1 790	75.7
接受治疗后的转归情况		
完全恢复	704	39.2
部分恢复	1 046	58.4
未恢复	40	2.2
发生 CIN	1 300	54.9
≥ 3 级 CIN	375	28.8
发生 CIT	708	29.9
≥ 3 级 CIT	188	26.6
发生 CRA	1 089	46.0
≥ 3 级 CRA	133	12.2

注：1. 样本总人群数为 1 004。
　　2. 空白表示前一周期未进行化疗的患者，$n = 2\,942$ 不计入 CIM 发生情况计算。
　　3. 转归部分，完全恢复和恢复都记为完全恢复，即血细胞值恢复至正常范围。
　　4. 计算规则：3 级 CIM 发生率计算方式为 3 级 CIM 人数 /（总人数－CIM 分级未知人数），4 级 CIM 发生率计算方式同理；CIM 发生率中，CIN 发生率计算方式为发生 CIN 的人数（含单系 / 二系 / 三系）/ 总人数，CIT 发生率、CRA 发生率计算方式同理；不同类型 CIM 发生率中，CRA 计算方式为只发生 CRA 单系的人数 / 总人数，CRA、CIN 计算方式为同时发生 CRA 和 CIN 的人数 / 总人数，CRA、CIN、CIT 计算方式为同时发生 CRA、CIN 和 CIT 的人数 / 总人数。

3.2.7 化疗前3天内血常规三系外周血细胞指标情况

化疗前3天内血常规三系外周血细胞指标中，≥3级中性粒细胞减少占比2.4%，≥3级血小板降低占比3.4%，4级贫血占比4.8%（图3-11）。中性粒细胞减少、贫血同时发生是化疗前3天内血常规外周血细胞指标占比最高的类型，为8.7%；其次是血小板降低、贫血同时发生，占比5.3%；其他二系/三系外周血细胞指标情况见图3-12。

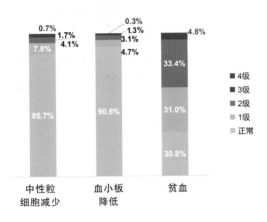

图 3-11　化疗前3天内血常规三系外周血细胞指标情况

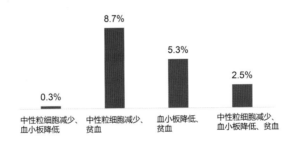

图 3-12　化疗前3天内血常规二系/三系外周血细胞指标情况

3.2.8 化疗期间针对 CIM 的相关干预情况

有29.0%的患者针对CIM采取了相关干预措施，其中采用单独预防性使用G-CSF进行干预的患者占比最多，达47.9%，其次有19.9%的患者使用曲拉西利进行干预（图3-13）。

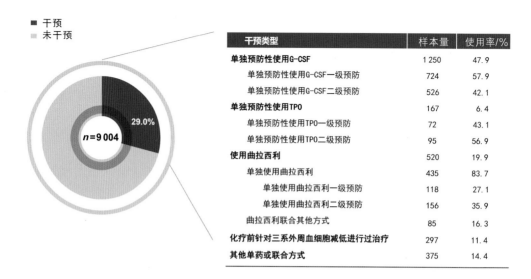

干预类型	样本量	使用率/%
单独预防性使用G-CSF	1 250	47.9
单独预防性使用G-CSF一级预防	724	57.9
单独预防性使用G-CSF二级预防	526	42.1
单独预防性使用TPO	167	6.4
单独预防性使用TPO一级预防	72	43.1
单独预防性使用TPO二级预防	95	56.9
使用曲拉西利	520	19.9
单独使用曲拉西利	435	83.7
单独使用曲拉西利一级预防	118	27.1
单独使用曲拉西利二级预防	156	35.9
曲拉西利联合其他方式	85	16.3
化疗前针对三系外周血细胞减低进行过治疗	297	11.4
其他单药或联合方式	375	14.4

图 3-13 此次化疗期间针对 CIM 的相关干预情况

3.2.9 不同瘤种化疗方案分布

不同瘤种化疗方案含 TP 方案使用最多,非小细胞肺癌占比 47.2%;第二是含依托泊苷的联合治疗方案,小细胞肺癌占比 85.6%;第三为铂类 + 紫杉类或其联合方案,卵巢癌占比 85.9%,宫颈癌占比 80.9%(表 3-2)。

表 3-2 不同瘤种的不同化疗方案

化疗方案	样本量 n	占比 / %
非小细胞肺癌	n = 3 402	
含 TP 方案	1 606	47.2
其他含铂类或紫杉类药物的单药或联合方案	596	17.5
含 AP 方案	455	13.4
含 GP 方案	187	5.5
含 EP 方案	154	4.5
多西他赛单药	130	3.8
其他	274	8.1
小细胞肺癌	n = 1 453	
含依托泊苷的联合治疗方案	1 244	85.6
含铂类的联合治疗方案(除外依托泊苷)	108	7.4
其他	101	7.0

化疗方案	样本量 n	占比 / %
结直肠癌	$n = 1\,215$	
含 FOLFOX	375	30.9
含 XELOX	305	25.1
含 FOLFOXIRI	213	17.5
其他含铂类或氟尿嘧啶类或雷替曲塞的单药或联合方案	207	17.0
其他	115	9.5
乳腺癌	$n = 821$	
紫杉类联合方案：TP、AP、TC	256	31.2
含蒽环和紫杉类药物：TAC、TE、EC-T、ddEC-T、FEC-T 方案	145	17.7
紫杉类单药	118	14.4
紫杉类联合铂类	91	11.1
蒽环类联合方案：EC、FEC	56	6.8
含 ddEC 序贯 T 方案	48	5.8
含微管类药物抑制剂：NVB、紫杉类、优替德隆、艾立布林	39	4.8
其他	68	8.3
食管癌	$n = 694$	
含紫杉类 + 铂类方案	520	74.9
其他含铂类或紫杉类或氟尿嘧啶类药物的单药或联合方案	111	16.0
其他	63	9.1
胃癌	$n = 675$	
含 SOX 方案	277	41.0
其他含铂类或紫杉类或氟尿嘧啶类的单药或联合方案	144	21.3
含 FOLFOX 方案	98	14.5
含 XELOX 方案	92	13.6
其他	64	9.5
卵巢癌	$n = 326$	
铂类 + 紫杉类或其联合方案	280	85.9
其他含铂类、紫杉类或蒽环类的单药或联合的化疗方案	25	7.7

化疗方案	样本量 n	占比 / %
其他	21	6.4
宫颈癌	$n = 314$	
铂类 + 紫杉类或其联合方案	254	80.9
其他含铂类、紫杉类或蒽环类的单药或联合的化疗方案	38	12.1
其他	22	7.0
子宫内膜癌	$n = 104$	
铂类 + 紫杉类或其联合方案	87	83.7
其他含铂类、紫杉类或蒽环类的单药或联合的化疗方案	12	11.5
其他	5	4.8

注：1. TP 方案—紫杉醇 + 顺铂；AP 方案—培美曲塞 + 顺铂；GP 方案—吉西他滨 + 顺铂；EP 方案—依托泊苷 + 顺铂；FOLFOX—奥沙利铂 + 亚叶酸钙 +5- 氟尿嘧啶；XELOX—奥沙利铂 + 卡培他滨；FOLFOXIRI—奥沙利铂 + 伊立替康 +5- 氟尿嘧啶；TC—紫杉醇 + 环磷酰胺；TAC—多西他赛 + 多柔比星 + 环磷酰胺；TE—多西他赛 + 表柔比星；EC-T—表柔比星 + 环磷酰胺 + 紫杉类；ddEC-T—双氧脱氢鸟苷 + 盐酸表柔比星 + 环磷酰胺 + 紫杉醇类；FEC-T—5- 氟尿嘧啶 + 表柔比星 + 环磷酰胺 + 序贯多西他赛；EC—表柔比星 + 环磷酰胺；FEC—5- 氟尿嘧啶 + 表柔比星 + 环磷酰胺；NVB—长春瑞滨；SOX—奥沙利铂 +S-1（替吉奥胶囊）；含 XX 方案包括单独使用该方案或该方案联合其他方式使用。

2. 其他方案为该患者在最近一次所接受的化疗方案中选择了"联合了以上化疗的药物方案（如免疫抑制剂、靶向治疗药物等）"，但是通过联合化疗方案名称字段中的用药情况和化疗方案中涉及的所有药物及联合药物的通用名字段无法区分具体对应的化疗方案。此报告中出现的所有未识别具体方案，皆是上述原因，即调研表单填写上存在的问题所导致的。

3.2.10　本次治疗时的化疗剂量情况

本次治疗时，多数患者（$n = 7\,832$）未经剂量调整，占比 87.0%。仅 9.4% 的患者（$n = 843$）相对于既往常规治疗剂量进行了剂量下调（图 3-14）。

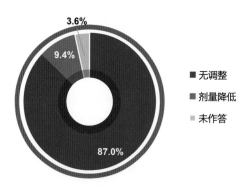

图 3-14　化疗剂量的调整情况

3.3 肿瘤患者 CIM 临床管理现状

3.3.1 肿瘤全人群 CIM 发生率、类型、严重程度及转归

3.3.1.1 全人群 CIM 的发生率

CIM 在全人群的发生率为 44.2%，近半数的人在化疗期间会出现骨髓抑制。3 级 CIM 发生率为 7.5%，4 级 CIM 发生率为 2.0%[①]。其中，CIN、CIT、CRA 在全人群的发生率分别为 18.6%、15.9% 和 30.7%（图 3-15）。单系 / 二系 / 三系外周血细胞指标降低发生率见图 3-16，CRA 是发生率最高的类型。

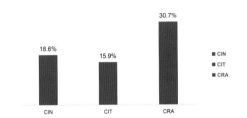

图 3-15　各类型 CIM 发生率

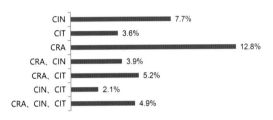

图 3-16　单系 / 二系 / 三系外周血细胞指标降低发生率

3.3.1.2 全人群 CIM 发生情况

在所有发生了骨髓抑制的患者中，单系外周血细胞指标降低的占比 63.6%，其中 CRA 占比 38.0%，CIN 占比 17.4%。多系（二系或三系）外周血细胞降低占比 36.4%，其中 CRA、CIN、CIT 同时发生占比 11.2%。（图 3-17）

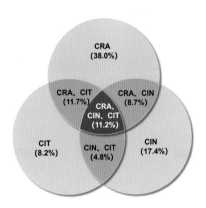

图 3-17　全人群 CIM 分布

---

① CIM 的发生率是 CIN、CIT、CRA 任意发生一种即为发生 CIM；CIM 发生率分级的划分依据为 CIN、CIT、CRA 的分级，若三系同时发生 2 个或 2 个以上时，选择最高级。CIN 分级和 CIT 分级参考 CTCAE5.0 分级标准，CRA 分级参考 CRA 分级 WHO 标准 (2022)。

3.3.1.3　全人群 CIM 的严重程度

总体来看，CIM 的严重程度多为 1 ~ 2 级，在 ≥ 3 级的 CIM 中，CIN 的占比为 30.8%，CIT 为 20.9%，CRA 为 13.9%（图 3-18）。

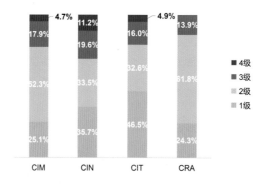

图 3-18　全人群 CIM 严重程度

注：根据上述标准对最近一次化疗期间发生 CIN、CIT 和 CRA 的患者进行分级时发现，由于时间的问题，有些患者最近一次化疗过程中的 21 天内血常规检查结果数据缺失。CIN 未知 477 人，CIT 未知 555 人，CRA 未知 38 人。CIN 分级、CIT 分级、CRA 分级计算方式为相应级别人数除以各个级别总人数（不包括未知人数）。

3.3.1.4　全人群 CIM 的管理及转归

经对症治疗后，在发生 CIN、CIT、CRA 的患者中，外周血细胞指标未恢复的比例分别为 6.8%、15.9% 和 24.0%，CRA 未恢复的比例在三系中最高。在对患者后续化疗影响（化疗剂量减低或化疗延迟）的数据分析中发现，CIT 会导致更多的患者发生化疗药物剂量减低（37.3%）和化疗延迟（39.1%）。具体如表 3-3 所示。

3.3.2　不同亚组下 CIM 发生率、严重程度及转归

3.3.2.1　地域

1）不同地域 CIM 的发生率

从整体数据上看，东北地区的 CIM 发生率、≥ 3 级的 CIM 发生率较高，分别为 70.9% 和 13.7%；西北地区 CIM 发生率较低，为 20.3%，≥ 3 级 CIM 发生率也最低，为 6.3%（图 3-19）。数据分析发现东北地区的患者人群中既往有放 / 化疗史、前一周期 CIM 发生率以及患者营养状况差等高危因素的占比均高于其他地域，可能是造成这一现象的原因。不同地域 CIN/CIT/CRA 的发生率见图 3-20，不同地域单系 / 二系 / 三系外周血细胞指标降低的发生率见图 3-21。

表 3-3　全人群 CIM 的管理及转归

管理及转归情况		CIN（$n = 1674$）	CIT（$n = 1428$）	CRA（$n = 2768$）
对症治疗		1 448（86.5%）	1 091（76.4%）	1 388（50.1%）
在本次化疗周期内恢复至正常范围时间 / 天	1 ~ 3	554（38.3%）	196（18.0%）	263（18.9%）
	3 ~ 5	436（30.1%）	205（18.8%）	242（17.4%）
	5 ~ 7	213（14.7%）	251（23.0%）	203（14.6%）
	>7	146（10.1%）	265（24.3%）	347（25.0%）
未恢复		99（6.8%）	174（15.9%）	333（24.0%）
化疗药物剂量减低		400（27.6%）	407（37.3%）	367（26.4%）
下一化疗周期延迟		436（30.1%）	427（39.1%）	389（28.0%）

注：1. 表格中括号外数据为样本量，括号内数据为占比。
　　2. 对症治疗指针对三系外周血细胞指标降低所进行的以使血细胞恢复至正常范围为目的的治疗。

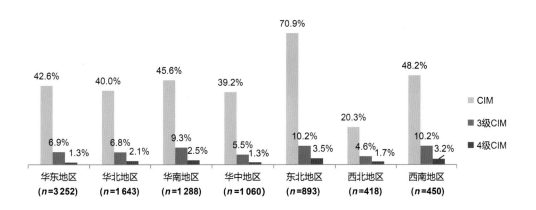

图 3-19　不同地域 CIM 发生率

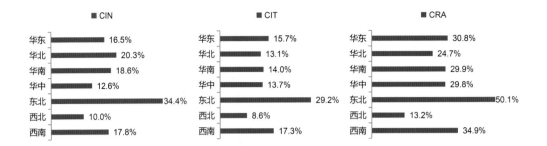

图 3-20　不同地域 CIN/CIT/CRA 的发生率

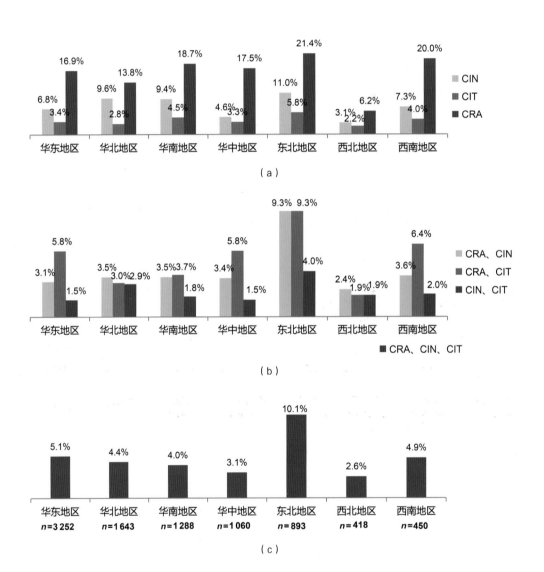

图 3-21　不同地域单系／二系／三系外周血细胞指标降低的发生率

2）不同地域 CIM 的严重程度

在 CIM 的严重程度分布上，不同地域的表现较为一致，以 1 ～ 2 级居多，≥ 3 级的 CIN、CIT 和 CRA 发生率见图 3-22。

（1）CIN：华中地区 ≥ 3 级 CIN 比例最高，占比 37.5%。

（2）CIT：西北地区 ≥ 3 级 CIT 比例最高，占比 40.9%。

（3）CRA：西南地区 ≥ 3 级 CRA 比例最高，占比 22.6%。

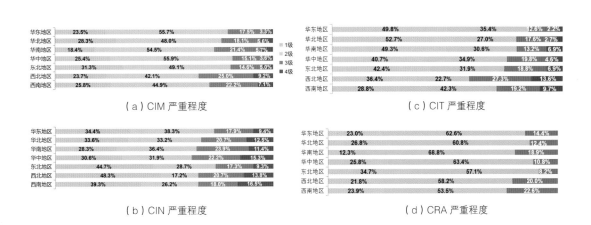

图 3-22　不同地域 CIM 严重程度

3）不同地域 CIM 的管理及转归（表 3-4）

（1）CIN：在 CIN 的对症治疗中，东北地区接受对症治疗比例最高，为 94.1%。华中地区对症治疗后未恢复比例最高，为 10.6%。华东地区引起化疗药物剂量减低、导致下一化疗周期延迟的比例均最高，分别为 37.4% 和 39.8%。

（2）CIT：在 CIT 的对症治疗中，东北地区接受对症治疗比例最高，为 88.5%。华北地区对症治疗后未恢复比例最高，为 21.5%。华中地区引起化疗药物剂量减低、导致下一化疗周期延迟的比例均最高，分别为 47.3% 和 50.9%。

（3）CRA：在 CRA 患者中西北地区接受对症治疗比例最高，为 76.4%。未恢复患者比例在华北地区最高，为 48.1%。华中地区引起化疗药物剂量减低比例最高，为 33.6%；华东地区导致下一化疗周期延迟比例最高，为 33.6%。

表 3-4　不同地域 CIM 的管理及转归

管理及转归情况		华东地区	华北地区	华南地区	华中地区	东北地区	西北地区	西南地区
发生 CIM 人数		1 384	657	587	416	633	85	217
发生 CIN		537(38.8%)	334(50.8%)	240(40.9%)	134(32.2%)	307(48.5%)	42(49.4%)	80(36.9%)
对症治疗		452(84.2%)	283(84.7%)	206(85.8%)	113(84.3%)	289(94.1%)	34(81.0%)	71(88.8%)
在本次化疗周期内恢复正常范围时间/天	1～3	174(38.5%)	108(38.2%)	78(37.9%)	30(26.5%)	117(40.5%)	13(38.2%)	34(47.9%)
	3～5	125(27.7%)	78(27.6%)	47(22.8%)	36(31.9%)	134(46.4%)	2(5.9%)	14(19.7%)
	5～7	74(16.4%)	41(14.5%)	29(14.1%)	23(20.4%)	29(10.0%)	7(20.6%)	10(14.1%)
	>7	40(8.8%)	35(12.4%)	33(16.0%)	12(10.6%)	6(2.1%)	10(29.4%)	10(14.1%)
未恢复		39(8.6%)	21(7.4%)	19(9.2%)	12(10.6%)	3(1.0%)	2(5.9%)	3(4.2%)
化疗药物剂量减低		169(37.4%)	59(20.8%)	44(21.4%)	38(33.6%)	57(19.7%)	8(23.5%)	25(35.2%)
下一化疗周期延迟		180(39.8%)	72(25.4%)	65(31.6%)	44(38.9%)	47(16.3%)	10(29.4%)	18(25.4%)
发生 CIT		512(37.0%)	216(32.9%)	180(30.7%)	145(34.9%)	261(41.2%)	36(42.4%)	78(35.9%)
对症治疗		373(72.9%)	159(73.6%)	125(69.4%)	110(75.9%)	231(88.5%)	28(77.8%)	65(83.3%)
在本次化疗周期内恢复正常范围时间/天	1～3	72(19.3%)	12(7.5%)	15(12.0%)	17(15.5%)	67(29.0%)	4(14.3%)	9(13.8%)
	3～5	48(12.9%)	22(13.8%)	21(16.8%)	18(16.4%)	78(33.8%)	4(14.3%)	14(21.5%)
	5～7	94(25.2%)	35(22.0%)	27(21.6%)	20(18.2%)	52(22.5%)	8(28.6%)	15(23.1%)
	>7	87(23.3%)	56(35.2%)	36(28.8%)	33(30.0%)	27(11.7%)	6(21.4%)	20(30.8%)
未恢复		72(19.3%)	34(21.5%)	26(20.8%)	22(20.0%)	7(3.0%)	6(21.4%)	7(10.8%)
化疗药物剂量减低		170(45.6%)	53(33.3%)	38(30.4%)	52(47.3%)	56(24.2%)	8(28.6%)	30(46.2%)
下一化疗周期延迟		180(48.3%)	56(35.2%)	42(33.6%)	56(50.9%)	63(27.3%)	9(32.1%)	21(32.3%)
发生 CRA		1 002(72.4%)	406(61.8%)	385(65.6%)	316(76.0%)	447(70.6%)	55(64.7%)	157(72.4%)

管理及转归情况		华东地区	华北地区	华南地区	华中地区	东北地区	西北地区	西南地区
对症治疗		524(52.3%)	162(39.9%)	190(49.4%)	134(42.4%)	234(52.3%)	42(76.4%)	102(65.0%)
在本次化疗周期内恢复正常范围时间/天	1～3	79(15.1%)	16(9.9%)	24(12.6%)	40(29.9%)	76(32.5%)	3(7.1%)	25(24.5%)
	3～5	51(9.7%)	12(7.4%)	30(15.6%)	16(11.9%)	95(40.6%)	9(21.4%)	29(28.4%)
	5～7	80(15.3%)	10(6.2%)	23(12.1%)	17(12.7%)	46(19.7%)	9(21.4%)	18(17.6%)
	>7	183(34.9%)	46(28.4%)	50(26.3%)	31(23.1%)	12(5.1%)	7(16.7%)	18(17.6%)
未恢复		131(25.0%)	78(48.1%)	63(33.1%)	30(22.4%)	5(2.1%)	14(33.4%)	12(11.9%)
化疗药物剂量减低		161(30.7%)	42(25.9%)	44(23.2%)	45(33.6%)	47(20.1%)	3(7.1%)	25(24.5%)
下一化疗周期延迟		176(33.6%)	41(25.3%)	52(27.4%)	44(32.8%)	47(20.1%)	6(14.3%)	23(22.5%)

注：表格中括号外的数据为样本量，括号内的数据为占比。

3.3.2.2　城市

1）不同城市等级 CIM 的发生率

数据统计发现不同城市等级 CIM 的发生率存在一定差异，但整体上保持一致。CIM 在二线城市发生率最高，为 50.6%，在四线城市发生率最低，为 36.1%。≥ 3 级 CIM 在一线城市和其他城市发生率相对较高，分别为 11.3% 和 11.7%，在新一线城市发生率最低，为 7.3%（图 3-23）。CIN 的发生率在五线城市最高为 26.8%，CIT 和 CRA 的发生率在二线城市均最高，分别为 18.6% 和 36.2%（图 3-24）。不同城市等级 CIM 不同情况发生率具体见图 3-25。

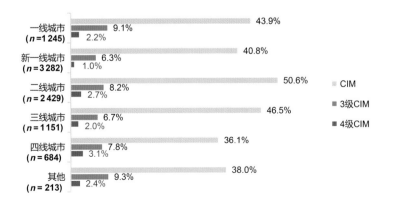

图 3-23　不同城市等级 CIM 发生率

注：其他包括海南省直辖县级市。

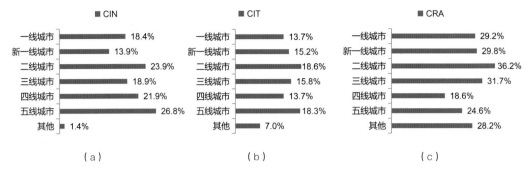

（a）　　　　　　　　　　　（b）　　　　　　　　　　　（c）

图 3-24　不同城市等级 CIN/CIT/CRA 发生率

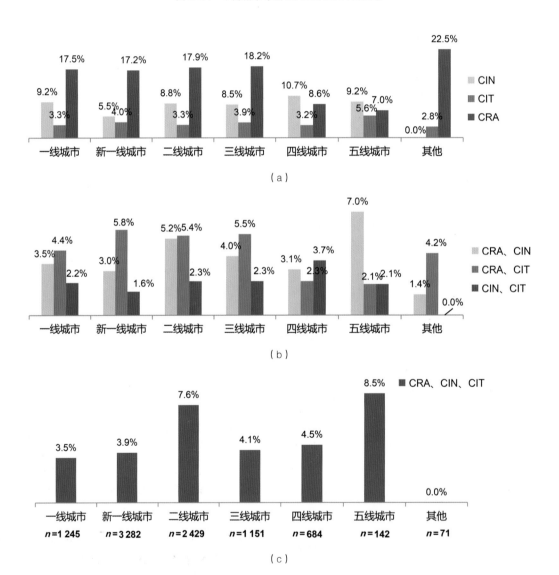

图 3-25　不同城市等级 CIM 不同情况发生率

2）不同城市等级 CIM 的严重程度

在 CIM 的严重程度分布上,不同等级城市间 CIM 的严重程度分布较为一致,1～2 级居多, ≥ 3 级的 CIN、CIT 和 CRA 发生率见图 3-26。

（1）CIN: ≥ 3 级 CIN 在其他城市最多,占比 50.0%。

（2）CIT: ≥ 3 级 CIT 在其他城市占比最多,为 32.0%。

（3）CRA: 3 级 CRA 在四线城市占比最多,为 19.3%。

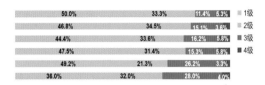

| （a）CIM 严重程度 | （c）CIT 严重程度 |

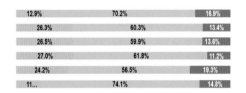

| （b）CIN 严重程度 | （d）CRA 严重程度 |

图 3-26　不同城市等级 CIM 严重程度

注：其他包括海南省直辖县级市。

3）不同城市等级 CIM 的管理及转归（表 3-5）

以下（1）～（3）分析中,只针对一线城市、新一线城市、二至五线城市,其他城市除外。

（1）CIN: 在 CIN 对症治疗中,四线城市接受对症治疗比例最高,为 90.7%。三线城市未恢复比例最高,为 9.4%。四线城市导致化疗剂量减低及化疗延迟比例均最高,分别为 47.8% 和 48.5%。

（2）CIT: 在 CIT 对症治疗中,二线城市接受对症治疗比例最高,为 83.0%。三线城市未恢复比例最高,为 23.0%。四线城市导致化疗剂量减低及化疗延迟比例均最高,分别为 55.4% 和 54.1%。

（3）CRA: 在 CRA 对症治疗中,五线城市接受对症治疗比例最高,为 74.3%。三线城市未恢复比例最高,为 32.3%。四线城市导致化疗剂量减低及化疗延迟比例均最高,分别为 45.9% 和 50.8%。

表 3-5　不同城市等级 CIM 的管理及转归

管理及转归情况		一线城市	新一线城市	二线城市	三线城市	四线城市	五线城市	其他
发生 CIM		1 245	3 282	2 429	1 151	684	142	71
发生 CIN		229(18.4%)	457(13.9%)	581(23.9%)	218(18.9%)	150(21.9%)	38(26.8%)	1(1.4%)
对症治疗		190(83.0%)	375(82.1%)	522(89.8%)	192(88.1%)	136(90.7%)	32(84.2%)	1(100.0%)
在本次化疗周期内恢复正常范围时间/天	1～3	63(33.2%)	156(41.6%)	187(35.8%)	69(35.9%)	61(44.9%)	18(56.2%)	0
	3～5	54(28.4%)	106(28.3%)	170(32.6%)	52(27.1%)	44(32.4%)	10(31.2%)	0
	5～7	34(17.9%)	52(13.9%)	80(15.3%)	29(15.1%)	16(11.8%)	2(6.2%)	0
	>7	24(12.6%)	33(8.8%)	56(10.7%)	24(12.5%)	7(5.1%)	2(6.2%)	0
未恢复		15(7.9%)	28(7.5%)	29(5.6%)	18(9.4%)	8(5.9%)	0	1(100.0%)
化疗药物剂量减低		34(17.9%)	101(26.9%)	138(26.4%)	54(28.1%)	65(47.8%)	8(25.0%)	0
下一化疗周期延迟		54(28.4%)	117(31.2%)	135(25.9%)	58(30.2%)	66(48.5%)	5(15.6%)	1(100.0%)
发生 CIT		170(31.1%)	498(37.2%)	453(36.9%)	182(34.0%)	94(38.1%)	26(18.3%)	5(7.0%)
对症治疗		125(73.5%)	367(73.7%)	376(83.0%)	126(69.2%)	74(78.7%)	19(73.1%)	4(80.0%)
在本次化疗周期内恢复正常范围时间/天	1～3	7(5.6%)	43(11.7%)	90(23.9%)	19(15.1%)	28(37.8%)	8(42.1%)	1(25.0%)
	3～5	22(17.6%)	71(19.3%)	84(22.3%)	12(9.5%)	14(18.9%)	2(10.5%)	0
	5～7	39(31.2%)	88(24.0%)	75(19.9%)	34(27.0%)	10(13.5%)	5(26.3%)	0
	>7	35(28.0%)	96(26.2%)	80(21.3%)	32(25.4%)	17(23.0%)	3(15.8%)	2(50.0%)
未恢复		22(17.6%)	69(18.8%)	47(12.5%)	29(23.0%)	5(6.8%)	1(5.3%)	1(25.0%)
化疗药物剂量减低		36(28.8%)	137(37.3%)	131(34.8%)	51(40.5%)	41(55.4%)	9(47.4%)	2(50.0%)
下一化疗周期延迟		37(29.6%)	149(40.6%)	135(35.9%)	56(44.4%)	40(54.1%)	7(36.8%)	3(75.0%)
发生 CRA		364(29.2%)	978(29.8%)	879(36.2%)	365(31.7%)	127(18.6%)	35(24.6%)	20(28.2%)
对症治疗		194(53.3%)	506(51.7%)	429(48.8%)	158(43.3%)	61(48.0%)	26(74.3%)	14(70.0%)

管理及转归情况		一线城市	新一线城市	二线城市	三线城市	四线城市	五线城市	其他
在本次化疗周期内恢复正常范围时间/天	1~3	12(6.2%)	86(17.0%)	113(26.3%)	20(12.7%)	27(44.3%)	5(19.2%)	0
	3~5	17(8.8%)	67(13.2%)	108(25.2%)	29(18.4%)	11(18.0%)	8(30.8%)	2(14.3%)
	5~7	40(20.6%)	57(11.3%)	70(16.3%)	18(11.4%)	10(16.4%)	8(30.8%)	0
	>7	63(32.5%)	170(33.6%)	62(14.5%)	40(25.3%)	5(8.2%)	4(15.4%)	3(21.4%)
未恢复		62(32.0%)	126(24.9%)	76(17.7%)	51(32.3%)	8(13.1%)	1(3.8%)	9(64.3%)
化疗药物剂量减低		40(20.6%)	120(23.7%)	124(28.9%)	44(27.8%)	28(45.9%)	6(23.1%)	5(35.7%)
下一化疗周期延迟		43(22.2%)	132(26.1%)	123(28.7%)	46(29.1%)	31(50.8%)	7(26.9%)	7(50.0%)

注：表格中括号外的数据为样本量，括号内的数据为占比。

3.3.2.3 医院

不同级别医院CIM的发生率

数据统计发现不同级别医院CIM的发生率存在一定差异。三级医院CIM发生率高于二级医院，≥3级CIM发生率亦是如此（图3-27），医院亚组其他相关性描述分析内容在此不再作详细展示[①]。

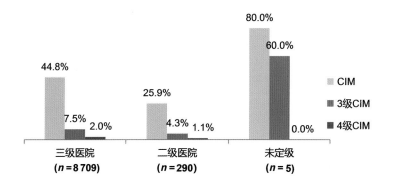

图3-27 不同级别医院CIM发生率

---

① 如需要此类详细数据信息，可联系本项目组秘书处获取。

3.3.2.4　科室

不同科室 CIM 的发生率

CIM 在肿瘤科发生率最高，为 46.9%，在胸外科发生率最低，为 32.3%；≥ 3 级 CIM 在外科发生率最高，为 11.7%，在胸外科发生率最低，为 6.0%（图 3-28）。科室亚组其他相关性描述分析内容在此不再作详细展示[①]。

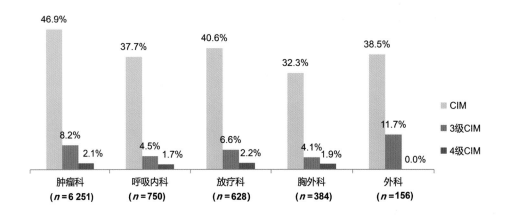

图 3-28　不同科室 CIM 发生率

3.3.2.5　性别

不同性别 CIM 的发生率

女性 CIM 发生率略高于男性，但差异无统计学意义（$P = 0.421$）；≥ 3 级 CIM 的发生率在女性中为 10.7%，也略高于男性（8.5%）（图 3-29）。性别亚组其他相关性描述分析内容在此不再作详细展示[②]。

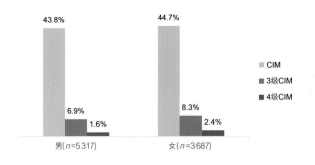

图 3-29　不同性别 CIM 发生率

---

① 如需要此类详细数据信息，可联系本项目组秘书处获取。
② 如需要此类详细数据信息，可联系本项目组秘书处获取。

3.3.2.6 年龄段

1）不同年龄段 CIM 的发生率

CIM 发生率整体上表现出随年龄增长而增加的情况，61～70岁是 CIM 发生率最高的年龄段，70岁以上年龄段 CIM 发生率稍有减低；≥3级 CIM 发生率在 41～50岁的年龄段最高（图 3-30）。不同类型 CIM 中，41～50岁年龄段 CIN 发生率最高，为 20.1%，61～70岁年龄段 CIT 及 CRA 发生率均最高，分别为 16.7% 和 32.7%（图 3-31）。不同年龄段单系/二系/三系外周血细胞指标降低发生率见图 3-32。

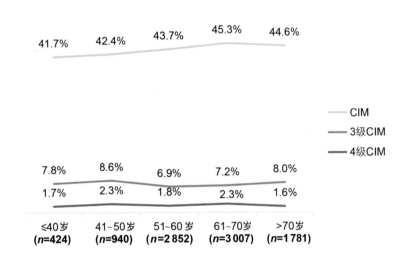

图 3-30 不同年龄段 CIM 发生率

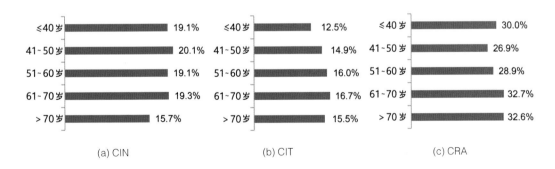

图 3-31 不同年龄段 CIN/CIT/CRA 发生率

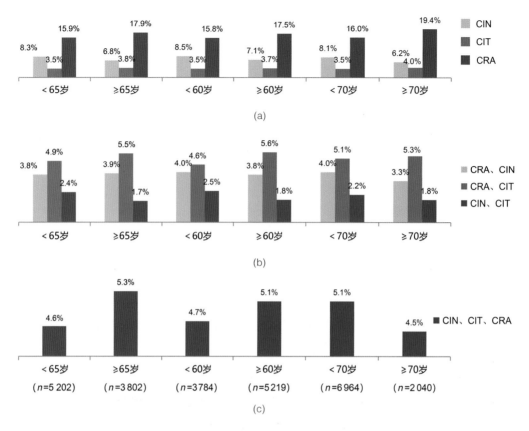

图 3-32 不同年龄段单系／二系／三系外周血细胞指标降低发生率

2）不同年龄段 CIM 的严重程度

CIM 的严重程度在不同年龄段中分布较为一致，1～2 级 CIM 占比较高。CIM 中，≥3 级的 CIN、CIT 和 CRA 发生率见图 3-33。

（1）CIN：≥3 级 CIN 在 41～50 岁年龄段比例最高，为 36.4%。

（2）CIT：≥3 级 CIT 在 61～70 岁年龄段比例最高，为 25.1%。

（3）CRA：3 级 CRA 在 41～50 岁（17.4%）和 70 岁以上（15.4%）两个年龄段的比例略高于其他年龄段。

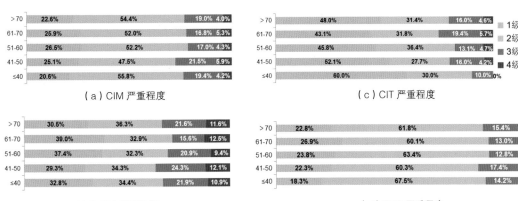

（a）CIM 严重程度

（c）CIT 严重程度

（b）CIN 严重程度

（d）CRA 严重程度

图 3-33　不同年龄段 CIM 严重程度

4）不同年龄段 CIM 的管理及转归（表 3-6）

（1）CIN：CIN 接受对症治疗的比例在 41 ~ 50 岁年龄段最高，为 89.4%。经治疗后未恢复比例在 70 岁以上的年龄段最高，为 7.9%。发生 CIN 后经对症治疗的患者中，70 岁以上年龄段在化疗药物剂量减低及下一化疗周期延迟的比例最高，分别为 35.3% 和 32.8%。

（2）CIT：CIT 接受对症治疗的比例在 40 岁及以下年龄段最高，为 79.2%。未恢复比例在 40 岁及以下的年龄段最高，为 19.0%。40 岁及以下的年龄段化疗药物剂量减低的比例最高，为 40.5%，41 ~ 50 岁年龄段下一化疗周期延迟的比例最高，为 41.2%。

（3）CRA：CRA 接受对症治疗比例在 50% 左右。CRA 经对症治疗后未恢复比例在 70 岁以上的年龄段最高，为 26.0%，化疗药物剂量减低的比例在 70 岁以上年龄段也最高，为 28.3%。41 ~ 50 岁年龄段下一化疗周期延迟的比例最高，为 31.5%。

表 3-6　不同年龄段 CIM 的管理及转归

管理及转归情况		≤ 40 岁	41 ~ 50 岁	51 ~ 60 岁	61 ~ 70 岁	>70 岁
发生 CIM		177	399	1 245	1 363	795
发生 CIT		81(45.8%)	189(47.4%)	545(43.8%)	580(42.6%)	279(35.1%)
对症治疗		68(84.0%)	169(89.4%)	470(86.2%)	500(86.2%)	241(86.4%)
在本次化疗周期内恢复至正常范围时间 / 天	1 ~ 3	23(33.8%)	74(43.8%)	193(41.1%)	182(36.4%)	82(34.0%)
	3 ~ 5	20(29.4%)	47(27.8%)	139(29.6%)	154(30.8%)	76(31.5%)
	5 ~ 7	13(19.1%)	23(13.6%)	67(14.3%)	79(15.8%)	31(12.9%)
	>7	8(11.8%)	16(9.5%)	39(8.3%)	50(10.0%)	33(13.7%)

管理及转归情况		≤40岁	41~50岁	51~60岁	61~70岁	>70岁
未恢复		4(5.9%)	9(5.3%)	32(6.7%)	35(7.0%)	19(7.9%)
化疗药物剂量减低		17(25.0%)	39(23.1%)	122(26.0%)	137(27.4%)	85(35.3%)
下一化疗周期延迟		18(26.5%)	41(24.3%)	138(29.4%)	160(32.0%)	79(32.8%)
发生 CIT		53(29.9%)	140(35.1%)	456(36.6%)	503(36.9%)	276(34.7%)
对症治疗		42(79.2%)	102(72.9%)	355(77.9%)	385(76.5%)	207(75.0%)
在本次化疗周期内恢复至正常范围时间/天	1~3	9(21.4%)	22(21.6%)	65(18.3%)	61(15.8%)	39(18.8%)
	3~5	7(16.7%)	22(21.6%)	64(18.0%)	86(22.3%)	26(12.6%)
	5~7	10(23.9%)	23(22.5%)	79(22.3%)	86(22.3%)	53(25.6%)
	>7	8(19.0%)	21(20.6%)	93(26.2%)	93(24.2%)	50(24.2%)
未恢复		8(19.0%)	14(13.7%)	54(15.2%)	59(15.4%)	39(18.8%)
化疗药物剂量减低		17(40.5%)	40(39.2%)	128(36.1%)	148(38.4%)	74(35.7%)
下一化疗周期延迟		14(33.3%)	42(41.2%)	144(40.6%)	154(40.0%)	73(35.3%)
发生 CRA		127(71.8%)	253(63.4%)	825(66.3%)	982(72.0%)	581(73.1%)
对症治疗		65(51.2%)	130(51.4%)	435(52.7%)	493(50.2%)	265(45.6%)
在本次化疗周期内恢复至正常范围时间/天	1~3	11(16.9%)	25(19.2%)	82(18.9%)	102(20.7%)	43(16.2%)
	3~5	11(16.9%)	17(13.1%)	85(19.5%)	88(17.8%)	41(15.5%)
	5~7	16(24.6%)	21(16.2%)	60(13.8%)	73(14.8%)	33(12.5%)
	>7	11(16.9%)	35(26.9%)	109(25.1%)	113(22.9%)	79(29.8%)
未恢复		16(24.7%)	32(24.6%)	99(22.7%)	117(23.8%)	69(26.0%)
化疗药物剂量减低		10(15.4%)	35(26.9%)	113(26.0%)	134(27.2%)	75(28.3%)
下一化疗周期延迟		11(16.9%)	41(31.5%)	116(26.7%)	142(28.8%)	79(29.8%)

注：表格中括号外的数据为样本量，括号内的数据为占比。

3.3.2.7 瘤种

1）不同瘤种 CIM 的发生率

调研数据显示，CIM 发生率位列前三的瘤种分别是妇科肿瘤（49.7%）、乳腺癌（47.0%）和食管癌（45.8%），非小细胞肺癌是 CIM 发生率最低的瘤种，为 41.2%；≥ 3 级 CIM 发生率在妇科肿瘤中最高，为 12.8%，其次为食管癌，发生率为 11.4%（图 3-34）。妇科肿瘤 CIN、CIT 及 CRA 发生率均最高，分别为 24.5%、22.7% 和 35.5%（图 3-35）。不同瘤种单系 / 二系 / 三系外周血细胞指标降低发生率见图 3-36。

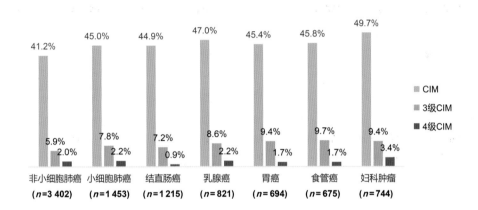

图 3-34　不同瘤种 CIM 发生率

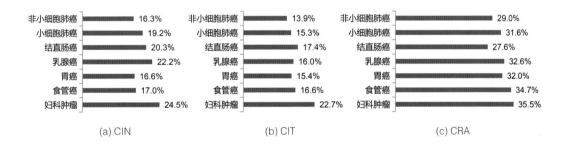

(a) CIN　　　　　　　　　(b) CIT　　　　　　　　　(c) CRA

图 3-35　不同瘤种 CIN/CIT/CRA 发生率

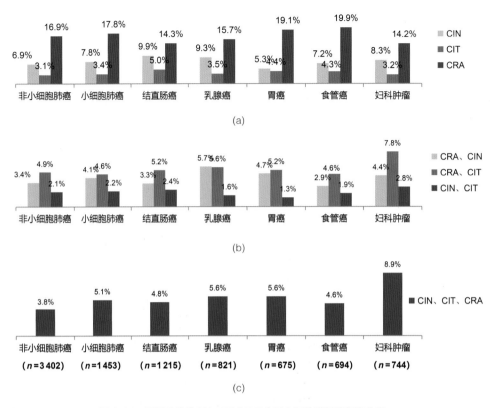

图 3-36 不同瘤种单系／二系／三系外周血细胞指标降低发生率

2）不同瘤种 CIM 的严重程度

CIM 的严重程度在不同瘤种中分布较为一致，1～2 级 CIM 相对较多（图 3-37）。

（1）CIN：≥3 级 CIN 在小细胞肺癌中占比最高，为 39.2%。

（2）CIT：≥3 级 CIT 在妇科肿瘤中占比最高，为 27.4%。

（3）CRA：3 级 CRA 在食管癌中占比最高，为 19.3%。

3）不同瘤种 CIM 的管理及转归（表 3-7）

（1）CIN：在妇科肿瘤中对症治疗比例最高，为 92.3%。对症治疗后，>90% 的患者 CIN 恢复至正常。化疗药物剂量减低比例在胃癌中最高，为 38.6%，下一化疗周期延迟比例在食管癌中最高，为 40.0%。

（2）CIT：CIT 在妇科肿瘤中对症治疗比例最高，为 83.4%。对症治疗后，食管癌 CIT 未恢复比例最高，为 25.6%，化疗药物剂量减低及下一化疗周期延迟比例也最高，分别为 51.2% 和 50.0%。

（3）CRA：CRA 在妇科肿瘤中对症治疗比例最高，为 58.9%。食管癌 CRA 未恢复比例最高，为 28.6%。化疗药物剂量减低比例在胃癌中最高，为 31.1%，下一化疗周期延迟比例在结直肠癌中最高，为 33.1%。

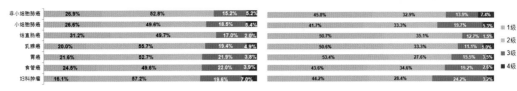

（a）CIM 严重程度

（c）CIT 严重程度

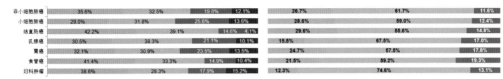

（b）CIN 严重程度

（d）CRA 严重程度

图 3-37　不同瘤种 CIM 严重程度

表 3-7　不同瘤种 CIM 的管理及转归

管理及转归情况		非小细胞肺癌	小细胞肺癌	结直肠癌	乳腺癌	胃癌	食管癌	妇科肿瘤
发生 CIM		1 400	654	545	386	315	309	370
发生 CIN		554(39.6%)	279(42.7%)	247(45.3%)	182(47.2%)	115(36.5%)	115(37.2%)	182(49.2%)
对症治疗		477(86.1%)	243(87.1%)	200(81.0%)	164(90.1%)	101(87.8%)	95(82.6%)	168(92.3%)
在本次化疗周期内恢复正常范围时间/天	1～3	157(32.9%)	97(39.9%)	84(42.0%)	78(47.6%)	34(33.7%)	34(35.8%)	70(41.7%)
	3～5	165(34.6%)	68(28.0%)	56(28.0%)	46(28.0%)	27(26.7%)	25(26.3%)	49(29.2%)
	5～7	81(17.0%)	39(16.0%)	30(15.0%)	16(9.8%)	14(13.9%)	12(12.6%)	21(12.5%)
	>7	34(7.1%)	24(9.9%)	15(7.5%)	15(9.1%)	19(18.8%)	16(16.8%)	23(13.7%)
未恢复		40(8.4%)	15(6.2%)	15(7.5%)	9(5.5%)	17(6.9%)	8(8.4%)	5(3.0%)
化疗药物剂量减低		134(28.1%)	69(28.4%)	52(26.0%)	37(22.6%)	39(38.6%)	26(27.4%)	43(25.6%)
下一化疗周期延迟		124(26.0%)	73(30.0%)	74(37.0%)	46(28.0%)	39(38.6%)	38(40.0%)	42(25.0%)
发生 CIT		1 400	654	545	386	315	309	370
对症治疗		353(74.6%)	166(74.8%)	161(76.3%)	111(82.8%)	77(72.0%)	82(73.2%)	141(83.4%)

管理及转归情况		非小细胞肺癌	小细胞肺癌	结直肠癌	乳腺癌	胃癌	食管癌	妇科肿瘤
在本次化疗周期内恢复正常范围时间/天	1～3	59(16.7%)	28(16.9%)	31(19.3%)	30(27.0%)	12(15.6%)	13(15.9%)	23(16.3%)
	3～5	66(18.7%)	29(17.5%)	33(20.5%)	24(21.6%)	15(19.5%)	11(13.4%)	27(19.1%)
	5～7	87(24.6%)	42(25.3%)	38(23.6%)	19(17.1%)	19(24.7%)	13(15.9%)	33(23.4%)
	>7	85(24.1%)	43(25.9%)	28(17.4%)	22(19.8%)	20(26.0%)	24(29.3%)	43(30.5%)
未恢复		56(15.9%)	24(14.5%)	31(19.3%)	16(14.4%)	11(14.3%)	21(25.6%)	15(10.6%)
化疗药物剂量减低		123(34.8%)	62(37.3%)	61(37.9%)	39(35.1%)	30(39.0%)	42(51.2%)	50(35.5%)
下一化疗周期延迟		127(36.0%)	65(39.2%)	73(45.3%)	44(39.6%)	34(44.2%)	41(50.0%)	43(30.5%)
发生 CRA		1 400	654	545	386	315	309	370
对症治疗		483(48.9%)	221(48.1%)	163(48.7%)	144(53.7%)	103(46.4%)	119(50.9%)	155(58.9%)
在本次化疗周期内恢复正常范围时间/天	1～3	91(18.8%)	42(19.0%)	45(27.6%)	34(23.6%)	11(10.7%)	17(14.3%)	23(14.8%)
	3～5	75(15.5%)	42(19.0%)	34(20.9%)	26(18.1%)	18(17.5%)	17(14.3%)	30(19.4%)
	5～7	64(13.3%)	32(14.5%)	17(10.4%)	17(11.8%)	26(25.2%)	21(17.6%)	26(16.8%)
	>7	135(28.0%)	50(22.6%)	40(24.5%)	30(20.8%)	19(18.4%)	30(25.2%)	43(27.7%)
未恢复		118(24.4%)	55(24.9%)	27(16.6%)	37(25.7%)	29(28.2%)	34(28.6%)	33(21.3%)
化疗药物剂量减低		124(25.7%)	57(25.8%)	47(28.8%)	35(24.3%)	32(31.1%)	36(30.3%)	36(23.2%)
下一化疗周期延迟		132(27.3%)	63(28.5%)	54(33.1%)	39(27.1%)	33(32.0%)	37(31.1%)	31(20.0%)

注：表格中括号外的数据为样本量，括号内的数据为占比。

3.3.2.8　治疗阶段

1）治疗线

（1）发生率

治疗线数越靠后，CIM 发生率越高，后线治疗 CIM 发生率为 57.1%。≥ 3 级 CIM 发生率与整体发生率一致，后线发生率最高（图 3-38）。后线治疗 CIN、CIT、CRA 发生率均最高（图 3-39）。不同治疗线中单系 CRA 均是发生率最高的类型，其他单系 / 二系 / 三系外周血细胞指标降低发生率详见图 3-40。

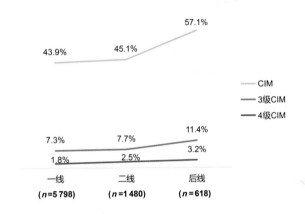

图 3-38　不同治疗线 CIM 发生率

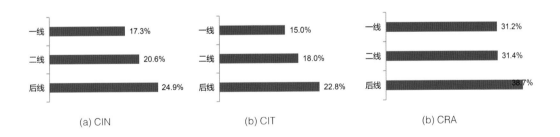

(a) CIN　　　　　　　(b) CIT　　　　　　　(b) CRA

图 3-39　不同治疗线 CIN/CIT/CRA 发生率

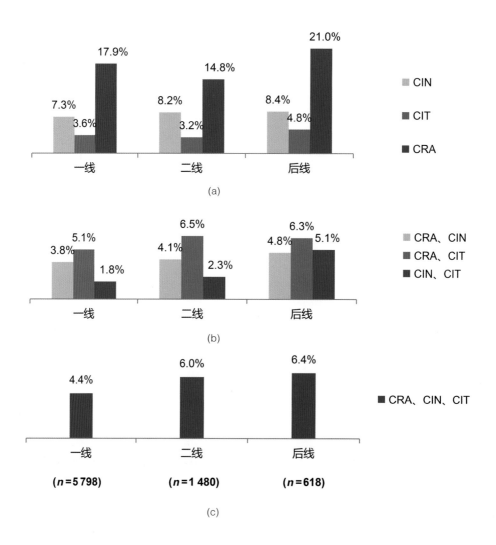

图 3-40　不同治疗线单系／二系／三系外周血细胞指标降低发生率

（2）不同治疗线 CIM 的严重程度

各类型 CIM 严重程度总体以 1～2 级居多，CIN 严重程度较 CIT、CRA 略高（图 3-41）。

① CIN：一线治疗时，≥ 3 级 CIN 占比（32.5%）略高于其他治疗线。

② CIT：后线治疗时，≥ 3 级 CIT 占比（22.3%）略高于其他治疗线。

③ CRA：后线治疗时，3 级 CRA 占比（17.4%）略高于其他治疗线。

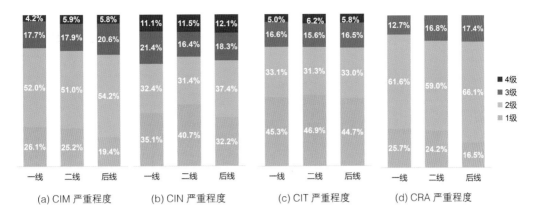

图 3-41　不同治疗线 CIM 严重程度

（3）不同治疗线 CIM 的管理及转归

行后线治疗时各类型 CIM 转归情况最差，恢复时间最久，且未恢复比例最高（表 3-8）。

① CIN：化疗药物剂量减低比例随着治疗线增加呈递减趋势，一线治疗时化疗药物剂量减低比例最高，为 29.1%。下一化疗周期延迟比例在二线治疗时最高，为 32.6%。

② CIT：二线治疗时化疗药物剂量减低和下一化疗周期延迟比例最高，分别为 39.7% 和 42.2%。

③ CRA：一线治疗时化疗药物剂量减低比例最高，为 26.5%，下一化疗周期延迟比例在二线治疗时最高，为 29.2%。

表 3-8　不同治疗线 CIM 的管理及转归

指标		一线	二线	后线
发生 CIM		2 547	667	353
发生 CIN		1 004(39.4%)	305(45.7%)	154(43.6%)
对症治疗		868(86.5%)	267(87.5%)	142(92.2%)
在本次化疗周期内恢复至正常范围时间/天	1～3	319(36.8%)	110(41.2%)	46(32.4%)
	3～5	262(30.2%)	95(35.6%)	34(23.9%)
	5～7	145(16.7%)	28(10.5%)	17(12.0%)
	>7	81(9.3%)	20(7.5%)	31(21.8%)
未恢复		61(7.0%)	14(5.2%)	14(9.9%)

指标		一线	二线	后线
化疗药物剂量减低		253(29.1%)	71(26.6%)	32(22.5%)
下一化疗周期延迟		263(30.3%)	87(32.6%)	36(25.4%)
发生 CIT		2 547	667	353
对症治疗		653(75.3%)	199(74.8%)	110(78.0%)
在本次化疗周期内恢复至正常范围时间 / 天	1 ~ 3	115(17.6%)	45(22.6%)	12(10.9%)
	3 ~ 5	108(16.5%)	47(23.6%)	14(12.7%)
	5 ~ 7	161(24.7%)	39(19.6%)	21(19.1%)
	>7	168(25.7%)	41(20.6%)	36(32.7%)
未恢复		101(15.5%)	27(13.6%)	27(24.5%)
化疗药物剂量减低		245(37.5%)	79(39.7%)	32(29.1%)
下一化疗周期延迟		248(38.0%)	84(42.2%)	41(37.3%)
发生 CRA		2 547	667	353
对症治疗		876(48.4%)	267(57.4%)	114(47.7%)
在本次化疗周期内恢复至正常范围时间 / 天	1 ~ 3	150(17.1%)	71(26.6%)	15(13.2%)
	3 ~ 5	139(15.9%)	67(25.1%)	12(10.5%)
	5 ~ 7	136(15.5%)	35(13.1%)	7(6.1%)
	>7 天	234(26.7%)	43(16.1%)	45(39.5%)
未恢复		217(24.8%)	51(19.1%)	35(30.7%)
化疗药物剂量减低		232(26.5%)	69(25.8%)	26(22.8%)
下一化疗周期延迟		247(28.2%)	78(29.2%)	27(23.7%)

注：表格中括号外的数据为样本量，括号内的数据为占比。

2）围术期

（1）辅助/新辅助治疗下CIM的发生率

围术期（包括辅助治疗和新辅助治疗，$n = 1\,108$）患者整体CIM发生率为37.2%（$n = 412$），3级CIM发生率为5.6%（$n = 62$），4级CIM发生率为1.5%（$n = 17$）（图3-42）。其中辅助治疗CIM发生率高于新辅助治疗，分别为38.8%和33.4%（图3-42），但差异无统计学意义（$P = 0.091$），辅助治疗4级CIM发生率高于新辅助治疗，分别为1.8%和0.9%（图3-42）。围术期CIN、CIT、CRA的发生率分别为19.0%、13.9%和23.0%。其中CIN及CIT在辅助治疗下的发生率高于新辅助治疗，但CRA发生率在新辅助治疗下更高（图3-43）。围术期治疗过程中单系/二系/三系外周血细胞指标降低发生率见图3-44。

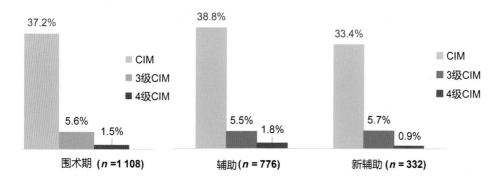

图3-42 围术期治疗过程中CIM发生率

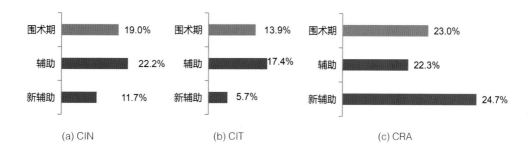

图3-43 围术期治疗过程中CIN/CIT/CRA发生率

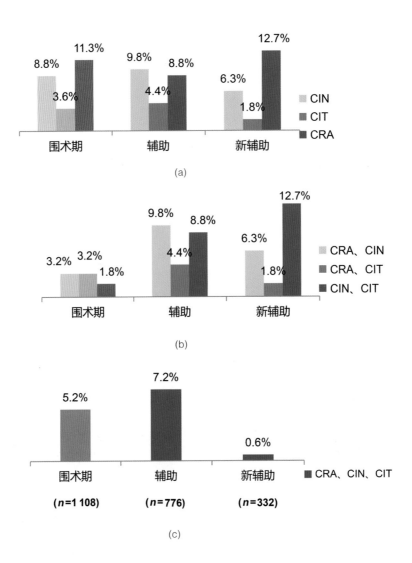

图3-44 围术期治疗过程中单系/二系/三系外周血细胞指标降低发生率

（2）辅助/新辅助治疗下CIM的严重程度

总体来看，各类型CIM均以1～2级为主，CIN严重程度较CIT和CRA高（图3-45）。

① CIN：≥3级CIN在辅助治疗下为27.9%，在新辅助治疗下为27.5%。

② CIT：≥3级CIT在新辅助治疗中所占比例较辅助治疗中高，分别为23.1%和13.0%。

③ CRA：3级CRA在新辅助治疗中所占比例较辅助治疗中高，分别为17.3%和12.3%。

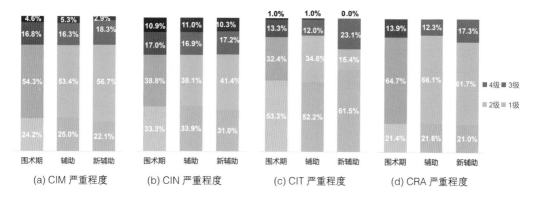

图 3-45　辅助 / 新辅助治疗过程中 CIM 严重程度

（3）辅助 / 新辅助治疗下 CIM 的管理及转归

各类型 CIM 的转归在辅助或新辅助治疗下的分布存在一定差异（表 3-9）。

① CIN：对症治疗的比例在辅助和新辅助治疗间差异不明显。辅助治疗下 CIN 未恢复的比例更高，为 6.5%，化疗药物剂量减低及下一化疗周期延迟的比例也更高，分别为 26.6% 和 32.4%。

② CIT：辅助治疗患者行对症治疗的比例略高于新辅助治疗，分别为 84.4% 和 78.9%。新辅助治疗下 CIT 未恢复的比例更高，为 20.0%。化疗药物剂量减低及下一化疗周期延迟的比例在辅助治疗下更高，分别为 40.4% 和 43.9%。

③ CRA：辅助治疗患者行对症治疗的比例略高于新辅助治疗，分别为 53.2% 和 47.6%。辅助治疗下 CRA 未恢复的比例更高，为 26.1%，化疗药物剂量减低及下一化疗周期延迟的比例也更高，分别为 35.9% 和 33.7%。

表 3-9　辅助 / 新辅助治疗过程中 CIM 的管理及转归

管理及转归情况		围术期	辅助	新辅助
发生 CIM		1 108	301	111
发生 CIN		211 (19.0%)	172(57.1%)	39(35.1%)
对症治疗		171 (81.0%)	139(80.8%)	32(82.1%)
在本次化疗周期内恢复至正常范围时间 / 天	1 ~ 3	79 (46.2%)	64(46.0%)	15(46.9%)
	3 ~ 5	45 (26.3%)	37(26.6%)	8(25.0%)
	5 ~ 7	23 (13.5%)	19(13.7%)	4(12.5%)
	>7	14 (8.2%)	10(7.2%)	4(12.5%)

管理及转归情况		围术期	辅助	新辅助
未恢复		10 (5.8%)	9(6.5%)	1(3.1%)
化疗药物剂量减低		44 (25.7%)	37(26.6%)	7(21.9%)
下一化疗周期延迟		50 (29.2%)	45(32.4%)	5(15.6%)
发生 CIT		154 (13.9%)	135(44.9%)	19(17.1%)
对症治疗		129 (83.8%)	114(84.4%)	15(78.9%)
在本次化疗周期内恢复至正常范围时间 / 天	1 ~ 3	24 (18.6%)	23(20.2%)	1(6.7%)
	3 ~ 5	36 (27.9%)	29(25.4%)	7(46.7%)
	5 ~ 7	30 (23.3%)	26(22.8%)	4(26.6%)
	>7	20 (15.5%)	20(17.6%)	0
未恢复		19 (14.7%)	16(14.0%)	3(20.0%)
化疗药物剂量减低		51 (39.5%)	46(40.4%)	5(33.3%)
下一化疗周期延迟		54 (41.9%)	50(43.9%)	4(26.7%)
发生 CRA		255 (23.0%)	173(57.5%)	82(73.9%)
对症治疗		131 (51.4%)	92(53.2%)	39(47.6%)
在本次化疗周期内恢复至正常范围时间 / 天	1 ~ 3	27 (20.6%)	22(23.9%)	5(12.8%)
	3 ~ 5	24 (18.3%)	13(14.1%)	11(28.2%)
	5 ~ 7	25 (19.1%)	18(19.6%)	7(17.9%)
	>7	25 (19.1%)	15(16.3%)	10(25.6%)
未恢复		30 (22.9%)	24(26.1%)	6(15.5%)
化疗药物剂量减低		40 (30.5%)	33(35.9%)	7(17.9%)
下一化疗周期延迟		37 (28.2%)	31(33.7%)	6(15.4%)

注：表格中括号外的数据为样本量，括号内的数据为占比。

3.3.2.9 治疗周期

1）不同治疗周期 CIM 的发生率

治疗周期在 5 周期内时，随着周期增加，CIM 发生率也增加，第 5 周期 CIM 发生率最高，为 58.4%。5 周期后，CIM 发生率略有下降。≥ 3 级 CIM 发生率变化趋势不明显。整体看，在治疗周期超过 6 周期时，≥ 3 级 CIM 发生率最高，为 14.9%。以上具体见图 3-46。CIN 发生率第 6 周期最高，为 27.9%，CIT 发生率在第 5 周期最高，为 25.1%，CRA 发生率在第 3 周期最高，为 39.3%（图 3-47）。不同治疗周期单系 / 二系 / 三系外周血细胞指标降低发生率见图 3-48。

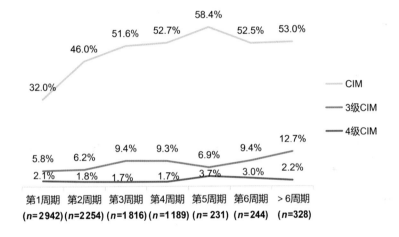

图 3-46　不同治疗周期 CIM 发生率

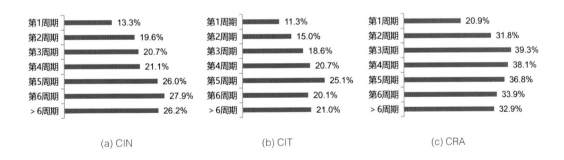

图 3-47　不同治疗周期 CIN/CIT/CRA 发生率

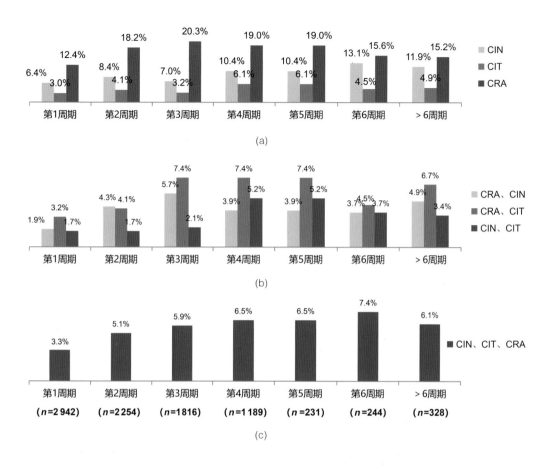

图 3-48　不同治疗周期单系 / 二系 / 三系外周血细胞指标降低发生率

2）不同治疗周期 CIM 的严重程度

各类型 CIM 的严重程度在不同治疗周期中分布较为一致，均以 1 ～ 2 级 CIM 居多（图 3-49）。

（1）CIN：≥ 3 级 CIN 在化疗第 1 周期时占比最高，为 38.8%。

（2）CIT：≥ 3 级 CIT 在第 5 周期时占比最高，为 28.9%。

（3）CRA：3 级 CRA 在第 3 周期时占比最高，为 15.8%。

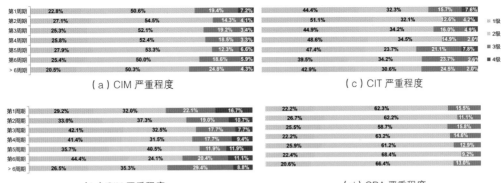

图 3-49　不同治疗周期 CIM 严重程度

3）不同治疗周期 CIM 的管理及转归（表 3-10）

（1）CIN：CIN 接受对症治疗的比例在第 6 周期最高，为 92.6%，>6 周期治疗时未恢复比例最高，为 9.0%。化疗药物剂量减低比例和下一化疗周期延迟的比例在 >6 周期也最高，分别为 32.5% 和 46.8%。

（2）CIT：CIT 接受对症治疗的比例在第 6 周期最高，为 83.7%。>6 周期治疗时未恢复比例最高，为 29.6%。第 4 周期和第 5 周期化疗药物剂量减低比例最高，均为 40.0%。第 4 周期下一化疗周期延迟的比例最高，为 41.1%。

（3）CRA：CRA 接受对症治疗比例在 >6 周期时对症治疗比例最高，为 57.4%。第 6 周期治疗时未恢复比例最高，为 33.4%。第 5 周期治疗时化疗药物剂量减低及下一化疗周期延迟的比例最高，分别为 32.6% 和 34.9%。

表 3-10　不同治疗周期 CIM 的管理及转归

管理及转归情况		第 1 周期	第 2 周期	第 3 周期	第 4 周期	第 5 周期	第 6 周期	>6 周期
发生 CIM		941	1 037	937	627	135	128	174
发生 CIN		392(41.7%)	441(42.5%)	376(40.1%)	251(40.0%)	60(44.4%)	68(53.1%)	86(49.4%)
对症治疗		338(86.2%)	365(82.8%)	333(88.6%)	221(88.0%)	51(85.0%)	63(92.6%)	77(89.5%)
在本次化疗周期内恢复正常范围时间/天	1～3	107(31.7%)	141(38.6%)	124(37.2%)	92(41.6%)	27(52.9%)	31(49.2%)	32(41.6%)
	3～5	110(32.5%)	111(30.4%)	109(32.7%)	66(29.9%)	12(23.5%)	7(11.1%)	21(27.3%)
	5～7	61(18.0%)	52(14.2%)	44(13.2%)	35(15.8%)	5(9.8%)	10(15.9%)	6(7.8%)
	>7	32(9.5%)	32(8.8%)	41(12.3%)	16(7.2%)	4(7.8%)	10(15.9%)	11(14.3%)

管理及转归情况		第1周期	第2周期	第3周期	第4周期	第5周期	第6周期	>6周期
未恢复		28(8.3%)	29(8.0%)	15(4.5%)	12(5.5%)	3(6.0%)	5(7.9%)	7(9.0%)
化疗药物剂量减低		102(30.2%)	100(27.4%)	86(25.8%)	62(28.1%)	13(25.5%)	12(19.0%)	25(32.5%)
下一化疗周期延迟		99(29.3%)	111(30.4%)	89(26.7%)	73(33.0%)	14(27.5%)	14(22.2%)	36(46.8%)
发生CIT		331(35.2%)	338(32.6%)	337(36.0%)	246(39.2%)	58(43.0%)	49(38.3%)	69(39.7%)
对症治疗		262(79.2%)	249(73.7%)	250(74.2%)	190(77.2%)	45(77.6%)	41(83.7%)	54(78.3%)
在本次化疗周期内恢复正常范围时间/天	1~3	43(16.4%)	56(22.5%)	44(17.6%)	32(16.8%)	8(17.8%)	8(19.5%)	5(9.3%)
	3~5	36(13.7%)	48(19.3%)	57(22.8%)	42(22.1%)	13(28.9%)	2(4.9%)	7(13.0%)
	5~7	58(22.1%)	54(21.7%)	58(23.2%)	50(26.3%)	9(20.0%)	12(29.3%)	10(18.5%)
	>7	65(24.8%)	61(24.5%)	55(22.0%)	48(25.3%)	9(20.0%)	11(26.8%)	16(29.6%)
未恢复		60(22.9%)	30(12.0%)	36(14.4%)	18(9.5%)	6(13.3%)	8(19.5%)	16(29.6%)
化疗药物剂量减低		104(39.7%)	92(36.9%)	86(34.4%)	76(40.0%)	18(40.0%)	13(31.7%)	18(33.3%)
下一化疗周期延迟		103(39.3%)	94(37.8%)	96(38.4%)	78(41.1%)	18(40.0%)	16(39.0%)	22(40.7%)
发生CRA		615(65.4%)	717(69.1%)	714(76.2%)	453(72.2%)	85(63.0%)	76(59.4%)	108(62.1%)
对症治疗		274(44.6%)	364(50.8%)	376(52.7%)	227(50.1%)	43(50.6%)	42(55.3%)	62(57.4%)
在本次化疗周期内恢复正常范围时间/天	1~3	60(21.9%)	79(21.7%)	65(17.3%)	36(15.9%)	6(14.0%)	6(14.3%)	11(17.7%)
	3~5	34(12.4%)	58(15.9%)	91(24.2%)	34(15.0%)	10(23.3%)	8(19.0%)	7(11.3%)
	5~7	26(9.5%)	47(12.9%)	58(15.4%)	42(18.5%)	12(27.9%)	8(19.0%)	10(16.1%)
	>7	87(31.8%)	90(24.7%)	78(20.7%)	62(27.3%)	4(9.3%)	6(14.3%)	20(32.3%)
未恢复		67(24.4%)	90(24.8%)	84(22.4%)	53(23.3%)	11(25.5%)	14(33.4%)	14(22.6%)
化疗药物剂量减低		85(31.0%)	97(26.6%)	85(22.6%)	67(29.5%)	14(32.6%)	5(11.9%)	14(22.6%)
下一化疗周期延迟		92(33.6%)	90(24.7%)	98(26.1%)	70(30.8%)	15(34.9%)	8(19.0%)	16(25.8%)

注：表格中括号外的数据为样本量，括号内的数据为占比。

3.3.2.10 高危因素

不同高危因素下 CIM 的发生率

调研数据显示，CIM 发生率高的前五项危险因素分别是化疗前血常规显示中性粒细胞 / 血小板 / 血红蛋白低（71.3%）、既往发生过化疗所致的骨髓抑制（64.9%）和既往有放 / 化疗史（52%）、合并感染（ECOG-PS 评分 ≥ 2 分）（49.2%）、年龄 > 65 岁（48.2%）（见图 3-50），高危因素亚组其他相关性描述分析内容不再进行详细展示[1]。

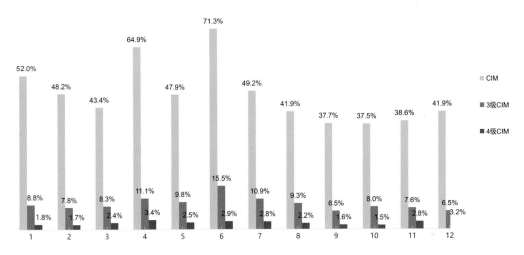

1—既往有放 / 化疗史；2—年龄 > 65 岁；3—姑息性化疗；4—既往发生过化疗所致的骨髓抑制；5—营养状况差；6—化疗前血常规显示中性粒细胞 / 血小板 / 血红蛋白低；7—合并感染（ECOG-PS 评分 ≥ 2 分）；8—有出血风险；9—合并感染；10—慢性免疫抑制状态；11—肿瘤侵犯骨髓；12—未控制的缺血性心脏疾病或有临床意义的充血性心力衰竭。

图 3-50　不同高危因素 CIM 发生率

3.3.2.11 前一周期 CIM 情况

前一周期不同 CIM 情况下，本周期 CIM 的发生率

从整体数据上看，在前一周期发生 CIM 的患者中，在本周期再次发生 CIM 的比例均超过 40%，包括前一周期发生 CRA 但未接受治疗的、前一周期发生 CRA 接受治疗部分恢复的、前一周期发生 CIT 接受治疗部分恢复的、前一周期发生 CIT 但未接受治疗的、前一周期发生 CRA 接受治疗后完全恢复的，在本周期再次发生 CIM 的发生率较高，分别为 92.5%、92.0%、88.0%、83.8%、78.8%（图 3-51）。前一周期不同 CIM 情况下其他相关性描述分析在此不再作详细展示[2]。

---

① 如需要此类详细数据信息，可联系本项目组秘书处获取。
② 如需要此类详细数据信息，可联系本项目组秘书处获取。

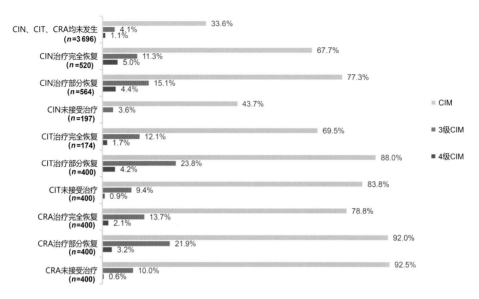

图 3-51　前一周期 CIM 不同情况本周期 CIM 发生率

3.3.2.12　化疗前 3 天内血常规三系外周血细胞指标

1）化疗前 3 天内三系外周血细胞指标不同情况下本周期 CIM 的发生率

从整体数据上看，在化疗前 3 天发生中性粒细胞减少和血小板降低的患者，在本周期再次发生 CIM 的比例最高，为 93.1%。同时，在化疗前 3 天中性粒细胞减少、血小板降低和贫血均发生的患者，在本周期≥ 3 级 CIM 发生率最高，为 24.2%。以上具体见图 3-52。化疗前 3 天内三系外周血细胞指标不同情况在本周期 CIN、CIT、CRA 的发生率见图 3-53，单系、二系、三系外周血细胞指标降低的发生率见图 3-54。

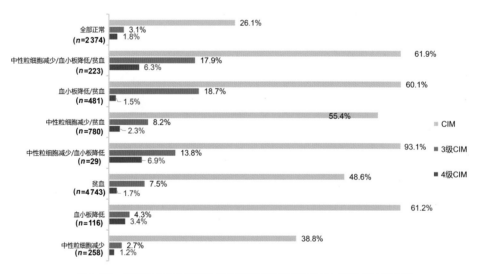

图 3-52　化疗前 3 天内三系外周血细胞指标不同情况下本周期 CIM 发生率

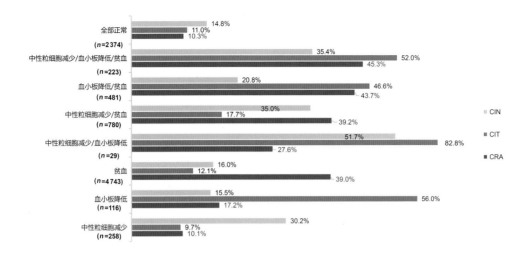

图 3-53　化疗前 3 天内三系外周血细胞指标不同情况下本周期 CIN/CIT/CRA 的发生率

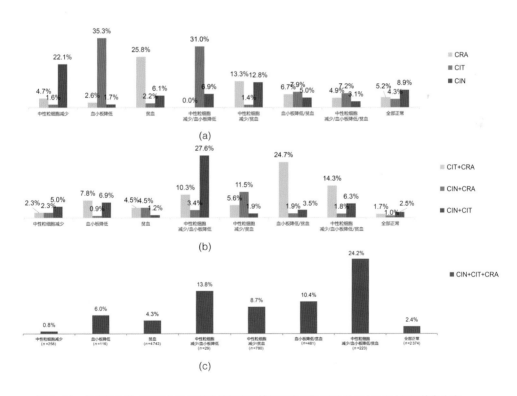

图 3-54　化疗前 3 天内三系外周血细胞指标不同情况下本周期 CIM 单系 / 二系 / 三系的发生率

2）化疗前 3 天内三系外周血细胞指标不同情况 CIM 的严重程度

在 CIM 的严重程度分布上，化疗前 3 天不同 CIM 情况下，本周期 CIM 的严重程度分布较为相似，1 ~ 2 级居多，≥ 3 级的 CIN、CIT 和 CRA 发生率见图 3-55。

（1）CIN：本周期 ≥ 3 级 CIN，在化疗前 3 天血细胞指标全部正常的患者中占比最高，为 35.8%。

（2）CIT：本周期 ≥ 3 级 CIT，在化疗前 3 天发生中性粒细胞减少和血小板降低的患者中占比最高，为 35.3%。

（3）CRA：本周期 ≥ 3 级 CRA，在化疗前 3 天发生血小板降低和贫血的患者中占比最高，为 31%。

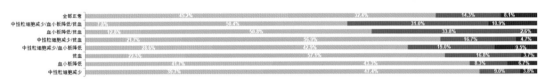

（a）CIM 严重程度

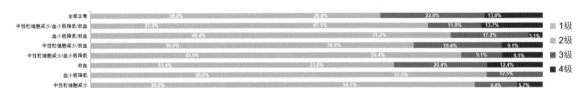

（b）CIN 严重程度

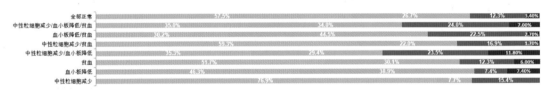

（c）CIT 严重程度

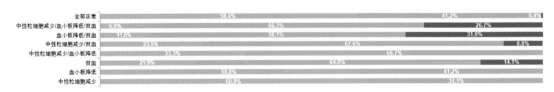

（d）CRA 严重程度

图 3-55 化疗前 3 天不同情况下本周期 CIM 严重程度

3）化疗前 3 天内三系外周血细胞指标不同情况下本周期 CIM 的管理和转归（表 3-11）

（1）CIN：接受对症治疗的患者中，在化疗前 3 天内，中性粒细胞减少、血小板降低和贫血均发生的患者对症治疗比例最高，为 93.7%。但其未恢复比例也最高，为 16.2%。化疗前 3 天发生血小板降低的患者，化疗药物剂量减低、导致下一化疗周期延迟的比例最高，分别为 46.7%、40.0%。

（2）CIT：接受对症治疗的患者中，在化疗前 3 天内，中性粒细胞减少和血小板降低的患者对症治疗比例最高，为 87.5%。化疗前 3 天内发生中性粒细胞减少、血小板降低和贫血的患者，其未恢复比例最高，为 30.0%，同时化疗药物剂量减低的比例也最高，为 47.0%；化疗前 3 天发生血小板降低的患者，其未恢复比例为 30.0%，导致下一化疗周期延迟的比例最高，为 52.0%。

（3）CRA：接受对症治疗的患者中，在化疗前 3 天内，发生血小板降低的患者比例最高，为 75.0%；发生中性粒细胞减少的患者其未恢复比例最高，为 27.3%。化疗前 3 天发生血小板降低的患者，化疗药物剂量减低、导致下一化疗周期延迟的比例最高，分别为 46.7%、53.3%。

3.3.2.13　本周期化疗前针对 CIM 的相关干预情况

1）不同干预措施下 CIM 的发生率

从整体数据上看，由于是否接受干预的人群，在基线数据上差异较大，接受干预的人群在高危因素上高于未接受干预的人群（见附录 4）。该因素可能是造成干预以后 CIM 发生率高于总体人群的原因，以下分析将只在接受干预的人群中进行。

前一周期未发生 CIM 且使用曲拉西利的干预措施下，CIM 发生率最低，为 20.0%。同时，前一周期未发生 CIM 且使用曲拉西利的干预措施下，3 级 CIM 发生率最低，为 1.9%；前一周期发生 CIM 且使用曲拉西利的干预措施下，4 级 CIM 发生率最低，为 1.8%，其次是二级预防 TPO，为 1.1%。以上具体见图 3-56。不同干预措施下 CIN/CIT/CRA 的发生率具体见图 3-57。值得一提的是，在前一周期未发生 CIM 且使用曲拉西利的干预措施下，CIM 单系 / 二系 / 三系的发生率均低于其他干预措施（图 3-58）。

表3-11 化疗前3天不同情况下本周期CIM的管理及转归

管理及转归情况	中性粒细胞减少 (n=258)	血小板降低 (n=116)	贫血 (n=4743)	中性粒细胞减少/血小板降低 (n=29)	中性粒细胞减少/贫血 (n=780)	血小板降低/贫血 (n=481)	中性粒细胞减少/血小板降低/贫血 (n=223)	全部正常 (n=2374)
发生CIN	78(30.2%)	18(15.5%)	760(16.0%)	15(51.7%)	273(35.0%)	100(20.8%)	79(35.4%)	351(14.8%)
对症治疗	69(88.5%)	15(83.3%)	651(85.7%)	13(86.7%)	242(88.6%)	92(92.0%)	74(93.7%)	292(83.2%)
恢复至正常范围时间/天 1~3	31(44.9%)	5(33.3%)	251(38.6%)	3(23.1%)	101(41.7%)	41(44.6%)	21(28.4%)	101(34.6%)
3~5	14(20.3%)	5(33.3%)	195(30.0%)	4(30.8%)	71(29.3%)	22(23.9%)	24(32.4%)	101(34.6%)
5~7	9(13.0%)	1(6.7%)	98(15.1%)	3(23.1%)	31(12.8%)	11(12.0%)	11(14.9%)	49(16.8%)
>7	9(13.0%)	2(13.3%)	68(10.4%)	2(15.4%)	23(9.5%)	12(13.0%)	6(8.1%)	24(8.2%)
未恢复	6(8.7%)	2(13.3%)	39(6.0%)	1(7.7%)	16(6.6%)	6(6.5%)	12(16.2%)	17(5.8%)
化疗药物剂量减低	17(24.6%)	7(46.7%)	184(28.3%)	3(23.1%)	63(26.0%)	37(40.2%)	29(39.2%)	60(20.5%)
下一化疗周期延迟	21(30.4%)	6(40.0%)	195(30.0%)	3(23.1%)	68(28.1%)	35(38.0%)	29(39.2%)	79(27.1%)
发生CIT	25(9.7%)	65(56.0%)	575(12.1%)	24(82.8%)	138(17.7%)	224(46.6%)	116(52.0%)	261(11.0%)
对症治疗	19(76.0%)	50(76.9%)	432(75.1%)	21(87.5%)	102(73.9%)	191(85.3%)	100(86.2%)	176(67.4%)
恢复至正常范围时间/天 1~3	5(26.3%)	6(12.0%)	96(22.2%)	3(14.3%)	24(23.5%)	20(10.5%)	8(8.0%)	34(19.3%)
~5	2(10.5%)	5(10.0%)	90(20.8%)	3(14.3%)	29(28.4%)	29(15.2%)	15(15.0%)	32(18.2%)
5~7	3(15.8%)	10(20.0%)	103(23.8%)	5(23.8%)	17(16.7%)	43(22.5%)	23(23.0%)	47(26.7%)
>7	6(31.6%)	14(28.0%)	100(23.1%)	7(33.3%)	17(16.7%)	55(28.8%)	24(24.0%)	42(23.9%)

管理及转归情况		中性粒细胞减少 (n=258)	血小板降低 (n=116)	贫血 (n=4 743)	中性粒细胞减少/血小板降低 (n=29)	中性粒细胞减少/贫血 (n=780)	血小板降低/贫血 (n=481)	中性粒细胞减少/血小板降低/贫血 (n=223)	全部正常 (n=2374)
未恢复		3(15.8%)	15(30.0%)	43(10.0%)	3(14.3%)	15(14.7%)	44(23.0%)	30(30.0%)	21(11.9%)
化疗药物剂量减低		4(21.1%)	22(44.0%)	163(37.7%)	7(33.3%)	28(27.5%)	87(45.5%)	47(47.0%)	49(27.8%)
下一化疗周期延迟		6(31.6%)	26(52.0%)	173(40.0%)	8(38.1%)	28(27.5%)	83(43.5%)	49(49.0%)	54(30.7%)
发生 CRA		26(10.1%)	20(17.2%)	1 852(39.0%)	8(27.6%)	306(39.2%)	210(43.7%)	101(45.3%)	245(10.3%)
对症治疗		11(42.3%)	15(75.0%)	907(49.0%)	3(37.5%)	164(53.6%)	141(67.1%)	60(59.4%)	87(35.5%)
恢复至正常时间/天	1 ~ 3	4(36.4%)	5(33.3%)	165(18.2%)	1(33.3%)	36(22.0%)	21(14.9%)	10(16.7%)	21(24.1%)
	3 ~ 5	2(18.2%)	1(6.7%)	146(16.1%)	1(33.3%)	44(26.8%)	18(12.8%)	9(15.0%)	21(24.1%)
	5 ~ 7	0(0.0)	1(6.7%)	141(15.5%)	1(33.3%)	18(11.0%)	20(14.2%)	12(20.0%)	10(11.5%)
	>7	2(18.2%)	4(26.7%)	227(25.0%)	0(0.0)	29(17.7%)	47(33.3%)	13(21.7%)	25(28.7%)
未恢复		3(27.3%)	4(26.7%)	228(25.1%)	0(0.0)	37(22.6%)	35(24.8%)	16(26.7%)	10(11.5%)
化疗药物剂量减低		1(9.1%)	7(46.7%)	220(24.3%)	0(0.0)	33(20.1%)	58(41.1%)	26(43.3%)	22(25.3%)
下一化疗周期延迟		1(9.1%)	8(53.3%)	229(25.2%)	0(0.0)	36(22.0%)	56(39.7%)	30(50.0%)	29(33.3%)

注：表格中括号外的数据为样本量，括号内的数据为占比。

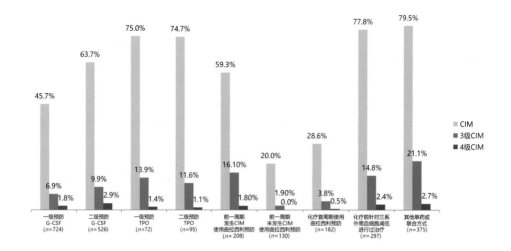

图 3-56　不同干预措施下 CIM 发生率

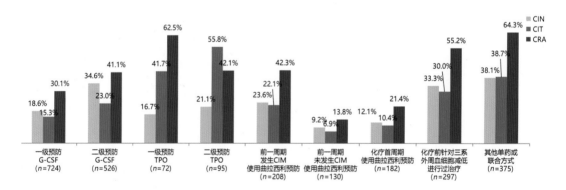

图 3-57　不同干预措施下 CIN/CIT/CRA 的发生率

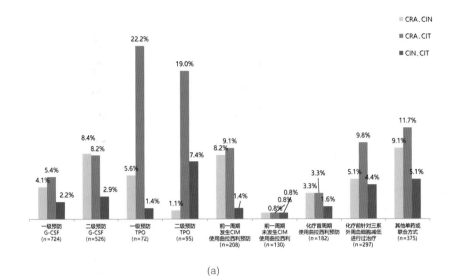

(a)

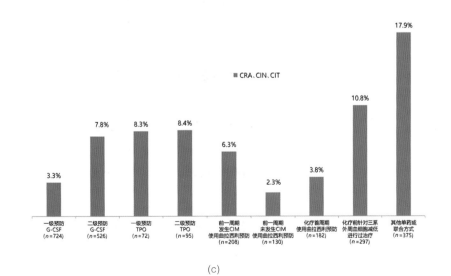

(b)

图 3-58　不同干预措施下 CIM 单系 / 二系 / 三系的发生率

2）不同干预措施下 CIM 的
严重程度

在 CIM 严重程度的分布
上以 1～2 级为主，≥3 级的
CIN、CIT 和 CRA 发生率见图
3-59。前一周期未发生 CIM 且
使用曲拉西利的干预措施下，
≥3 级 CIM 发生率最低，为
16.0%。

（1）CIN：在一级预防
TPO 的干预措施下，≥3 级
CIN 发生率最低，为 9.1%，并
且未见 3 级 CIN 事件。其次是
二级预防 TPO 干预措施，3 级
CIN 发生率为 23.1%，并且未
见 4 级 CIN 事件。

（2）CIT：在其他单药或
联合方式的干预措施下，≥3 级
CIT 发生率最高，为 35.2%。
在二级预防 TPO 的干预措施
下，≥3 级 CIT 发生率最低，
为 18.4%。值得一提的是，一
级预防 TPO 的干预措施下未见
4 级 CIT 事件，前一周期未发
生 CIM 且使用曲拉西利的干预
措施下，未见 3 级 CIT 的事件。

（3）CRA：在前一周期未
发生 CIM 且使用曲拉西利的干

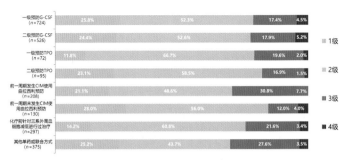

（a）CIM 严重程度

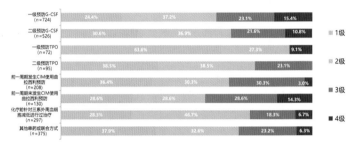

（b）CIN 严重程度

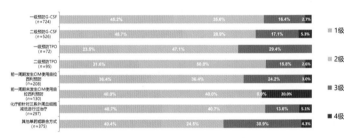

（c）CIT 严重程度

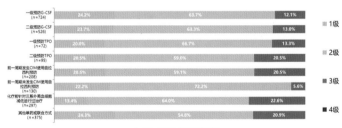

（d）CRA 严重程度

图 3-59　不同干预措施下 CIM 严重程度

预措施下，3 级 CRA 发生率最低，为 5.6%。在化疗前针对三系外周血细胞减低进行过治疗
的，3 级 CRA 发生率最高，为 22.6%。

3）不同干预措施下 CIM 的管理及转归（表 3-12）

（1）CIN：CIN 接受对症治疗的比例在不同干预措施下均大于 80%。在一级预防 TPO 干预措施下，未见 CIN 未恢复事件。而其他单药或联合方式干预措施下，CIN 未恢复率最高为 14%，且其化疗药物剂量减低比例也最高，为 36.8%。在化疗前针对三系外周血细胞减低进行过治疗的，其在下一化疗周期延迟的比例最高，为 41.7%。

（2）CIT：CIT 接受对症治疗的在不同干预措施中的比例均 > 90%（除一级 / 二级预防 G-CSF 干预措施，为 75.7%/79.3%）。在一级预防 TPO 的干预措施下，CIT 未恢复率最高，为 24.1%。在二级预防 G-CSF 的干预措施下，CIT 未恢复率最低，为 10.4%，但其化疗药物剂量减低比例却最高，为 49.0%。在其他单药或联合方式干预措施下，下一化疗周期延迟的比例最高，为 52.5%。

（3）CRA：CRA 接受对症治疗的在不同干预措施中的比例不同。在化疗前针对三系外周血细胞减低进行过治疗的最高，为 82.9%；在一级预防 G-CSF 干预措施下最低，为 51.4%。在二级预防 TPO 干预措施下，CRA 未恢复率最低，为 4.3%，但其化疗药物剂量减低比例却最高，为 39.1%。在其他单药或联合方式干预措施下，CRA 未恢复率最高，为 30.5%。在二级预防 G-CSF 干预措施下，下一化疗周期延迟的比例最高，为 36.4%。

表 3-12　不同干预措施下 CIM 的管理及转归

管理及转归情况		一级预防 G-CSF ($n = 724$)	二级预防 G-CSF ($n = 526$)	一级预防 TPO ($n = 72$)	二级预防 TPO ($n = 95$)	外周血细胞减低进行过治疗 ($n = 297$)	其他单药或联合方式 ($n = 375$)
发生 CIM		331	335	54	71	231	298
发生 CIN		135(40.8%)	182(54.3%)	12(22.2%)	20(28.2%)	99(42.9%)	143(48.0%)
对症治疗		129(95.6%)	175(96.2%)	12(100%)	18(90.0%)	96(97.0%)	136(95.1%)
恢复至正常范围 时间 / 天	1 ~ 3	57(44.2%)	78(44.6%)	5(41.7%)	7(38.9%)	34(35.4%)	68(50.0%)
	3 ~ 5	39(30.2%)	43(24.6%)	4(33.3%)	7(38.9%)	25(26.0%)	27(19.9%)
	5 ~ 7	16(12.4%)	27(15.4%)	2(16.7%)	0	19(19.8%)	15(11.0%)
	>7	12(9.3%)	20(11.4%)	1(8.3%)	3(16.7%)	10(10.4%)	7(5.1%)
未恢复		5(3.9%)	7(4.0%)	0	1(5.6%)	8(8.3%)	19(14.0%)
化疗药物剂量减低		31(24.0%)	58(33.1%)	4(33.3%)	6(33.3%)	27(28.1%)	50(36.8%)

管理及转归情况		一级预防 G-CSF (n = 724)	二级预防 G-CSF (n = 526)	一级预防 TPO (n = 72)	二级预防 TPO (n = 95)	外周血细胞减低进行过治疗 (n = 297)	其他单药或联合方式 (n = 375)
下一化疗周期延迟		39(30.2%)	63(36.0%)	4(33.3%)	6(33.3%)	40(41.7%)	51(37.5%)
发生 CIT		111(33.5%)	121(36.1%)	30(55.6%)	53(74.6%)	89(38.5%)	145(48.7%)
对症治疗		84(75.7%)	96(79.3%)	29(96.7%)	50(94.3%)	84(94.4%)	134(92.4%)
恢复至正常范围时间/天	1 ~ 3	13(15.5%)	23(24.0%)	5(17.2%)	12(24.0%)	11(13.1%)	25(18.7%)
	3 ~ 5	19(22.6%)	22(22.9%)	4(13.8%)	11(22.0%)	17(20.2%)	22(16.4%)
	5 ~ 7	19(22.6%)	20(20.8%)	5(17.2%)	5(10.0%)	20(23.8%)	24(17.9%)
	>7	22(26.2%)	21(21.9%)	8(27.6%)	11(22.0%)	23(27.4%)	35(26.1%)
未恢复		11(13.1%)	10(10.4%)	7(24.1%)	11(22.0%)	13(15.5%)	28(20.9%)
化疗药物剂量减低		27(32.1%)	47(49.0%)	11(37.9%)	16(32.0%)	30(35.7%)	64(47.8%)
下一化疗周期延迟		32(38.1%)	47(49.0%)	11(37.9%)	19(38.0%)	36(42.9%)	70(52.2%)
发生 CRA		218(65.9%)	216(64.5%)	45(83.3%)	40(56.3%)	164(71.0%)	241(80.9%)
对症治疗		112(51.4%)	121(56.0%)	35(77.8%)	23(57.5%)	136(82.9%)	177(73.4%)
恢复至正常范围时间/天	1 ~ 3	19(17.0%)	29(24.0%)	3(8.6%)	5(21.7%)	23(16.9%)	24(13.6%)
	3 ~ 5	19(17.0%)	31(25.6%)	5(14.3%)	4(17.4%)	16(11.8%)	29(16.4%)
	5 ~ 7	17(15.2%)	15(12.4%)	5(14.3%)	6(26.1%)	22(16.2%)	25(14.1%)
	>7	26(23.2%)	24(19.8%)	15(42.9%)	7(30.4%)	37(27.2%)	45(25.4%)
未恢复		31(27.7%)	22(18.2%)	7(20.0%)	1(4.3%)	38(27.9%)	54(30.5%)
化疗药物剂量减低		27(24.1%)	41(33.9%)	8(22.9%)	9(39.1%)	35(25.7%)	56(31.6%)
下一化疗周期延迟		30(26.8%)	44(36.4%)	9(25.7%)	8(34.8%)	37(27.2%)	62(35.0%)

注：表格中括号外的数据为样本量，括号内的数据为占比。

4）使用曲拉西利干预措施后的 CIM 观察

综合上述数据观察，曲拉西利作为新型的全系骨髓保护药物，在减少 CIM 发生率上，已在小细胞肺癌中被证实是一种有效的干预措施，特此单独分析。

曲拉西利作为干预措施后，前一周期未发生 CIM 的患者较前一周期已发生 CIM 的患者，在 CIM 总发生率（含 CIN、CIT、CRA）上有明显的减低 [图 3-60（a）]。

具体到 CIN 发生率上看，前一周期未发生 CIM 且使用曲拉西利干预（9.2%）明显低于使用 G-CSF 一级预防干预（18.6%）。同时，前一周期发生 CIM 且使用曲拉西利干预（23.6%）明显低于使用 G-CSF 进行二级预防干预（34.6%）。具体见图 3-60（b）、（c）。

具体到 CIT 发生率上看，前一周期未发生 CIM 且使用曲拉西利干预（6.9%）明显低于使用 TPO 进行一级预防干预（41.7%）。同时，前一周期发生 CIM 且使用曲拉西利干预（22.1%）明显低于使用 TPO 进行二级预防干预（55.8%）。具体见图 3-60（d）、（e）。

同时，从 CIN 和 CIT 均发生的患者来看，前一周期发生 CIM 且使用曲拉西利干预的与使用 G-CSF 和 TPO 进行预防干预的，在本周期 CIN+CIT 发生率分别为 1.3% 与 2.8%[见图 3-60（f）]。

5）不同干预措施下，特定人群的 CIM 发生率

我们发现患者基线数据的平衡可以更好地帮助我们分析特定人群 CIM 发生率的情况，故就所有基线数据进行分类，并进一步探索特定人群的 CIM 发生率。

（1）具备 FN 一级预防条件的人群：我们观察到，使用曲拉西利预防其 CIN 发生率为 8.7%，明显低于使用 G-CSF 进行一级预防的 CIN 发生率（18.2%）（图 3-61）。

（2）具备 CIT 二级预防条件的人群：值得注意的是，此类人群使用曲拉西利作为干预措施后，其 CIT 的发生率（50.0%）同样明显低于使用 TPO 进行二级预防 CIT 发生率（72.2%）（图 3-62）。

因为时间周期的限制，后续会对患者基线进行倾向性匹配分析，并以论文的形式发表。

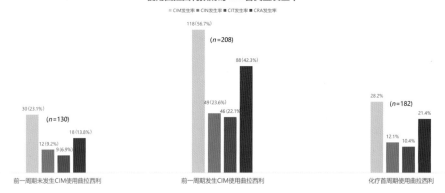

（a）"前一周期未发生 CIM 使用曲拉西利"和"前一周期发生 CIM 使用曲拉西利"CIM 各类型发生率对比

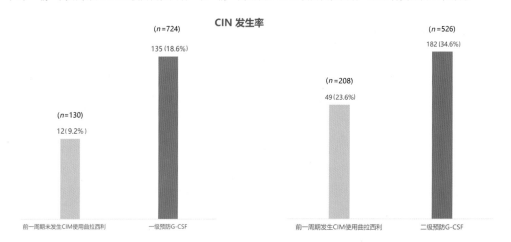

（b）"前一周期未发生 CIM 使用曲拉西利"和"一级预防 G-CSF"CIN 发生率对比

（c）"前一周期发生 CIM 使用曲拉西利"和"二级预防 G-CSF"CIN 发生率对比

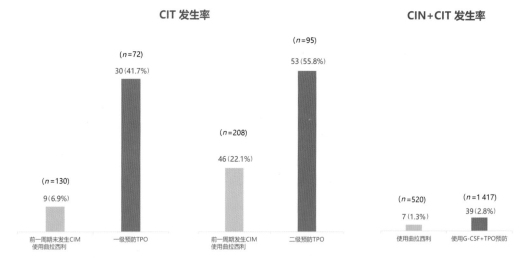

（d）"前一周期未发生 CIM 使用曲拉西利"和"一级预防 TPO"CIT 发生率对比

（e）"前一周期发生 CIM 使用曲拉西利"和"二级预防 TPO"CIT 发生率对比

（f）"使用曲拉西利"和"使用 G-CSF+TPO 预防"CIN+CIT 发生率对比

图 3-60　本周期使用曲拉西利方式干预后的 CIM 发生率

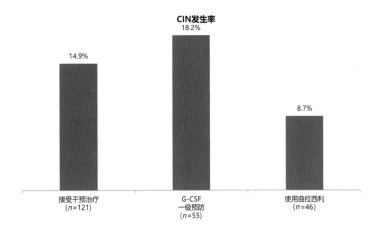

图 3-61 FN 一级预防人群 CIN 发生率

* 具备 FN 一级预防条件的人群：一线、第 1 周期且方案为 FN 高危方案 或 FN 中危 +1 风险因素（年龄 > 65 岁且本周期未减低化疗剂量；既往有放 / 化疗史；肿瘤侵犯骨髓；ECOG-PS 评分≥ 2 分；营养状况差；慢性免疫抑制状态；姑息性化疗）。

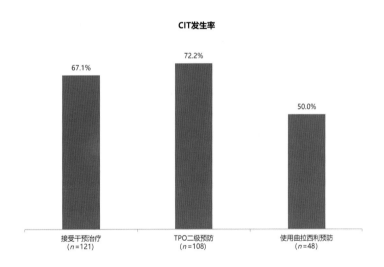

图 3-62 CIT 二级预防人群 CIT 发生率

* 具备 CIT 二级预防条件的人群：上一周期发生≥ 3 级 CIT 以及 上一周期 2 级 CIT 含高危因素之一（化疗前血小板计数 <7.5×10^{10}/L；接受含铂类、吉西他滨、阿糖胞苷以及蒽环类等可能导致严重骨髓抑制的药物；肿瘤细胞浸润骨髓；ECOG-PS 评分≥ 2 分）。

3.3.2.14 不同瘤种化疗方案

1）不同瘤种化疗方案 CIM 的发生率

在不同瘤种化疗方案中，CIM 发生率最高的方案为乳腺癌紫杉类联合方案（TP、AP、TC），为 59.0%；其次是胃癌含 XELOX 方案，发生率为 57.6%。≥ 3 级 CIM 发生率在胃癌含 XELOX 方案中较高，为 50.0%。具体各类型 CIM 发生率详见表 3-13 和表 3-14。

表 3-13　不同瘤种化疗方案各类型 CIM 发生率

化疗方案	n	CIM	3 级 CIM	4 级 CIM	CIN	CIT	CRA
非小细胞肺癌							
含 TP 方案	1 606	622(38.7%)	254(15.8%)	218(13.6%)	427(26.6%)	83(5.2%)	26(1.6%)
其他含铂类或紫杉类药物的单药或联合方案	596	252(42.3%)	114(19.1%)	79(13.3%)	171(28.7%)	41(6.9%)	15(2.5%)
含 AP 方案	455	254(55.8%)	76(16.7%)	77(16.9%)	196(43.1%)	32(7.0%)	6(1.3%)
含 GP 方案	187	78(41.7%)	41(21.9%)	32(17.1%)	48(25.7%)	15(8.0%)	6(3.2%)
含 EP 方案	154	58(37.7%)	20(13.0%)	23(14.9%)	45(29.2%)	8(5.2%)	3(1.9%)
多西他赛单药	130	27(20.8%)	10(7.7%)	10(7.7%)	18(13.8%)	1(0.8%)	1(0.8%)
含 ADC 类药物	11	6(54.5%)	1(9.1%)	2(18.2%)	5(45.5%)	0	0
小细胞肺癌							
含依托泊苷的联合治疗方案	1244	549(44.1%)	245(19.7%)	183(14.7%)	384(30.9%)	90(7.2%)	27(2.2%)
含铂类的联合治疗方案（除外依托泊苷）	108	57(52.8%)	23(21.3%)	23(21.3%)	40(37.0%)	9(8.3%)	2(1.9%)
拓扑替康、吉西他滨、紫杉醇类药物单药或联合方案	92	44(47.8%)	10(10.9%)	15(16.3%)	32(34.8%)	6(6.5%)	2(2.2%)
结直肠癌							
含 FOLFOX	375	170(45.3%)	78(20.8%)	66(17.6%)	105(28.0%)	29(7.7%)	2(0.5%)
含 XELOX	305	153(50.2%)	68(22.3%)	77(25.2%)	86(28.2%)	25(8.2%)	1(0.3%)
含 FOLFOXIRI	213	65(30.5%)	27(12.7%)	17(8.0%)	44(20.7%)	8(3.8%)	2(0.9%)

化疗方案	n	CIM	3 级 CIM	4 级 CIM	CIN	CIT	CRA
其他含铂类或氟尿嘧啶类或雷替曲塞的单药或联合方案	207	99(47.8%)	45(21.7%)	36(17.4%)	62(30.0%)	15(7.2%)	4(1.9%)
乳腺癌							
紫杉类联合方案（TP、AP、TC）	256	151(59.0%)	68(26.6%)	51(19.9%)	114(44.5%)	26(10.2%)	2(0.8%)
含蒽环和紫杉类药物（TAC、TE、EC-T、ddEC-T、FEC-T 方案）	145	68(46.9%)	37(25.5%)	19(13.1%)	46(31.7%)	9(6.2%)	6(4.1%)
紫杉类单药	118	45(38.1%)	20(16.9%)	19(16.1%)	26(22.0%)	6(5.1%)	2(1.7%)
含 ADC 类药物	16	5(31.3%)	1(6.3%)	3(18.8%)	1(6.3%)	1(6.3%)	0
食管癌							
含紫杉类 + 铂类方案	520	232(44.6%)	84(16.2%)	83(16.0%)	163(31.3%)	41(7.9%)	8(1.5%)
其他含铂类或紫杉类或氟尿嘧啶类药物的单药或联合方案	111	55(49.5%)	21(18.9%)	14(12.6%)	39(35.1%)	16(14.4%)	3(2.7%)
胃癌							
含 SOX 方案	277	103(37.2%)	36(13.0%)	35(12.6%)	77(27.8%)	16(5.8%)	2(0.7%)
其他含铂类或紫杉类或氟尿嘧啶类的单药或联合方案	144	72(50.0%)	21(14.6%)	28(19.4%)	54(37.5%)	10(6.9%)	2(1.4%)
含 FOLFOX 方案	98	46(46.9%)	17(17.3%)	12(12.2%)	37(37.8%)	11(11.2%)	0
含 XELOX 方案	92	53(57.6%)	21(22.8%)	25(27.2%)	38(41.3%)	15(16.3%)	2(2.2%)
含 ADC 类药物	3	1(33.3%)	1(33.3%)	0	1(33.3%)	1(33.3%)	0
妇科肿瘤							
铂类 + 紫杉类或其联合方案	621	319(51.4%)	153(24.6%)	143(23.0%)	228(36.7%)	54(8.7%)	22(3.5%)

化疗方案	n	CIM	3级CIM	4级CIM	CIN	CIT	CRA
其他含铂类、紫杉类或蒽环类的单药或联合的化疗方案	75	29(38.7%)	14(18.7%)	14(18.7%)	18(24.0%)	8(10.7%)	0
多西他赛/吉西他滨/拓扑替康/伊立替康的单药或联合化疗方案（除外铂类+紫杉类）	48	22(45.8%)	15(31.3%)	12(25.0%)	17(35.4%)	5(10.4%)	2(4.2%)

表3-14 不同瘤种化疗方案单系/二系/三系外周血细胞指标降低发生率

化疗方案	n	CIN	CIT	CRA	CRA、CIN	CRA、CIT	CIN、CIT	CIN、CIT、CRA
非小细胞肺癌								
含TP方案	1606	107(6.7%)	54(3.4%)	247(15.4%)	50(3.1%)	67(4.2%)	34(2.1%)	63(3.9%)
非小细胞肺癌其他含铂类或紫杉类药物的单药或联合方案	596	53(8.9%)	15(2.5%)	97(16.3%)	23(3.9%)	26(4.4%)	13(2.2%)	25(4.2%)
含AP方案	455	32(7.0%)	14(3.1%)	131(28.8%)	14(3.1%)	33(7.3%)	12(2.6%)	18(4.0%)
含GP方案	187	18(9.6%)	5(2.7%)	20(10.7%)	8(4.3%)	12(6.4%)	7(3.7%)	8(4.3%)
含EP方案	154	7(4.5%)	5(3.2%)	21(13.6%)	7(4.5%)	12(7.8%)	1(0.6%)	5(3.2%)
多西他赛单药	130	4(3.1%)	4(3.1%)	11(8.5%)	2(1.5%)	2(1.5%)	1(0.8%)	3(2.3%)
非小细胞肺癌含ADC类药物	11	0	1(9.1%)	3(27.3%)	1(9.1%)	1(9.1%)	0	0
小细胞肺癌								
含依托泊苷的联合治疗方案	1244	101(8.1%)	35(2.8%)	213(17.1%)	52(4.2%)	56(4.5%)	29(2.3%)	63(5.1%)
含铂类的联合治疗方案（除外依托泊苷）	108	7(6.5%)	8(7.4%)	20(18.5%)	7(6.5%)	6(5.6%)	2(1.9%)	7(6.5%)
拓扑替康、吉西他滨、紫杉醇类药物单药或联合方案	92	6(6.5%)	5(5.4%)	24(26.1%)	0(0.0)	4(4.3%)	1(1.1%)	4(4.3%)

化疗方案	n	CIN	CIT	CRA	CRA、CIN	CRA、CIT	CIN、CIT	CIN、CIT、CRA
结直肠癌								
含 FOLFOX	375	41(10.9%)	16(4.3%)	56(14.9%)	7(1.9%)	20(5.3%)	8(2.1%)	22(5.9%)
含 XELOX	305	27(8.9%)	28(9.2%)	39(12.8%)	10(3.3%)	18(5.9%)	12(3.9%)	19(6.2%)
含 FOLFOXIRI	213	17(8.0%)	4(1.9%)	27(12.7%)	4(1.9%)	7(3.3%)	0	6(2.8%)
其他含铂类或氟尿嘧啶类或雷替曲塞的单药或联合方案	207	23(11.1%)	9(4.3%)	32(15.5%)	8(3.9%)	13(6.3%)	5(2.4%)	9(4.3%)
乳腺癌								
紫杉类联合方案（TP、AP、TC）	256	22(8.6%)	8(3.1%)	56(21.9%)	22(8.6%)	19(7.4%)	7(2.7%)	17(6.6%)
含蒽环和紫杉类药物（TAC、TE、EC-T、ddEC-T、FEC-T 方案）	145	17(11.7%)	3(2.1%)	24(16.6%)	8(5.5%)	4(2.8%)	2(1.4%)	10(6.9%)
紫杉类单药	118	9(7.6%)	7(5.9%)	14(11.9%)	3(2.5%)	4(3.4%)	3(2.5%)	5(4.2%)
含 ADC 类药物	16	1(6.2%)	3(18.8%)	1(6.2%)	0	0	0	0
食管癌								
含紫杉类＋铂类方案	520	34(6.5%)	24(4.6%)	100(19.2%)	15(2.9%)	24(4.6%)	11(2.1%)	24(4.6%)
其他含铂类或紫杉类或氟尿嘧啶类药物的单药或联合方案	111	12(10.8%)	3(2.7%)	25(22.5%)	4(3.6%)	6(5.4%)	1(0.9%)	4(3.6%)
胃癌								
含 SOX 方案	277	13(4.7%)	12(4.3%)	45(16.2%)	10(3.6%)	10(3.6%)	1(0.4%)	12(4.3%)
其他含铂类或紫杉类或氟尿嘧啶类的单药或联合方案	144	6(4.2%)	9(6.3%)	30(20.8%)	8(5.6%)	12(8.3%)	3(2.1%)	4(2.8%)

化疗方案	n	CIN	CIT	CRA	CRA、CIN	CRA、CIT	CIN、CIT	CIN、CIT、CRA
含 FOLFOX 方案	98	4(4.1%)	3(3.1%)	24(24.5%)	6(6.1%)	2(2.0%)	2(2.0%)	5(5.1%)
胃癌								
含 XELOX 方案	92	8(8.7%)	5(5.4%)	19(20.7%)	1(1.1%)	8(8.7%)	2(2.2%)	10(10.7%)
含 ADC 类药物	3	0	0	0	1(33.3%)	0	0	0
妇科肿瘤								
铂类＋紫杉类或其联合方案	621	52(8.4%)	22(3.5%)	97(15.6%)	27(4.3%)	47(7.6%)	17(2.7%)	57(9.2%)
其他含铂类、紫杉类或蒽环类的单药或联合的化疗方案	75	8(10.7%)	2(2.7%)	6(8.0%)	1(1.3%)	7(9.3%)	1(1.3%)	4(5.3%)
多西他赛/吉西他滨/拓扑替康/伊立替康的单药或联合化疗方案（除外铂类＋紫杉类）	48	2(4.2%)	0	3(6.2%)	5(10.4%)	4(8.3%)	3(6.2%)	5(10.4%)

2）不同瘤种化疗方案 CIM 的严重程度

不同瘤种化疗方案 CIM 的严重程度以 1～2 级居多，具体见表 3-15。

表 3-15　不同瘤种化疗方案各类型 CIM 严重程度

	非小细胞肺癌合 TP 方案 (n=1 606)	非小细胞肺癌合 AP 方案 (n=455)	非小细胞肺癌合 GP 方案 (n=187)	非小细胞肺癌合 EP 方案 (n=154)	非小细胞肺癌多西他赛单药 (n=130)	非小细胞肺癌含 ADC 类药物 (n=11)	非小细胞肺癌含其他含铂类或紫杉类药物的单药或联合方案 (n=596)	小细胞肺癌含依托泊苷的联合治疗方案 (n=1 244)	小细胞肺癌含铂类的联合治疗方案（除依托泊苷）(n=108)	小细胞肺癌含拓扑替康、吉西他滨、紫杉醇类药物单药或联合方案 (n=92)
CIM 分级										
1 级	158(28.6%)	69(29.9%)	13(19.1%)	18(33.3%)	8(33.3%)	1(20.0%)	50(21.9%)	134(27.6%)	13(26.5%)	7(17.5%)
2 级	285(51.6%)	124(53.7%)	34(50.0%)	25(46.3%)	14(58.3%)	4(80.0%)	122(53.5%)	235(48.4%)	25(51.0%)	25(62.5%)
3 级	83(15.0%)	32(13.9%)	15(22.1%)	8(14.8%)	1(4.2%)	0	41(18.0%)	90(18.5%)	9(18.4%)	6(15.0%)
4 级	26(4.7%)	6(2.6%)	6(8.8%)	3(5.6%)	1(4.2%)	0	15(6.6%)	27(5.6%)	2(4.1%)	2(5.0%)
CIN 分级										
1 级	58(35.8%)	21(37.5%)	12(38.7%)	7(43.8%)	2(40.0%)	1(100.0%)	28(31.5%)	46(29.7%)	3(20.0%)	2(40.0%)
2 级	51(31.5%)	22(39.3%)	8(25.8%)	4(25.0%)	1(20.0%)	0	32(36.0%)	46(29.7%)	8(53.3%)	2(40.0%)
3 级	31(19.1%)	11(19.6%)	7(22.6%)	2(12.5%)	2(40.0%)	0	19(21.3%)	41(26.5%)	3(20.0%)	0
4 级	22(13.6%)	2(3.6%)	4(12.9%)	3(18.8%)	0	0	10(11.2%)	22(14.2%)	1(6.7%)	1(20.0%)
CIT 分级										
1 级	65(52.0%)	18(34.6%)	11(52.4%)	6(37.5%)	5(50.0%)	1(100.0%)	22(40.7%)	45(42.1%)	6(42.9%)	3(30.0%)
2 级	35(28.0%)	23(44.2%)	4(19.0%)	7(43.8%)	4(40.0%)	0	20(37.0%)	37(34.6%)	3(21.4%)	4(40.0%)
3 级	20(16.0%)	6(11.5%)	4(19.0%)	3(18.8%)	0	0	5(9.3%)	20(18.7%)	4(28.6%)	2(20.0%)
4 级	5(4.0%)	5(9.6%)	2(9.5%)	0	1(10.0%)	0	7(13.0%)	5(4.7%)	1(7.1%)	1(10.0%)
CRA 分级										
1 级	120(28.5%)	56(29.0%)	11(23.4%)	17(38.6%)	4(22.2%)	1(20.0%)	36(21.2%)	115(30.3%)	11(28.2%)	4(12.5%)
2 级	255(60.6%)	113(58.5%)	29(61.7%)	21(47.7%)	13(72.2%)	4(80.0%)	109(64.1%)	219(57.6%)	25(64.1%)	22(68.8%)
3 级	46(10.9%)	24(12.4%)	7(14.9%)	6(13.6%)	1(5.6%)	0	25(14.7%)	46(12.1%)	3(7.7%)	6(18.8%)

	结直肠癌含FOLFOX (n=375)	结直肠癌XELOX (n=305)	结直肠癌其他含铂类或氟尿嘧啶类或替曲塞的单药或联合方案 (n=207)	结直肠癌FOLFOXIRI (n=213)	乳腺癌紫杉类联合方案: TP、AP、TC (n=256)	乳腺癌含蒽环和紫杉类药物: TAC、TE、EC-T、ddEC-T、FEC-T方案 (n=145)	乳腺癌紫杉类单药 (n=118)	乳腺癌ADC类药物 (n=16)	食管癌含紫杉类+铂类方案 (n=520)	食管癌其他铂类或紫杉类或氟尿嘧啶类药物的单药或联合方案 (n=119)
CIM 分级										
1级	46(30.5%)	44(31.4%)	24(27.0%)	20(33.3%)	25(17.6%)	16(25.8%)	8(22.9%)	1(33.3%)	57(27.5%)	9(17.6%)
2级	74(49.0%)	70(50.0%)	46(51.7%)	30(50.0%)	89(62.7%)	31(50.0%)	19(54.3%)	1(33.3%)	101(48.8%)	23(45.1%)
3级	29(19.2%)	25(17.9%)	15(16.9%)	8(13.3%)	26(18.3%)	9(14.5%)	6(17.1%)	1(33.3%)	41(19.8%)	16(31.4%)
4级	2(1.3%)	1(0.7%)	4(4.5%)	2(3.3%)	2(1.4%)	6(9.7%)	2(5.7%)	0	8(3.9%)	3(5.9%)
CIN 分级										
1级	20(36.4%)	27(48.2%)	17(45.9%)	7(33.3%)	15(29.4%)	9(31.0%)	3(37.5%)	0	18(31.0%)	7(36.8%)
2级	21(38.2%)	20(35.7%)	14(37.8%)	9(42.9%)	25(49.0%)	10(34.5%)	4(50.0%)	0	18(31.0%)	5(26.3%)
3级	12(21.8%)	8(14.3%)	3(8.1%)	3(14.3%)	9(17.6%)	4(13.8%)	1(12.5%)	0	14(24.1%)	4(21.1%)
4级	2(3.6%)	1(1.8%)	3(8.1%)	2(9.5%)	2(3.9%)	6(20.7%)	0	0	8(13.8%)	3(15.8%)
CIT 分级										
1级	22(57.9%)	27(48.2%)	9(45.0%)	5(55.6%)	14(50.0%)	4(36.4%)	6(54.5%)	1(50.0%)	21(47.7%)	7(70.0%)
2级	12(31.6%)	19(33.9%)	8(40.0%)	4(44.4%)	10(35.7%)	5(45.5%)	3(27.3%)	1(50.0%)	14(31.8%)	1(10.0%)
3级	4(10.5%)	10(17.9%)	2(10.0%)	0	4(14.3%)	2(18.2%)	0	0	7(15.9%)	2(20.0%)
4级	0	0	1(5.0%)	0	0	0	2(18.2%)	0	2(4.5%)	0
CRA 分级										
1级	25(25.8%)	24(28.2%)	16(26.2%)	17(39.5%)	17(15.0%)	13(28.9%)	3(12.0%)	0	46(28.6%)	7(18.4%)
2级	57(58.8%)	51(60.0%)	33(54.1%)	21(48.8%)	81(71.7%)	27(60.0%)	15(60.0%)	0	92(57.1%)	19(50.0%)
3级	15(15.4%)	10(11.8%)	12(19.7%)	5(11.6%)	15(13.3%)	5(11.1%)	7(28.0%)	1(100.0%)	23(14.3%)	12(31.6%)

	胃癌含SOX方案 (n=277)	胃癌其他含铂类或紫杉类或氟尿嘧啶类的单药或联合方案 (n=144)	胃癌含FOLFOX方案 (n=98)	胃癌含XELOX方案 (n=92)	胃癌含ADC类药物 (n=3)	妇科肿瘤铂类+紫杉类或其联合方案 (n=621)	妇科肿瘤其他含铂类、紫杉类或蒽环类的单药或联合的化疗方案 (n=75)	妇科肿瘤多西他赛/吉西他滨/拓扑替康/伊立替康的单药或联合化疗方案（除外铂类+紫杉类）(n=48)
CIM 分级								
1 级	19(20.2%)	22(31.9%)	9(20.0%)	7(14.3%)	0	46(15.6%)	5(20.0%)	4(19.0%)
2 级	57(60.6%)	35(50.7%)	25(55.6%)	25(51.0%)	0	173(58.6%)	12(48.0%)	10(47.6%)
3 级	16(17.0%)	10(14.5%)	11(24.4%)	15(30.6%)	1(100%)	54(18.3%)	8(32.0%)	5(23.8%)
4 级	2(2.1%)	2(2.9%)	0	2(4.1%)	0	22(7.5%)	0	2(9.5%)
CIN 分级								
1 级	7(30.4%)	9(56.3%)	6(42.9%)	7(43.8%)	1(100%)	44(36.7%)	6(54.5%)	6(42.9%)
2 级	12(52.2%)	5(31.3%)	5(35.7%)	5(31.3%)	0	33(27.5%)	4(36.4%)	4(19.0%)
3 级	2(8.7%)	1(6.3%)	3(21.4%)	3(18.8%)	0	23(19.2%)	1(9.1%)	2(9.5%)
4 级	2(8.7%)	1(6.3%)	0	1(6.3%)	0	20(16.7%)	0	2(9.5%)
CIT 分级								
1 级	11(45.8%)	7(35.0%)	4(44.4%)	10(55.6%)	0	37(45.7%)	5(45.5%)	0
2 级	9(37.5%)	9(45.0%)	5(55.6%)	2(11.1%)	0	24(29.6%)	2(18.2%)	1(33.3%)
3 级	4(16.7%)	3(15.0%)	0	5(27.8%)	0	17(21.0%)	4(36.4%)	2(66.7%)
4 级	0	1(5.0%)	0	1(5.6%)	0	3(3.7%)	0	0
CRA 分级								
1 级	15(19.7%)	18(33.3%)	5(13.5%)	4(10.5%)	0	28(12.4%)	1(5.6%)	3(17.6%)
2 级	50(65.8%)	30(55.6%)	24(64.9%)	23(60.5%)	0	170(75.6%)	14(77.8%)	10(58.8%)
3 级	11(14.5%)	6(11.1%)	8(21.6%)	11(28.9%)	1(100%)	27(12.0%)	3(16.7%)	4(23.5%)

3）不同瘤种化疗方案 CIM 的管理及转归（表 3-16）

（1）CIN：对症治疗比例最高的方案为妇科肿瘤多西他赛 / 吉西他滨 / 拓扑替康 / 伊立替康的单药或联合化疗方案（除外铂类 + 紫杉类）、乳腺癌含 ADC 类药物和胃癌含 ADC 类药物，均为 100%。对症治疗后，胃癌含 XELOX 方案 CIN 未恢复比例最高（22.2%），小细胞肺癌拓扑替康、吉西他滨、紫杉醇类药物单药或联合方案者 CIN 化疗药物剂量减低比例最高（66.7%），胃癌含 ADC 类药物及乳腺癌含 ADC 类药物 CIN 下一化疗周期延迟均比例最高（100%）。

（2）CIT：对症治疗比例最高的方案为乳腺癌含 ADC 类药物（100%）。对症治疗后，非小细胞肺癌多西他赛单药患者 CIT 未恢复比例最高（42.9%），胃癌其他含铂类或紫杉类或氟尿嘧啶类的单药或联合方案 CIT 化疗药物剂量减低比例最高（65.0%），食管癌其他含铂类或紫杉类或氟尿嘧啶类药物的单药或联合方案 CIT 下一化疗周期延迟比例最高（75%）。

（3）CRA：对症治疗比例最高的方案为乳腺癌含 ADC 类药物和胃癌含 ADC 类药物（均为 100%）。对症治疗后，妇科肿瘤其他含铂类、紫杉类或蒽环类的单药或联合的化疗方案 CRA 未恢复比例最高（46.2%），胃癌含 ADC 类药物方案 CRA 化疗药物剂量减低比例最高（100%），乳腺癌紫杉类单药 CRA 下一化疗周期延迟比例最高（50.0%）。

3.3.2.15 本次治疗时的化疗剂量情况

1）不同化疗剂量情况 CIM 的发生率

在化疗剂量减低的情况下 CIM 发生率为 56.8%，高于化疗剂量无调整下的 CIM 发生率。同样，≥ 3 级 CIM 发生率在化疗剂量减低的情况下更高。以上具体见图 3-63。CIN、CIT 和 CRA 均在化疗剂量减低的情况下发生率更高（图 3-64）。在化疗剂量无调整及化疗剂量减低情况下，CRA 单系发生率均最高，分别为 16.7% 和 15.8%（图 3-65）。

2）不同化疗剂量情况 CIM 的严重程度

各类型 CIM 的严重程度在不同化疗剂量情况下分布较为一致，均以 1 ~ 2 级 CIM 居多（图 3-66）。

（1）CIN：≥ 3 级 CIN 在剂量减低情况下较剂量无调整情况下占比高，分别为 34.0% 和 30.0%。

（2）CIT：≥ 3 级 CIT 在剂量减低情况下较剂量无调整情况下占比高，分别为 32.2% 和 17.9%。

（3）CRA：3 级 CRA 在剂量减低情况下较剂量无调整情况下占比高，分别为 22.4% 和 13.0%。

表3-16　不同瘤种化疗方案各类型 CIM 的管理及转归

		非小细胞肺癌 TP 方案（n=1606）	非小细胞肺癌其他含铂类或紫杉类药物的单药或联合方案（n=596）	非小细胞肺癌 AP 方案（n=455）	非小细胞肺癌 GP 方案（n=187）	非小细胞肺癌 EP 方案（n=154）	非小细胞肺癌多西他赛单药（n=130）	非小细胞肺癌 ADC 类药物（n=11）	小细胞肺癌依托泊苷的联合治疗方案（n=1244）	小细胞肺癌铂类合联治疗方案（除外依托泊苷）（n=108）	小细胞肺癌拓扑替康、吉西他滨、紫醇类药物单药或联合方案（n=92）
发生 CIN		254(40.8%)	114(45.2%)	76(29.9%)	41(52.6%)	20(34.5%)	10(37.0%)	1(16.7%)	245(44.6%)	23(40.4%)	10(22.7%)
对症治疗		213(83.9%)	99(86.8%)	71(93.4%)	39(95.1%)	15(75.0%)	9(90.0%)	0	214(87.3%)	19(82.6%)	9(90.0%)
在本次化疗周期内恢复正常时间/天	1~3	67(31.5%)	33(33.3%)	25(35.2%)	13(33.3%)	3(20.0%)	5(55.6%)	0	87(40.7%)	8(42.1%)	2(22.2%)
	3~5	77(36.2%)	34(34.3%)	23(32.4%)	15(38.5%)	3(20.0%)	2(22.2%)	0	60(28.0%)	5(26.3%)	2(22.2%)
	5~7	35(16.4%)	18(18.2%)	7(9.9%)	7(17.9%)	7(46.7%)	1(11.1%)	0	33(15.4%)	3(15.8%)	3(33.3%)
	>7	15(7.0%)	8(8.1%)	7(9.9%)	3(7.7%)	0	0	0	19(8.9%)	3(15.8%)	2(22.2%)
未恢复		19(8.9%)	6(6.1%)	9(12.7%)	1(2.6%)	2(13.3%)	1(11.1%)	0	15(7.0%)	0	0
化疗药物剂量减低		53(24.9%)	29(29.3%)	23(32.4%)	9(23.1%)	7(46.7%)	3(33.3%)	0	57(26.6%)	5(26.3%)	6(66.7%)
下一化疗周期延迟		50(23.5%)	23(23.2%)	20(28.2%)	12(30.8%)	6(40.0%)	3(33.3%)	0	61(28.5%)	5(26.3%)	6(66.7%)
发生 CIT		218(35.0%)	79(31.3%)	77(30.3%)	32(41.0%)	23(39.7%)	10(37.0%)	2(33.3%)	183(33.3%)	23(40.4%)	15(34.1%)
对症治疗		165(75.7%)	51(64.6%)	63(81.8%)	28(87.5%)	17(73.9%)	7(70.0%)	0	137(74.9%)	16(69.6%)	13(86.7%)
在本次化疗周期内恢复正常时间/天	1~3	25(15.2%)	13(25.5%)	10(15.9%)	3(10.7%)	4(23.5%)	1(14.3%)	0	23(16.8%)	4(25.0%)	1(7.7%)
	3~5	35(21.2%)	10(19.6%)	6(9.5%)	6(21.4%)	3(17.6%)	0	0	24(17.5%)	2(12.5%)	3(23.1%)
	5~7	37(22.4%)	10(19.6%)	19(30.2%)	5(17.9%)	9(52.9%)	0	0	36(26.3%)	2(12.5%)	4(30.8%)
	>7	42(25.5%)	9(17.6%)	18(28.6%)	9(32.1%)	0	3(42.9%)	0	32(23.4%)	6(37.5%)	5(38.5%)

	非小细胞肺癌合并TP方案 (n=1 606)	非小细胞肺癌其他含铂类或紫杉类药物的单药或联合方案 (n=596)	非小细胞肺癌合并AP方案 (n=455)	非小细胞肺癌合并GP方案 (n=187)	非小细胞肺癌合并EP方案 (n=154)	非小细胞肺癌多西他赛单药 (n=130)	非小细胞肺癌ADC类药物 (n=11)	小细胞肺癌合并依托泊苷的联合治疗方案 (n=1 244)	小细胞肺癌铂类合并的联合治疗方案(除外依托泊苷) (n=108)	小细胞肺癌拓扑替康、吉西他滨、紫杉醇类药物的单药或联合方案 (n=92)
未恢复	26(15.8%)	9(17.6%)	10(15.9%)	5(17.9%)	1(5.9%)	3(42.9%)	0	22(16.1%)	2(12.5%)	0
化疗药物剂量减低	52(31.5%)	18(35.3%)	26(41.3%)	10(35.7%)	4(23.5%)	3(42.9%)	0	47(34.3%)	7(43.7%)	8(61.5%)
下一化疗周期延迟	50(30.3%)	19(37.3%)	29(46.0%)	13(46.4%)	5(29.4%)	4(57.1%)	0	50(36.5%)	7(43.7%)	8(61.5%)
发生CRA	427(68.6%)	171(67.9%)	196(77.2%)	48(61.5%)	45(77.6%)	18(66.7%)	5(83.3%)	384(69.9%)	40(70.2%)	32(72.7%)
对症治疗	215(50.4%)	82(48.0%)	91(46.4%)	27(56.2%)	21(46.7%)	5(27.8%)	1(20.0%)	186(48.4%)	15(37.5%)	19(59.4%)
在本次化疗周期内恢复正常时间/天 1~3	32(14.9%)	18(22.0%)	21(23.1%)	4(14.8%)	4(19.0%)	1(20.0%)	1(100.0%)	35(18.8%)	6(40.0%)	1(5.3%)
3~5	36(16.7%)	11(13.4%)	6(6.6%)	7(25.9%)	9(42.9%)	0	0	36(19.4%)	0	6(31.6%)
5~7	26(12.1%)	12(14.6%)	8(8.8%)	5(18.5%)	4(19.0%)	0	0	28(15.1%)	1	3(15.8%)
>7	70(32.6%)	17(20.7%)	27(29.7%)	6(22.2%)	2(9.5%)	2(40.0%)	0	40(21.5%)	6(40.0%)	4(21.1%)
未恢复	51(23.7%)	24(29.3%)	29(31.9%)	5(18.5%)	2(9.5%)	2(40.0%)	0	47(25.3%)	2(13.3%)	5(26.3%)
化疗药物剂量减低	52(24.2%)	26(31.7%)	25(27.5%)	6(22.2%)	2(9.5%)	2(40.0%)	0	45(24.2%)	5(33.3%)	7(36.8%)
下一化疗周期延迟	54(25.1%)	27(32.9%)	25(27.5%)	7(25.9%)	2(9.5%)	2(40.0%)	0	51(27.4%)	4(26.7%)	8(42.1%)
发生CIN	78(45.9%)	68(44.4%)	27(41.5%)	45(45.5%)	68(45.0%)	37(54.4%)	20(44.4%)	1(20.0%)	84(36.2%)	21(38.2%)
对症治疗	67(85.9%)	56(82.4%)	21(77.8%)	35(77.8%)	64(94.1%)	35(94.6%)	13(65.0%)	1(100.0%)	75(89.3%)	18(85.7%)

	结直肠癌合 FOLFOX (n=375)	结直肠癌合 XELOX (n=305)	结直肠癌合 FOLFOXIRI (n=213)	结直肠癌其他合铂类或氟尿嘧啶类或雷替曲塞的单药或联合方案 (n=207)	乳腺癌紫杉类联合方案：TP、AP、TC (n=256)	乳腺癌合蒽环和紫杉类药物：TAC、TE、EC-T、ddEC-T、FEC-T方案 (n=145)	乳腺癌单药杉类药 (n=118)	乳腺癌合 ADC类药物 (n=16)	食管癌合紫杉类+铂类方案 (n=520)	食管癌其他合铂类或紫杉类或氟尿嘧啶类药物的单药或联合方案 (n=119)
在本次化疗周期内恢复正常时间/天 1~3	32(47.8%)	23(41.1%)	9(42.9%)	12(34.3%)	36(56.3%)	9(25.7%)	6(46.2%)	0	25(33.3%)	6(33.3%)
3~5	19(28.4%)	19(33.9%)	7(33.3%)	6(17.1%)	17(26.6%)	16(45.7%)	2(15.4%)	1(100.0%)	21(28.0%)	4(22.2%)
5~7	9(13.4%)	6(10.7%)	3(14.3%)	9(25.7%)	6(9.4%)	5(14.3%)	1(7.7%)	0	10(13.3%)	3(16.7%)
>7	3(4.5%)	4(7.1%)	1(4.8%)	4(11.4%)	4(6.3%)	2(5.7%)	3(23.1%)	0	15(20.0%)	4(22.2%)
未恢复	4(6.0%)	4(7.1%)	1(4.8%)	4(11.4%)	1(1.6%)	3(8.6%)	1(7.7%)	0	4(5.3%)	1(5.6%)
化疗药物剂量减低	25(37.3%)	12(21.4%)	7(33.3%)	5(14.3%)	17(26.6%)	7(20.0%)	3(23.1%)	0	30(40.0%)	6(33.3%)
下一化疗周期延迟	32(47.8%)	20(35.7%)	7(33.3%)	10(28.6%)	21(32.8%)	11(31.4%)	3(23.1%)	1(100.0%)	32(42.7%)	6(33.3%)
发生 CIT	66(38.8%)	77(50.3%)	17(26.2%)	36(36.4%)	51(33.8%)	19(27.9%)	19(42.2%)	3(60.0%)	83(35.8%)	14(25.5%)
对症治疗	51(77.3%)	64(83.1%)	12(70.6%)	25(69.4%)	47(92.2%)	18(94.7%)	15(78.9%)	3(100.0%)	62(74.7%)	8(57.1%)
在本次化疗周期内恢复正常时间/天 1~3	17(33.3%)	10(15.6%)	2(16.7%)	2(8.0%)	14(29.8%)	5(27.8%)	5(33.3%)	0	10(16.1%)	0
3~5	9(17.6%)	12(18.8%)	3(25.0%)	9(36.0%)	12(25.5%)	2(11.1%)	2(13.3%)	3(100.0%)	12(19.4%)	2(25.0%)
5~7	9(17.6%)	17(26.6%)	1(8.3%)	7(28.0%)	9(19.1%)	5(27.8%)	1(6.7%)	0	15(24.2%)	3(37.5%)
>7	8(15.7%)	12(18.8%)	2(16.7%)	4(16.0%)	5(10.6%)	6(33.3%)	2(13.3%)	0	17(27.4%)	1(12.5%)
未恢复	8(15.7%)	13(20.3%)	4(33.3%)	3(12.0%)	7(14.9%)	0	5(33.3%)	0	8(12.9%)	2(25.0%)
化疗药物剂量减低	25(49.0%)	21(32.8%)	6(50.0%)	6(24.0%)	20(42.6%)	5(27.8%)	5(33.3%)	0-	25(40.3%)	4(50.0%)
下一化疗周期延迟	26(51.0%)	33(51.6%)	4(33.3%)	7(28.0%)	19(40.4%)	7(38.9%)	6(40.0%)	0	27(43.5%)	6(75.0%)

	结直肠癌含FOLFOX (n=375)	结直肠癌含XELOX (n=305)	结直肠癌含FOLFOXIRI (n=213)	结直肠癌其他含铂类或氟尿嘧啶类或董曲替尼或单药的联合方案 (n=207)	乳腺癌紫杉类联合方案: TP、AP、TC (n=256)	乳腺癌含蒽环和紫杉类药物: TAC、TE、EC-T、ddEC-T、FEC-T方案 (n=145)	乳腺癌紫杉类单药 (n=118)	乳腺癌ADC类药物 (n=16)	食管癌含紫杉类+铂类方案 (n=520)	食管癌其他含铂类或紫杉类或氟尿嘧啶类药物的单药或联合方案 (n=119)
发生CRA	105(61.8%)	86(56.2%)	44(67.7%)	62(62.6%)	114(75.5%)	46(67.6%)	26(57.8%)	1(20.0%)	163(70.3%)	39(70.9%)
对症治疗	54(51.4%)	46(53.5%)	16(36.4%)	26(41.9%)	62(54.4%)	29(63.0%)	10(38.5%)	1(100.0%)	70(42.9%)	20(51.3%)
在本次化疗周期内恢复正常范围时间/天 1~3	20(37.0%)	13(28.3%)	3(18.8%)	5(19.2%)	15(24.2%)	9(31.0%)	3(30.0%)	0	9(12.9%)	1(5.0%)
3~5	7(13.0%)	7(15.2%)	1(6.3%)	10(38.5%)	16(25.8%)	5(17.2%)	1(10.0%)	0	11(15.7%)	6(30.0%)
5~7	7(13.0%)	6(13.0%)	2(12.5%)	1(3.8%)	7(11.3%)	3(10.3%)	0	1(100.0%)	17(24.3%)	5(25.0%)
>7	12(22.2%)	10(21.7%)	7(43.8%)	7(26.9%)	7(11.3%)	10(34.5%)	2(20.0%)	0	14(20.0%)	3(15.0%)
未恢复	8(14.8%)	10(21.7%)	3(18.8%)	3(11.5%)	17(27.4%)	2(6.9%)	4(40.0%)	0	19(27.1%)	5(25.0%)
化疗药物剂量减低	27(50.0%)	10(21.7%)	3(18.8%)	3(11.5%)	13(21.0%)	6(20.7%)	5(50.0%)	0	25(35.7%)	6(30.0%)
下一化疗周期延迟	26(48.1%)	15(32.6%)	3(18.8%)	6(23.1%)	14(22.6%)	6(20.7%)	5(50.0%)	0	26(37.1%)	7(35.0%)

	胃癌合SOX方案 (n=277)	胃癌其他含铂类或紫杉类或氟尿嘧啶类的联合或单药或方案 (n=144)	胃癌合FOLFOX方案 (n=98)	胃癌合XELOX方案 (n=92)	胃癌合ADC类药物 (n=3)	妇科肿瘤铂类+紫杉类或其联合方案 (n=621)	妇科肿瘤其他合铂类、紫杉类或蒽环类的单药或联合的化疗方案 (n=75)	妇科肿瘤多西他赛/拓扑替康/伊立替康的单药或联合化疗方案 (除外铂类+紫杉类) (n=48)
发生CIN	36(35.0%)	21(29.2%)	17(37.0%)	21(39.6%)	1(100%)	153(48.0%)	14(48.3%)	15(68.2%)
对症治疗	30(83.3%)	17(81.0%)	14(82.4%)	18(85.7%)	1(100%)	141(92.2%)	12(85.7%)	15(100.0%)
在本次化疗周期内恢复正常时间/天 1~3	12(40.0%)	6(35.3%)	6(42.9%)	4(22.2%)	0	65(46.1%)	1(8.3%)	4(26.7%)
3~5	6(20.0%)	7(41.2%)	4(28.6%)	4(22.2%)	0	40(28.4%)	5(41.7%)	4(26.7%)
5~7	5(16.7%)	1(5.9%)	1(7.1%)	3(16.7%)	0	17(12.1%)	2(16.7%)	2(13.3%)
>7	5(16.7%)	2(11.8%)	3(21.4%)	3(16.7%)	1(100%)	16(11.3%)	3(25.0%)	4(26.7%)
未恢复	2(6.7%)	1(5.9%)	0	4(22.2%)	0	3(2.1%)	1(8.3%)	1(6.7%)
化疗药物剂量减低	6(20.0%)	5(29.4%)	4(28.6%)	5(27.8%)	0	39(27.7%)	3(25.0%)	1(6.7%)
下一化疗周期延迟	13(43.3%)	5(29.4%)	6(42.9%)	7(38.9%)	1(100%)	35(24.8%)	4(33.3%)	3(20.0%)
发生CIT	35(34.0%)	28(38.9%)	12(26.1%)	25(47.2%)	0	143(44.8%)	14(48.3%)	12(54.5%)
对症治疗	28(80.0%)	20(71.4%)	9(75.0%)	16(64.0%)	0	120(83.9%)	11(78.6%)	10(83.3%)
在本次化疗周期内恢复正常时间/天 1~3	5(17.9%)	1(5.0%)	3(33.3%)	1(6.3%)	0	20(16.7%)	1(9.1%)	2(20.0%)
3~5	3(10.7%)	2(10.0%)	2(22.2%)	2(12.5%)	0	25(20.8%)	0	2(20.0%)
5~7	3(10.7%)	5(25.0%)	2(22.2%)	2(12.5%)	0	28(23.3%)	3(27.3%)	2(20.0%)
>7	10(35.7%)	6(30.0%)	2(22.2%)	5(31.3%)	0	37(30.8%)	3(27.3%)	3(30.0%)
未恢复	7(25.0%)	6(30.0%)	0	6(35.7%)	0	10(8.3%)	4(36.4%)	1(10.0%)
化疗药物剂量减低	14(28.0%)	13(65.0%)	4(44.4%)	6(37.5%)	0	42(35.0%)	6(54.5%)	2(20.0%)

		胃癌合SOX方案（n＝277）	胃癌其他合铂类或紫杉类或氟尿嘧啶类的单药或联合方案（n＝144）	胃癌合FOLFOX方案（n＝98）	胃癌合XELOX方案（n＝92）	胃癌合ADC类药物（n＝3）	妇科肿瘤铂类＋紫杉类或其联合方案（n＝621）	妇科肿瘤其他合铂类、紫杉类或蒽环类的单药的化疗方案（n＝75）	妇科肿瘤多西他赛/吉西他滨/拓扑替康/伊立替康的单药或联合化疗方案（除外铂类＋紫杉类）（n＝48）
下一化疗周期延迟		15(53.6%)	12(60.0%)	4(44.4%)	6(37.5%)	0	35(29.2%)	6(54.5%)	2(20.0%)
发生CRA		77(74.8%)	54(75.0%)	37(80.4%)	38(71.7%)	1(100%)	228(71.5%)	18(62.1%)	17(77.3%)
对症治疗		40(51.9%)	23(42.6%)	19(51.4%)	19(50.0%)	1(100%)	128(56.1%)	13(72.2%)	14(82.4%)
在本次化疗周期内恢复正常范围时间/天	1～3	5(12.5%)	3(13.0%)	2(10.5%)	0	1(100%)	22(17.2%)	1(7.7%)	0
	3～5	4(10.0%)	5(21.7%)	3(15.8%)	3(15.8%)	0	25(19.5%)	1(7.7%)	4(28.6%)
	5～7	9(22.5%)	2(8.7%)	3(15.8%)	2(10.5%)	0	23(18.0%)	0	3(21.4%)
	＞7	10(25.0%)	6(26.1%)	7(36.8%)	6(31.6%)	0	35(27.3%)	5(38.5%)	3(21.4%)
未恢复		12(30.0%)	7(30.4%)	4(21.1%)	8(42.1%)	0	23(18.0%)	6(46.2%)	4(28.6%)
化疗药物剂量减低		11(27.5%)	11(47.8%)	4(21.1%)	5(26.3%)	1(100%)	30(23.4%)	3(23.1%)	3(21.4%)
下一化疗周期延迟		10(25.0%)	11(47.8%)	5(26.3%)	6(31.6%)	0	25(19.5%)	3(23.1%)	3(21.4%)

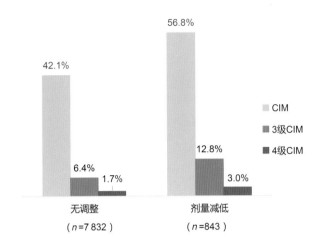

图 3-63 不同化疗剂量情况 CIM 发生率

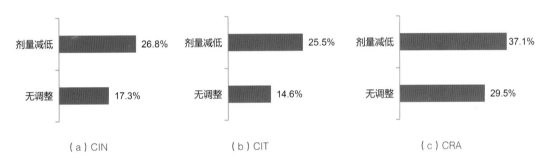

（a）CIN

（b）CIT

（c）CRA

图 3-64 不同化疗剂量情况 CIN/CIT/CRA 发生率

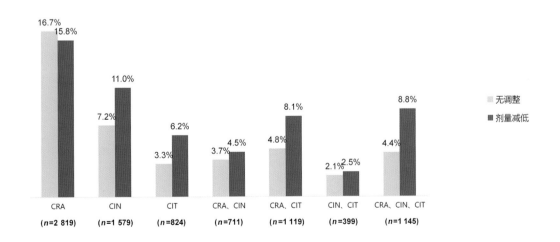

图 3-65 不同化疗剂量情况单系 / 二系 / 三系外周血细胞指标降低发生率

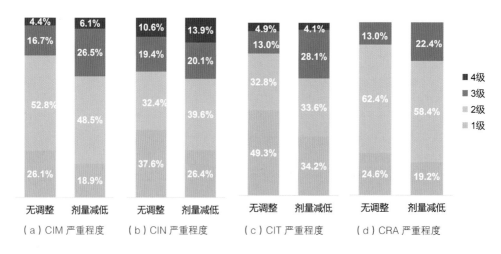

图 3-66　不同化疗剂量情况 CIM 严重程度

3）不同化疗剂量情况 CIM 的管理及转归（表 3-17）

化疗剂量无调整情况下 CIM 患者接受对症治疗的比例要高于化疗剂量减低情况。对症治疗后，血细胞指标在本次化疗周期内未恢复比例均为剂量减低情况高于剂量无调整情况。整体来看，不同类型 CIM 化疗药物剂量减低及下一化疗周期延迟的比例在剂量无调整情况下高于剂量减低情况。

表 3-17　不同化疗剂量情况 CIM 的管理及转归

管理及转归情况		CIN		CIT		CRA	
		无调整	剂量减低	无调整	剂量减低	无调整	剂量减低
发生		6 474(82.7%)	617(73.2%)	6 691(85.4%)	628(74.5%)	5 521(70.5%)	530(62.9%)
对症治疗		197(14.5%)	23(10.2%)	285(25.0%)	30(14.0%)	1 189(51.4%)	104(33.2%)
在本次化疗周期内恢复至正常范围时间/天	1～3	440 (37.9%)	74 (36.5%)	165(19.3%)	17(9.2%)	225(20.1%)	21(10.0%)
	3～5	349 (30.1%)	62 (30.5%)	168(19.6%)	29(15.7%)	200(17.8%)	27(12.9%)
	5～7	166 (14.3%)	34 (16.7%)	195(22.8%)	42(22.7%)	166(14.8%)	28(13.4%)
	>7	128 (11.0%)	15 (7.4%)	19 (23.1%)	54(29.2%)	268(23.9%)	69(33.0%)
未恢复		78 (6.7%)	18 (8.9%)	130(15.2%)	43(23.2%)	263(23.4%)	64(30.6%)
化疗药物剂量减低		915(78.8%)	78(38.4%)	606(70.8%)	50(27.0%)	896(79.9%)	84(40.2%)
下一化疗周期延迟		867(74.7%)	88(43.3%)	573(66.9%)	61(33.0%)	864(77.0%)	97(46.4%)

4. 医生对于肿瘤化疗相关骨髓抑制发生风险及管理的临床观念

4.1 数据来源分布

4.1.1 地域 / 城市分布

参与本次调研的305名医生来自全国7大区域，涉及22个省份（除台湾省）、4个直辖市、2个自治区（广西壮族自治区和新疆维吾尔自治区）。华东地区的医生占比最高（36.4%），其次是华南地区（13.8%）和华北地区（13.4%）（图4-1）。

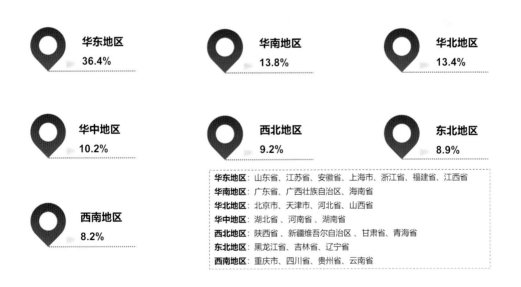

图4-1 七大区域的医生分布情况

医生主要来源于一线、新一线和二线城市，总体占比79.0%，其中新一线城市的医生占比最高（38.0%）（图4-2）。

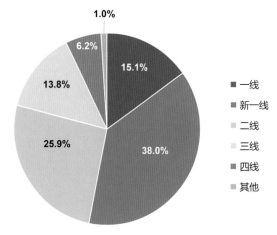

其他包括五线城市（0.7%）和海南省直辖县级市（不列入城市线级，0.3%）

图 4-2　不同等级城市中的医生分布情况

注：城市分级以第一财经·新一线城市研究所 2022 年 6 月 1 日发布的《2022 城市商业魅力排行榜》为标准。

4.1.2　医院／职称／科室／从事瘤种分布

参与调研的医生均来自三级医院，其中 97.4% 的医生来自三级甲等医院。

医生集中分布在肿瘤科，占比 66.6%（图 4-3）。

71.5% 的医生从事肺癌的诊疗（图 4-4）。

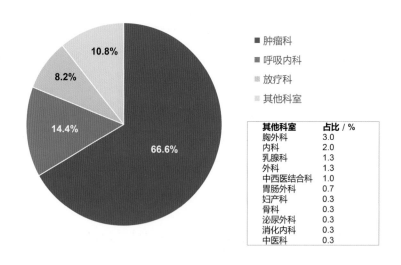

其他科室	占比／%
胸外科	3.0
内科	2.0
乳腺科	1.3
外科	1.3
中西医结合科	1.0
胃肠外科	0.7
妇产科	0.3
骨科	0.3
泌尿外科	0.3
消化内科	0.3
中医科	0.3

图 4-3　医生所在科室的分布概况

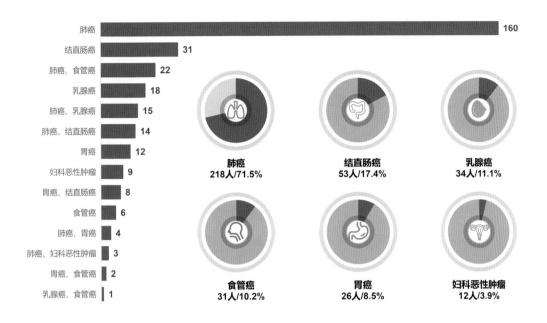

图 4-4　从事不同瘤种诊疗工作的医生概况

4.2　所有医生对于患者 CIM 流行病学及管理现状的临床观念

4.2.1　关于各瘤种晚期化疗过程中 CIM 发生率的临床观念

4.2.1.1　总体发生率

在调研涉及的各个瘤种中，七成以上的医生认为其从事的瘤种化疗过程中 CIM 总体发生率 ≥ 25%（图 4-5）。医生认为晚期瘤种化疗过程中 CIM 高发（CIM 总体发生率 ≥ 50%）的瘤种顺序依次为晚期 HR 阴性乳腺癌、广泛期小细胞肺癌、晚期胃癌、晚期食管癌、晚期非小细胞肺癌、晚期妇科恶性肿瘤、晚期结直肠癌（图 4-5）。医生对各瘤种化疗过程中 CIM 总体发生率的临床观念见图 4-5。

4.2.1.2　≥ 3 级 CIM 发生率

6.5% ~ 27.5% 从事对应瘤种诊疗工作的医生认为在各瘤种患者化疗过程中 ≥ 3 级 CIM 发生率 ≥ 25%；医生认为晚期瘤种化疗过程中 CIM 较为严重（≥ 3 级 CIM 发生率超过 50%）的瘤种顺序依次为晚期胃癌、晚期 HR 阴性乳腺癌、晚期非小细胞肺癌、广泛期小细胞肺癌（图 4-6）。

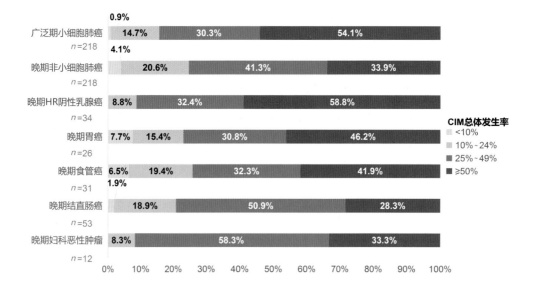

图 4-5 医生对各瘤种晚期化疗过程中 CIM 总体发生率的临床观念

注：百分比表示 CIM 总体发生率区间内（<10%、10% ~ 24%、25% ~ 49% 以及 ≥ 50%）的不同临床观念医生占比。

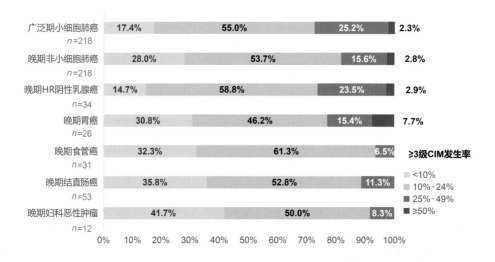

图 4-6 医生对各瘤种晚期化疗过程中 ≥ 3 级 CIM 发生率的临床观念

注：百分比表示 ≥ 3 级 CIM 发生率区间内（<10%、10% ~ 24%、25% ~ 49% 以及 ≥ 50%）的不同临床观念医生占比。

4.2.2 关于各瘤种辅助 / 新辅助化疗过程中 CIM 发生率的临床观念

4.2.2.1 总体发生率

除妇科恶性肿瘤外，有半数以上的医生认为其从事的瘤种辅助 / 新辅助化疗过程中 CIM 总体发生率 ≥ 25%（图 4-7）。医生认为辅助 / 新辅助化疗过程中 CIM 高发（CIM 总体发生率 ≥ 50%）的瘤种顺序依次为 HR 阴性乳腺癌、胃癌、结直肠癌、非小细胞肺癌、食管癌（图 4-7）。医生对各瘤种辅助 / 新辅助化疗过程中 CIM 总体发生率的临床观念见图 4-7。

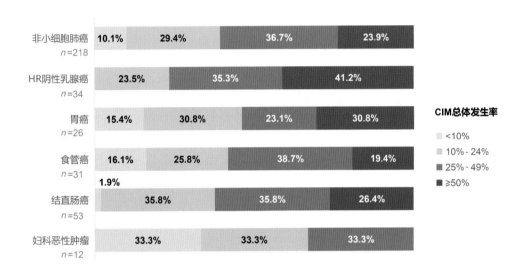

图 4-7　医生对各瘤种辅助 / 新辅助化疗过程中 CIM 总体发生率的临床观念

注：百分比表示 CIM 总体发生率区间内（<10%、10% ~ 24%、25% ~ 49% 以及 ≥ 50%）的不同临床观念医生占比。

4.2.2.2 ≥ 3 级 CIM 发生率

从事各瘤种诊疗工作的医生在其从事的瘤种辅助 / 新辅助化疗过程中，有 3.2% ~ 35.3% 认为 ≥ 3 级 CIM，发生率 ≥ 25%（图 4-8）。医生认为晚期瘤种辅助 / 新辅助化疗过程中 CIM 较为严重（≥ 3 级 CIM 发生率 ≥ 50%）的瘤种顺序依次为 HR 阴性乳腺癌、结直肠癌、胃癌、非小细胞肺癌（图 4-8）。

其他瘤种不在此作详细展示[①]。

---

① 如需要此类详细数据信息，可联系本项目组秘书处获取。

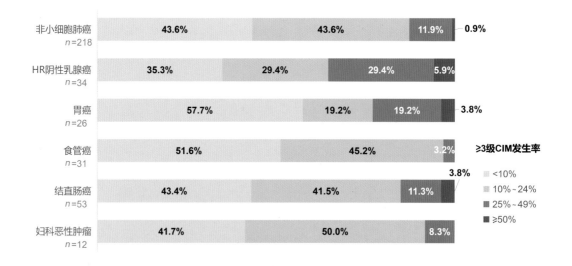

图 4-8　医生对各瘤种辅助 / 新辅助化疗过程中 ≥ 3 级 CIM 发生率的临床观念

注：百分比表示 ≥ 3 级 CIM 发生率区间内（<10%、10% ~ 24%、25% ~ 49% 以及 ≥ 50%）的不同临床观念医生占比。

4.2.3　关于发生 CIM 高危因素的临床观念

医生认为发生 CIM 的高危因素主要有既往发生过 CIM、既往有放 / 化疗史、肿瘤侵犯骨髓、化疗前血常规显示中性粒细胞 / 血小板 / 血红蛋白低于正常范围、营养状况差、年龄 >65 岁、ECOG-PS 评分 ≥ 2 分、慢性免疫抑制状态、合并感染以及姑息性化疗等（图 4-9）。

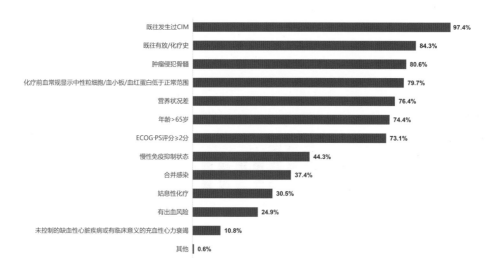

图 4-9　医生对于发生 CIM 的高危因素的临床观念

注：条形图表示选择该高危因素的医生在所有参与调研医生（ n = 305 ）中的占比。

4.2.4 关于血制品供应时间长短的情况

在调研的 305 名医生中，患者因发生 CRA 需输血治疗时，67.2% 的医生认为所在医院的血制品难以在 24 小时内提供（图 4-10）。

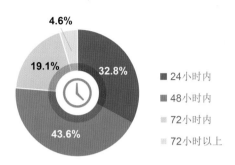

图 4-10 医生所在医院血制品供应时间情况

4.2.5 关于 CIM 治疗所致不良反应的临床观念

在调研的 305 名医生中，关于 CIM 治疗药物和血制品输注后存在的药物/输血相关不良反应发生风险，主要关注的包括过敏反应（69.5%）、发热（66.2%）、血制品输注相关的不良反应（56.7%）、骨骼肌肉痛（50.2%）以及寒战（45.9%）等（图 4-11）。

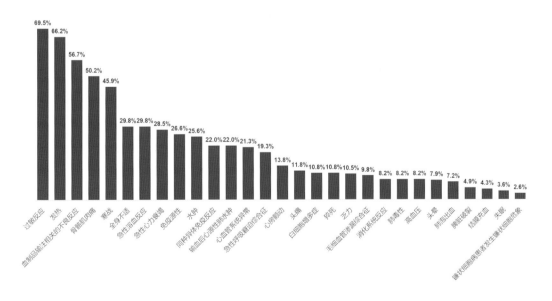

图 4-11 医生主要关注的 CIM 治疗药物和血制品输注后导致的不良反应

注：百分比表示选择该不良事件的医生在所有医生（ $n=305$ ）中的占比。

4.3 基于临床实践经验，医生对于 CIM 干预策略的临床观念

4.3.1 预防策略

4.3.1.1 CIN 预防策略

根据临床实践经验，对于临床中应用 FN 中 / 高危方案化疗的患者，283 名（92.8%）医生表示会考虑合理使用预防 CIN 药物。

在考虑使用预防 CIN 药物的医生中，68.9% 的医生在临床中更倾向于使用长效 G-CSF进行预防，92.2% 的医生认为 G-CSF 在常用推荐剂量下可达到最佳预防效果（图 4-12）。

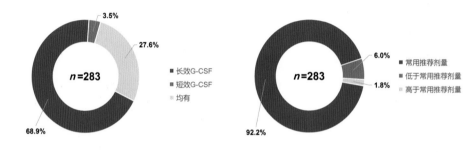

（a）临床中更倾向使用的 G-CSF 类型　　　　　　（b）可能达到最佳预防效果的 G-CSF 应用剂量

图 4-12　考虑使用预防 CIN 药物的医生对于临床中预防性使用 G-CSF 类型及应用剂量的临床观念
注：常用推荐剂量：rhG-CSF 每日剂量 5 μg/kg；PEG-rhG-CSF 单次剂量：成人 6 mg。

在考虑使用预防 CIN 药物的医生中，仍有近 10% 的医生认为预防性用药后患者仍会发生 CIN 的比例 ≥ 25%，且近 30% 的医生认为患者后续出现化疗剂量减低、下一周期化疗延迟以及住院时间延长的比例 ≥ 10%（图 4-13）。

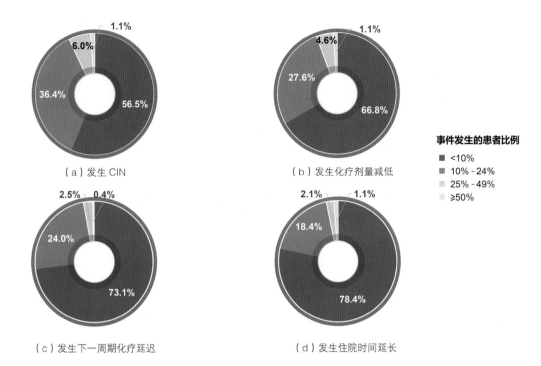

（a）发生 CIN

事件发生的患者比例
- <10%
- 10%~24%
- 25%~49%
- ≥50%

（b）发生化疗剂量减低

（c）发生下一周期化疗延迟

（d）发生住院时间延长

图 4-13　考虑使用预防 CIN 药物的医生对预防性使用 G-CSF 后患者预后和转归情况的临床观念
注：百分比表示认为不同比例的患者发生相应事件的医生在所有考虑使用预防 CIN 药物的医生（$n=283$）中的占比。

4.3.1.2　CIT 预防策略

在调研的 305 名医生中，61.6% 的医生表示会考虑合理使用预防 CIT 的药物，其中，86.2% 的医生考虑使用仅 rhTPO 或含 rhTPO 的药物作为预防性药物，5.3% 的医生考虑合理使用仅 rhIL-11 或 rhIL-11、促血小板生成素受体激动剂的药物作为预防性药物，有 54.2% 的医生考虑使用含促血小板生成素受体激动剂作为预防性药物（图 4-14）。

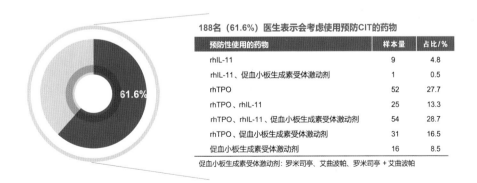

188名（61.6%）医生表示会考虑使用预防CIT的药物

预防性使用的药物	样本量	占比/%
rhIL-11	9	4.8
rhIL-11、促血小板生成素受体激动剂	1	0.5
rhTPO	52	27.7
rhTPO、rhIL-11	25	13.3
rhTPO、rhIL-11、促血小板生成素受体激动剂	54	28.7
rhTPO、促血小板生成素受体激动剂	31	16.5
促血小板生成素受体激动剂	16	8.5

促血小板生成素受体激动剂：罗米司亭、艾曲波帕、罗米司亭＋艾曲波帕

图 4-14　考虑使用预防 CIT 药物的医生分布情况

188 名考虑使用预防 CIT 药物的医生中，仍有近 10% 的医生认为预防性用药后患者仍会发生 CIT 的比例 ≥ 25%，仍有 50% 左右的医生认为发生化疗剂量减低、下一周期化疗延迟以及住院时间延长的患者比例 ≥ 10%（图 4-15）。

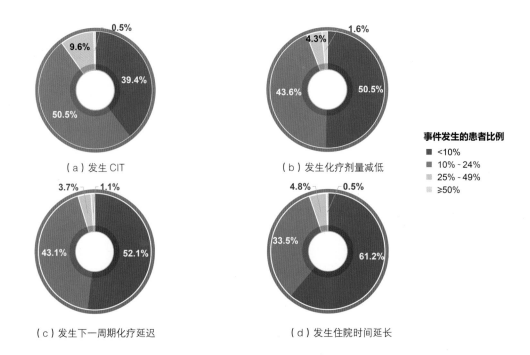

（a）发生 CIT

（b）发生化疗剂量减低

事件发生的患者比例
- <10%
- 10%~24%
- 25%~49%
- ≥50%

（c）发生下一周期化疗延迟

（d）发生住院时间延长

图 4-15　考虑使用预防 CIT 药物的医生对预防性使用药物后患者预后和转归情况的临床观念
注：百分比表示认为不同比例的患者发生相应事件的医生在所有考虑使用预防 CIT 药物医生（n = 188）中的占比。

4.3.2　治疗策略

4.3.2.1　CIN 治疗策略

在调研的 305 名医生中，对于应用 FN 中 / 高危化疗方案的患者，42.0% 的医生表示仅会使用短效 G-CSF 进行治疗，58.0% 的医生表示会使用长效 G-CSF 进行治疗 [图 4-16（a）]。

88.5% 的医生认为 G-CSF 在常用推荐剂量下可以达到最佳的治疗效果 [图 4-16（b）]。

如果接受过或正在接受长效 G-CSF 预防用药的患者出现了 FN，有 61.0% 的医生表示会考虑选择短效 G-CSF 进行补救治疗 [图 4-16（c）]。

在调研的 305 名医生中，分别有 41.4%、37.7% 和 31.8% 的医生认为治疗用药后患者发生化疗剂量减低、下一周期化疗延迟、住院时间延长的比例 ≥ 10%，仍有 16.3% 的医生认为治疗用药后患者 14 天内 ANC 无法恢复至正常范围的比例 ≥ 10%（图 4-17）。

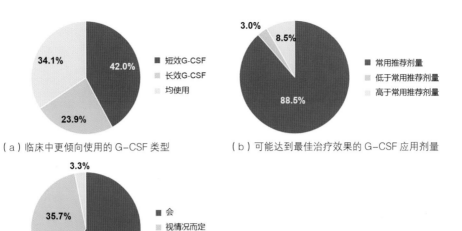

（a）临床中更倾向使用的 G–CSF 类型　　　　　（b）可能达到最佳治疗效果的 G–CSF 应用剂量

（c）接受过或正在接受长效 G–CSF 预防用药的患者，如出现 FN，考虑选择短效 G–CSF 进行补救治疗的医生比例

图 4-16　考虑使用治疗 CIN 药物的医生对于临床中治疗性使用 G–CSF 类型、应用剂量及补救治疗的临床观念
注：常用推荐剂量：rhG–CSF 每日剂量 5 μg/kg；PEG–rhG–CSF 单次剂量：成人 6 mg。

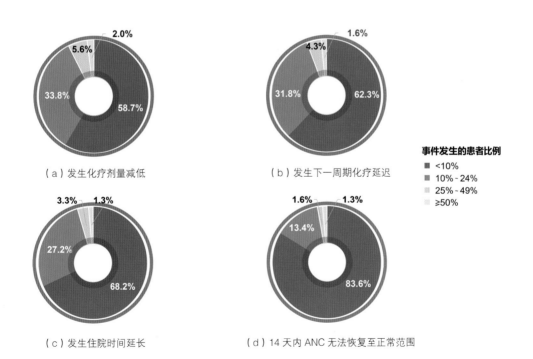

（a）发生化疗剂量减低　　　　　　　　　　　　（b）发生下一周期化疗延迟

（c）发生住院时间延长　　　　　　　　　　　　（d）14 天内 ANC 无法恢复至正常范围

图 4-17　医生对治疗性使用 G–CSF 后患者预后和转归情况的临床观念
注：百分比表示认为不同比例的患者发生相应事件的医生数量在所有医生数量（n = 305）中的占比。

4.3.2.2 CIT 治疗策略

在调研的 305 名医生中，患者发生 ≥ 2 级 CIT 时，22.3% 的医生会在 rhTPO、rhIL-11、促血小板生成素受体激动剂药物以及输注血小板多种干预选择下进行治疗，18.0% 的医生仅选择使用 rhTPO 进行治疗，57.3% 的医生会考虑使用促血小板生成素受体激动剂和含促血小板生成素受体激动剂的药物进行治疗，选择其他治疗性药物的医生比例均 <10%（表 4-1）。

表 4-1　医生对于 CIT 治疗性药物的选择情况

CIT 治疗性药物	医生人数	占比 / %
rhIL-11	9	3.0
rhIL-11、输注血小板	4	1.3
rhIL-11、促血小板生成素受体激动剂	2	0.6
rhIL-11、促血小板生成素受体激动剂、输注血小板	1	0.3
rhTPO	55	18.0
rhTPO、rhIL-11	28	9.2
rhTPO、促血小板生成素受体激动剂	30	9.8
rhTPO、输注血小板	11	3.6
rhTPO、促血小板生成素受体激动剂、输注血小板	21	6.9
rhTPO、rhIL-11、促血小板生成素受体激动剂	47	15.4
rhTPO、rhIL-11、促血小板生成素受体激动剂、输注血小板	68	22.3
rhTPO、rhIL-11、输注血小板	22	7.2
促血小板生成素受体激动剂	6	2.0
输注血小板	1	0.3

注：促血小板生成素受体激动剂：罗米司亭、艾曲波帕、罗米司亭 + 艾曲波帕等。

10% 以上的医生认为 ≥ 2 级 CIT 患者获得治疗后发生化疗剂量减低、下一周期化疗延迟以及住院时间延长的比例 ≥ 25%。55.4% 的医生认为 ≥ 2 级 CIT 的患者在药物治疗后血小板计数恢复至正常范围需要 7 ~ 14 天，5.9% 的医生认为该时间会超过 14 天。具体数据详见图 4-18。

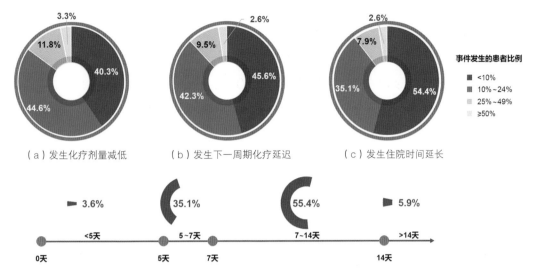

（a）发生化疗剂量减低　　　　　（b）发生下一周期化疗延迟　　　　　（c）发生住院时间延长

（d）发生 ≥ 2 级 CIT 时，仅应用药物治疗的前提下，患者血小板计数恢复至正常范围通常需要的天数

图 4-18　医生对发生 ≥ 2 级 CIT 的患者使用治疗性药物后预后和转归情况的临床观念

注：百分比表示认为不同比例的患者发生相应事件的医生在所有医生（n = 305）中的占比。

4.4　当下及未来诊疗格局变化对化疗地位的潜在影响

4.4.1　ICIs 对传统化疗地位的影响

尽管参与调研的医生所从事的瘤种不尽相同，但医生关于 ICIs 对传统化疗地位影响的临床观念较为一致，有半数以上医生认为当下 ICIs 对传统化疗的治疗地位无影响。关于 ICIs 对传统化疗地位影响的临床观念见图 4-19。

由此可见，ICIs 的出现仍没有替代化疗的地位，传统化疗在抗肿瘤治疗中的地位依然难以撼动。

4.4.2　ADC 对传统化疗地位的影响

在参与调研的医生中，有 38.5% ~ 50.0% 的医生认为 ADC 药物未来不会影响传统化疗的治疗地位。医生关于 ADC 对传统化疗地位影响的临床观念见图 4-20。

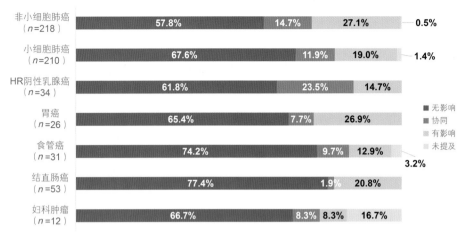

图 4-19 从事不同瘤种诊疗工作的医生关于 ICIs 对化疗地位潜在影响的临床观念

无影响：医生认为化疗仍然是基石、化疗的地位仍无法撼动 / 化疗仍为基本的治疗方式（免疫治疗只是锦上添花）/ 很难去化疗 / 化疗还是有着很重要的位置 / 不会产生很大的影响 / 无法替代化疗的地位等

协同：医生认为两者关系相辅相成 / 相互成就 / 互惠互利 / 协同增效 / 达到 1+1>2 的效果等

有影响：医生认为传统化疗的地位受到了很大冲击 / 有很大影响 / 逐渐被取代 / 去化疗 / 免疫单药治疗成为一线选择 / 有一定影响 / 影响很大等

未提及：部分医生说明了免疫的应用或者药物方案的选择，描述了免疫治疗的疗效和安全性，未提及免疫对化疗地位的影响，或者未涉及这一瘤种领域

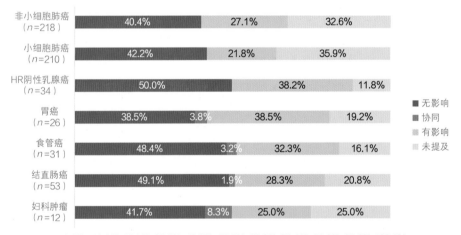

图 4-20 从事不同瘤种诊疗工作的医生关于 ADC 对化疗地位潜在影响的临床观念

无影响：医生认为 ADC 药物未来无法对化疗的地位产生影响，或者指出目前或短期内 ADC 药物无法影响化疗的地位，化疗仍为该瘤种和治疗领域的基石，且没有谈及对未来的影响

协同：医生认为两者关系相辅相成 / 相互成就 / 互惠互利 / 协同增效 / 达到 1+1>2 的效果等

有影响：医生认为 ADC 在该瘤种取得了很好的效果，对传统化疗的地位具有较大影响，或者经过长足的发展后对化疗的地位会有所影响，有可能会替代传统化疗的地位

未提及：医生认为仍需研究探索 / 影响不明确 / 应用较少 / 缺乏证据等

从事不同瘤种诊疗工作的医生中，认为 ADC 药物未来不会对传统化疗的治疗地位产生影响的医生数量仍高于认为有影响的医生数量。但与 ICIs 相比，认为无影响的医生比例在各瘤种中都有不同程度的下降。由此可见，虽然有一定比例的医生认为 ADC 未来会对传统化疗的地位产生影响，但是更多医生认为化疗在将来仍为肿瘤治疗领域的基石。相比于 ICIs，更多的医生相信 ADC 会改变未来抗肿瘤药物治疗的格局，对传统化疗的地位影响更大。

4.5　不同亚组下的临床医生间的 CIM 观念

4.5.1　地域亚组

4.5.1.1　关于肺癌化疗过程中 CIM 发生率的临床观念

1）总体发生率

对于广泛期小细胞肺癌和晚期非小细胞肺癌患者化疗过程中 CIM 总体发生率，大多数区域的医生临床观念相一致。具体数据见表 4-2。

其余瘤种不在此作详细展示[①]。

2）≥3 级 CIM 发生率

大多数区域的医生对于广泛期小细胞肺癌 ≥3 级 CIM 发生率的临床观念基本一致。各区域关于晚期非小细胞肺癌 ≥3 级 CIM 发生率的医生观念差异较大。具体调研数据见表 4-2。

其余瘤种不在此作详细展示[①]。

表 4-2　不同地域医生对各瘤种晚期化疗过程中 CIM 总体发生率的临床观念

管理及转归情况	第 1 周期	第 2 周期	第 3 周期	第 4 周期	第 5 周期	第 6 周期	>6 周期
CIM 总体发生情况							
广泛期小细胞肺癌	$n = 22$	$n = 26$	$n = 54$	$n = 38$	$n = 29$	$n = 16$	$n = 33$
<10%	0	1(3.8%)	1(1.9%)	0	0	0	0
10% ~ 24%	3(13.6%)	1(3.8%)	12(22.2%)	7(18.4%)	3(10.3%)	2(12.5%)	4(12.1%)
25% ~ 49%	11(50.0%)	6(23.1%)	15(27.8%)	9(23.7%)	9(31.0%)	5(31.3%)	11(33.3%)
≥ 50%	8(36.4%)	18(69.2%)	26(48.1%)	22(57.9%)	17(58.6%)	9(56.3%)	18(54.5%)

---

① 如需要此类详细数据信息，可联系本项目组秘书处获取。

管理及转归情况	第 1 周期	第 2 周期	第 3 周期	第 4 周期	第 5 周期	第 6 周期	>6 周期
晚期非小细胞肺癌	$n = 22$	$n = 26$	$n = 54$	$n = 38$	$n = 29$	$n = 16$	$n = 33$
<10%	0	1(3.8%)	3(5.6%)	1(2.6%)	0	3(18.8%)	1(3.0%)
10% ~ 24%	5(22.7%)	5(19.2%)	12(22.2%)	11(28.9%)	3(10.3%)	3(18.8%)	6(18.2%)
25% ~ 49%	14(63.6%)	9(34.6%)	21(38.9%)	14(36.8%)	13(44.8%)	5(31.3%)	14(42.4%)
≥50%	3(13.6%)	11(42.3%)	18(33.3%)	12(31.6%)	13(44.8%)	5(31.3%)	12(36.4%)
≥ 3 级 CIM 发生情况							
广泛期小细胞肺癌	$n = 22$	$n = 26$	$n = 54$	$n = 38$	$n = 29$	$n = 16$	$n = 33$
<10%	0	3(11.5%)	15(27.8%)	6(15.8%)	6(20.7%)	1(6.3%)	7(21.2%)
10% ~ 24%	16(72.7%)	16(61.5%)	28(51.9%)	15(39.5%)	16(55.2%)	10(62.5%)	19(57.6%)
25% ~ 49%	5(22.7%)	7(26.9%)	11(20.4%)	14(36.8%)	7(24.1%)	4(25.0%)	7(21.2%)
≥ 50%	1(4.5%)	0	0	3(7.9%)	0	1(6.3%)	0
晚期非小细胞肺癌	$n = 22$	$n = 26$	$n = 54$	$n = 38$	$n = 29$	$n = 16$	$n = 33$
<10%	4(18.2%)	7(26.9%)	17(31.5%)	10(26.3%)	6(20.7%)	6(37.5%)	11(33.3%)
10% ~ 24%	14(63.6%)	15(57.7%)	27(50.0%)	17(44.7%)	19(65.5%)	5(31.3%)	20(60.6%)
25% ~ 49%	4(18.2%)	3(11.5%)	8(14.8%)	9(23.7%)	4(13.8%)	4(25.0%)	2(6.1%)
≥ 50%	0	1(3.8%)	2(3.7%)	2(5.3%)	0	1(6.3%)	0

注：表格中括号外的数据为样本量，括号内的数据为占比。

4.5.1.2　关于各瘤种辅助 / 新辅助化疗过程中 CIM 发生率的临床观念

该亚组分析结果与总人群总体趋势一致，在此不再作详细展示①。

4.5.1.3　关于发生 CIM 高危因素的临床观念

所有区域均有 95% 以上的医生认为"既往发生过 CIM"为患者发生 CIM 的高危因素；除东北区域，其他所有区域均有 80% 以上的医生认为"姑息性化疗"为发生 CIM 的高危因素；除东北区域，其他区域均有 75% 以上的医生认为"肿瘤侵犯骨髓"为发生 CIM 的高危因素（表 4-3）。

---

① 如需要此类详细数据信息，可联系本项目组秘书处获取。

表 4-3　不同地域医生关于发生 CIM 高危因素的临床观念

认为的高危因素	东北地区	华北地区	华东地区	华南地区	华中地区	西北地区	西南地区
	$n = 27$	$n = 41$	$n = 87$	$n = 52$	$n = 34$	$n = 28$	$n = 36$
姑息性化疗	19(70.4%)	35(85.4%)	70(80.5%)	49(94.2%)	30(88.2%)	24(85.7%)	30(83.3%)
既往有放 / 化疗史	6(22.2%)	9(22%)	22(25.3%)	25(48.1%)	11(32.4%)	8(28.6%)	12(33.3%)
既往发生过化疗所致的骨髓抑制（CIM）	27(100%)	41(100%)	83(95.4%)	50(96.2%)	34(100%)	27(96.4%)	35(97.2%)
ECOG-PS 评分 ≥ 2 分	15(55.6%)	31(75.6%)	64(73.6%)	40(76.9%)	26(76.5%)	21(75.0%)	26(72.2%)
化疗前血常规显示中性粒细胞 / 血小板 / 血红蛋白低于正常范围	19(70.4%)	35(85.4%)	62(71.3%)	43(82.7%)	32(94.1%)	22(78.6%)	30(83.3%)
有出血风险	9(33.3%)	11(26.8%)	20(23%)	12(23.1%)	8(23.5%)	5(17.9%)	11(30.6%)
合并感染	10(37.0%)	18(43.9%)	36(41.4%)	17(32.7%)	14(41.2%)	7(25.0%)	12(33.3%)
年龄 >65 岁	20(74.1%)	32(78.0%)	67(77.0%)	36(69.2%)	26(76.5%)	18(64.3%)	28(77.8%)
肿瘤侵犯骨髓	19(70.4%)	37(90.2%)	66(75.9%)	43(82.7%)	29(85.3%)	22(78.6%)	30(83.3%)
慢性免疫抑制状态	13(48.1%)	21(51.2%)	41(47.1%)	15(28.8%)	19(55.9%)	15(53.6%)	11(30.6%)
营养状况差	15(55.6%)	38(92.7%)	65(74.7%)	40(76.9%)	28(82.4%)	20(71.4%)	27(75.0%)
未控制的缺血性心脏疾病或有临床意义的充血性心力衰竭	3(11.1%)	4(9.8%)	9(10.3%)	4(7.7%)	9(26.5%)	1(3.6%)	3(8.3%)
化疗方案，化疗药物选择	0	1(2.4%)	0	0	0	1(3.6%)	0

注：表格中括号外的数据为样本量，括号内的数据为占比。

4.5.1.4 关于血制品供应时间长短的情况

患者因发生 CRA 需输血治疗时，所有区域均有超过 50% 的医生认为所在医院的血制品难以在 24 小时内提供（图 4-21）。

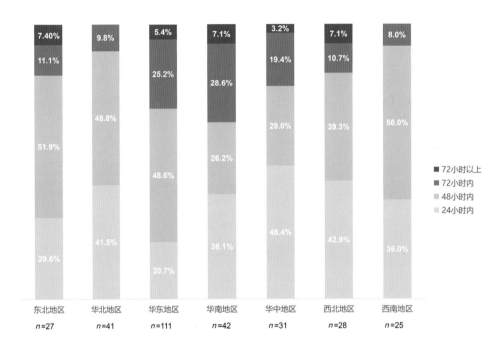

图 4-21 不同地域医生关于血制品供应时间长短的临床观念

4.5.1.5 关于 CIM 治疗所致不良反应的临床观念

该亚组分析结果与总人群总体趋势一致，在此不再作详细展示[①]。

4.5.1.6 医生关于 CIM 预防策略的临床观念

1）CIN 预防策略

根据临床实践经验，对于临床中应用 FN 中 / 高危方案化疗的患者，所有地域的医生有 90% 以上表示会考虑使用预防 CIN 的药物 [图 4-22（a）]。

在考虑使用预防 CIN 药物的医生中，所有地域中 63.0% ~ 76.9% 的医生在临床中更倾向于使用长效 G-CSF 进行预防 [图 4-22（b）]，90% 左右的医生认为 G-CSF 在常用推荐剂量下可达到最佳预防效果 [图 4-22（c）]。

---

① 如需要此类详细数据信息，可联系本项目组秘书处获取。

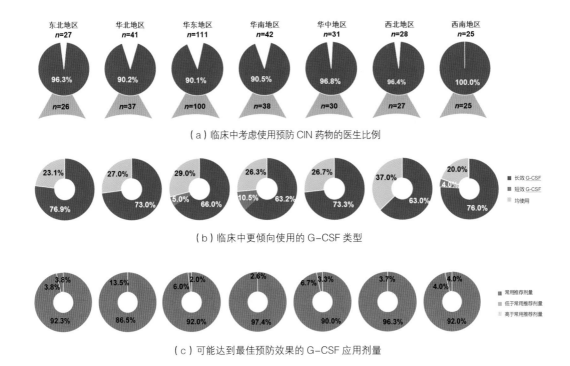

（a）临床中考虑使用预防 CIN 药物的医生比例

（b）临床中更倾向使用的 G-CSF 类型

（c）可能达到最佳预防效果的 G-CSF 应用剂量

图 4-22　不同地域考虑使用预防 CIN 药物的医生占比以及对于临床中预防性使用 G-CSF 类型及应用剂量的临床观念

注：（a）百分比表示考虑使用 CIN 药物在各区域所有调研医生中的占比；（b）百分比表示各区域选择相关 G-CSF 类型药物的医生在所有考虑使用预防 CIN 药物的医生中的占比；（c）百分比表示各区域选择相关药物剂量的医生在所有考虑使用预防 CIN 药物的医生中的占比；常用推荐剂量：rhG-CSF 每日剂量 5μg/kg；PEG-rhG-CSF 单次剂量：成人 6 mg。

　　地域亚组分析结果显示，各地域医生对于使用 CIN 预防性药物后的转归情况与总体情况基本一致。华南地区和华中地区有 10% 左右的医生认为预防性用药后患者发生 CIN 的比例 ≥ 25%；除西南地区，其他地区有不超过 40% 的医生认为使用预防 CIN 的药物后患者出现化疗药物剂量减低及化疗延迟的比例 ≥ 10%；有不超过 32% 的医生认为使用预防 CIN 的药物后患者会出现住院时间延长的比例 ≥ 10%（表 4-4）。

　　2）CIT 预防策略

　　在参与调研的所有区域中有 40.0% ~ 85.2% 的医生表示会考虑使用预防 CIT 的药物，其中东北地区（85.2%）和华中地区（80.6%）的医生比例最高（图 4-23）。

　　（1）东北、华北、华东以及华南地区的医生只选择使用 rhTPO 预防 CIT 的比例高于其他地域的医生。

　　（2）华北、华中以及西北地区的医生会更多考虑选择"rhTPO"或"rhTPO、rhIL-11、促血小板生成素受体激动剂"。

　　（3）所有地域单独选择使用促血小板生成素受体激动剂预防 CIT 的医生比例均低于20%。

表 4-4 不同地域考虑使用预防 CIN 药物的医生对预防性使用 G-CSF 后
患者预后和转归情况的临床观念

患者发生的比例	东北地区 (*n* = 26)	华北地区 (*n* = 37)	华东地区 (*n* = 100)	华南地区 (*n* = 38)	华中地区 (*n* = 30)	西北地区 (*n* = 27)	西南地区 (*n* = 25)
在应用 FN 中 / 高危方案化疗时，在预防用药的前提下，仍会发生 CIN 的患者比例							
<10%	22(84.6%)	25(67.6%)	58(58.0%)	12(31.6%)	18(60.0%)	14(51.9%)	11(44.0%)
10% ~ 24%	4(15.4%)	10(27.0%)	34(34.0%)	21(55.3%)	8(26.7%)	12(44.4%)	14(56.0%)
25% ~ 49%	0	1(2.7%)	6(6.0%)	5(13.2%)	4(13.3%)	1(3.7%)	0
≥ 50%	0	1(2.7%)	2(2.0%)	0	0	0	0
在应用 FN 中 / 高危方案化疗时，在预防用药的前提下，仍会发生化疗剂量减低的患者比例							
<10%	21(80.8%)	28(75.7%)	65(65.0%)	23(60.5%)	18(60.0%)	21(77.8%)	13(52.0%)
10% ~ 24%	5(19.2%)	7(18.9%)	32(32.0%)	12(31.6%)	9(30.0%)	4(14.8%)	9(36.0%)
25% ~ 49%	0	0	3(3.0%)	3(7.9%)	2(6.7%)	2(7.4%)	3(12.0%)
≥ 50%	0	2(5.4%)	0	0	1(3.3%)	0	0
在应用 FN 中 / 高危方案化疗时，在预防用药的前提下，仍会发生下一周期化疗延迟的患者比例							
<10%	22(84.6%)	33(89.2%)	73(73.0%)	23(60.5%)	21(70.0%)	19(70.4%)	16(64.0%)
10% ~ 24%	4(15.4%)	2(5.4%)	27(27.0%)	12(31.6%)	9(30.0%)	6(22.2%)	8(32.0%)
25% ~ 49%	0	2(5.4%)	0	2(5.3%)	0	2(7.4%)	1(4.0%)
≥ 50%	0	0	0	1(2.6%)	0	0	0
在应用 FN 中 / 高危方案化疗时，在预防用药的前提下，仍会发生住院时间延长的患者比例							
<10%	23(88.5%)	34(91.9%)	73(73%)	31(81.6%)	24(80%)	20(74.1%)	17(68.0%)
10% ~ 24%	3(11.5%)	1(2.7%)	23(23%)	6(15.8%)	5(16.7%)	6(22.2%)	8(32.0%)
25% ~ 49%	0	1(2.7%)	3(3%)	1(2.6%)	1(3.3%)	0	0
≥ 50%	0	1(2.7%)	1(1%)	0	0	1(3.7%)	0

注：表格中括号外的数据为样本量，括号内的数据为占比。

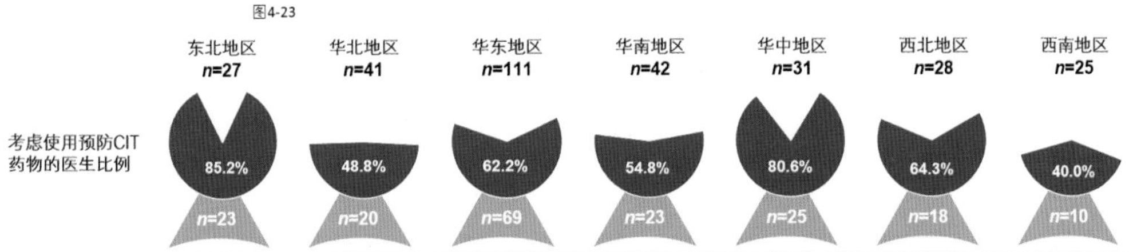

图4-23

药物选择	东北地区 n=27 / n=23	华北地区 n=41 / n=20	华东地区 n=111 / n=69	华南地区 n=42 / n=23	华中地区 n=31 / n=25	西北地区 n=28 / n=18	西南地区 n=25 / n=10
考虑使用预防CIT药物的医生比例	85.2%	48.8%	62.2%	54.8%	80.6%	64.3%	40.0%

药物选择	医生占比情况						
rhIL-11	1(4.3%)	0(0.0)	5(7.2%)	1(4.3%)	0(0.0)	1(5.6%)	1(10.0%)
rhTPO	12(52.2%)	6(30.0%)	18(26.1%)	6(26.1%)	5(20.0%)	3(16.7%)	2(20.0%)
促血小板生成素受体激动剂	1(4.3%)	0(0.0)	9(13.0%)	4(17.4%)	1(4%)	0(0.0)	1(10.0%)
rhIL-11、促血小板生成素受体激动剂	0(0.0)	0(0.0)	0(0.0)	1(4.3%)	0(0.0)	0(0.0)	0(0.0)
rhTPO、rhIL-11	3(13.0%)	4(20.0%)	7(10.1%)	2(8.7%)	3(12.0%)	3(16.7%)	3(30.0%)
rhTPO、促血小板生成素受体激动剂	0(0.0)	2(10%)	14(20.3%)	3(13.0%)	6(24.0%)	3(16.7%)	3(30.0%)
rhTPO、rhIL-11、促血小板生成素受体激动剂	6(26.1%)	8(40.0%)	16(23.2%)	6(26.1%)	10(40.0%)	8(44.4%)	0(0.0)

图 4-23　不同地域的医生考虑使用预防 CIT 药物的比例以及对预防 CIT 药物的选择情况

注：促血小板生成素受体激动剂如罗米司亭、艾曲波帕、罗米司亭 + 艾曲波帕。

地域亚组分析结果显示，各地域医生对于使用 CIT 预防性药物后的转归情况与总体情况基本一致，10% 左右的医生认为预防性用药后患者仍会发生 CIT、化疗剂量减低以及下一周期化疗延迟的比例≥ 25%，40% 左右的医生认为预防性用药后会患者仍会住院时间延长的比例≥ 10%（表 4-5）。

表 4-5　不同地域考虑使用预防 CIN 药物的医生对预防性使用 G-CSF 后患者预后和转归情况的临床观念

患者发生的比例	东北地区 (n = 23)	华北地区 (n = 20)	华东地区 (n = 69)	华南地区 (n = 23)	华中地区 (n = 25)	西北地区 (n = 18)	西南地区 (n = 10)
在预防用药的前提下，仍会发生 CIT 的患者比例							
<10%	15(65.2%)	7(35.0%)	22(31.9%)	8(34.8%)	10(40.0%)	10(55.6%)	2(20.0%)
10% ~ 24%	8(34.8%)	10(50.0%)	39(56.5%)	14(60.9%)	11(44.0%)	5(27.8%)	8(80.0%)
25% ~ 49%	0	3(15.0%)	7(10.1%)	1(4.3%)	4(16.0%)	3(16.7%)	0
≥ 50%	0	0	1(1.4%)	0	0	0	0
在预防用药的前提下，仍会发生化疗剂量减低的患者比例							
<10%	19(82.6%)	9(45.0%)	28(40.6%)	13(56.5%)	11(44.0%)	13(72.2%)	2(20.0%)

患者发生的比例	东北地区 (*n* = 23)	华北地区 (*n* = 20)	华东地区 (*n* = 69)	华南地区 (*n* = 23)	华中地区 (*n* = 25)	西北地区 (*n* = 18)	西南地区 (*n* = 10)
10% ~ 24%	4(17.4%)	9(45.0%)	35(50.7%)	10(43.5%)	12(48.0%)	4(22.2%)	8(80.0%)
25% ~ 49%	0	1(5.0%)	4(5.8%)	0	2(8.0%)	1(5.6%)	0
≥ 50%	0	1(5.0%)	2(2.9%)	0	0	0	0
在预防用药的前提下，仍会发生下一周期化疗延迟的患者比例							
<10%	17(73.9%)	9(45.0%)	31(44.9%)	12(52.2%)	13(52.0%)	11(61.1%)	5(50.0%)
10% ~ 24%	6(26.1%)	10(50.0%)	33(47.8%)	11(47.8%)	10(40.0%)	6(33.3%)	5(50.0%)
25% ~ 49%	0	1(5.0%)	4(5.8%)	0	2(8.0%)	0	0
≥ 50%	0	0	1(1.4%)	0	0	1(5.6%)	0
在预防用药的前提下，仍会发生住院时间延长的患者比例							
<10%	19(82.6%)	13(65.0%)	36(52.2%)	14(60.9%)	15(60.0%)	13(72.2%)	5(50.0%)
10% ~ 24%	3(13.0%)	6(30.0%)	30(43.5%)	9(39.1%)	6(24.0%)	4(22.2%)	5(50.0%)
25% ~ 49%	1(4.3%)	1(5.0%)	2(2.9%)	0	4(16.0%)	1(5.6%)	0
≥ 50%	0	0	1(1.4%)	0	0	0	0

注：表格中括号外的数据为样本量，括号内的数据为占比。

4.5.1.7 关于 CIM 治疗策略的临床观念

1）CIN 治疗策略

对于应用 FN 中 / 高危化疗方案的患者，绝大多数地域的医生均有 40.0% 以上表示会使用短效 G-CSF 进行治疗 [图 4-24（a）]，大多数地域 20% 的医生表示会使用长效 G-CSF 进行治疗。

所有地域均有 80% 以上的医生认为 G-CSF 在常用推荐剂量下可以达到最佳的治疗效果 [图 4-24（b）]。

如果接受过或正在接受长效 G-CSF 预防用药的患者出现了 FN，大多数地域 60% 以上的医生表示会考虑选择短效 G-CSF 进行补救治疗 [图 4-24（c）]。

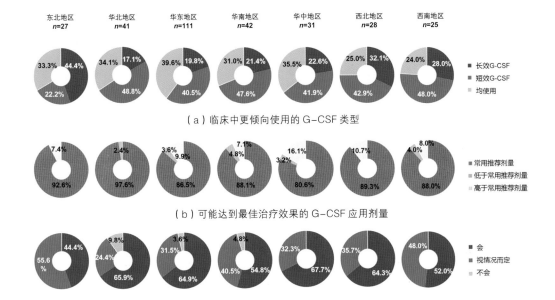

东北地区 n=27　华北地区 n=41　华东地区 n=111　华南地区 n=42　华中地区 n=31　西北地区 n=28　西南地区 n=25

（a）临床中更倾向使用的 G-CSF 类型

■ 长效G-CSF
■ 短效G-CSF
■ 均使用

（b）可能达到最佳治疗效果的 G-CSF 应用剂量

■ 常用推荐剂量
■ 低于常用推荐剂量
■ 高于常用推荐剂量

（c）接受过或正在接受长效 G-CSF 预防用药的患者，如出现 FN，考虑选择短效 G-CSF 进行补救治疗的医生比例

■ 会
■ 视情况而定
■ 不会

图 4-24　不同地域考虑使用治疗 CIN 药物的医生对于临床中治疗性使用 G-CSF 类型、应用剂量及补救治疗的临床观念

注：常用推荐剂量：rhG-CSF 每日剂量 5μg/kg；PEG-rhG-CSF 单次剂量：成人 6 mg。

地域亚组分析结果显示，各区域医生对于使用 CIN 预防性药物后的转归情况与总体情况基本一致。多数区域 40% 左右的医生认为治疗用药后患者发生化疗剂量减低、下一周期化疗延迟以及住院时间延长的比例 ≥ 10%，20% 左右的医生认为患者 14 天内中性粒细胞绝对值无法恢复至正常范围的比例 ≥ 10%（表 4-6）。

2）CIT 治疗策略

在调研的各区域医生中，若患者发生 ≥ 2 级 CIT，绝大多数区域 20% ~ 30% 的医生会在 rhTPO、rhIL-11、促血小板生成素受体激动剂药物及输注血小板多种干预选择下进行治疗，14.3% ~ 37.0% 的医生仅选择使用 rhTPO 进行治疗，2.4% ~ 8.0% 的医生仅选择使用 rhIL-11 进行治疗（表 4-7）。

表 4-6　不同地域考虑使用 CIN 治疗药物的医生对治疗性使用 G-CSF 后患者预后
和转归情况的临床观念

患者发生的比例	东北地区 (n = 27)	华北地区 (n = 41)	华东地区 (n = 111)	华南地区 (n = 42)	华中地区 (n = 31)	西北地区 (n = 28)	西南地区 (n = 25)
在应用 FN 中 / 高危方案化疗时，在治疗用药的前提下，仍会发生化疗剂量减低的患者比例							
<10%	21(77.8%)	26(63.4%)	59(53.2%)	19(45.2%)	19(61.3%)	18(64.3%)	17(68.0%)
10% ~ 24%	6(22.2%)	11(26.8%)	40(36.0%)	20(47.6%)	10(32.3%)	9(32.1%)	7(28.0%)
25% ~ 49%	0	2(4.9%)	9(8.1%)	3(7.1%)	1(3.2%)	1(3.6%)	1(4.0%)
≥ 50%	0	2(4.9%)	3(2.7%)	0	1(3.2%)	0	0
在应用 FN 中 / 高危方案化疗时，在治疗用药的前提下，仍会发生下一周期化疗延迟的患者比例							
<10%	21(77.8%)	30(73.2%)	64(57.7%)	23(54.8%)	21(67.7%)	16(57.1%)	15(60.0%)
10% ~ 24%	6(22.2%)	10(24.4%)	36(32.4%)	17(40.5%)	8(25.8%)	11(39.3%)	9(36.0%)
25% ~ 49%	0	0	7(6.3%)	2(4.8%)	2(6.5%)	1(3.6%)	1(4.0%)
≥ 50%	0	1(2.4%)	4(3.6%)	0	0	0	0
在应用 FN 中 / 高危方案化疗时，在治疗用药的前提下，仍会发生住院时间延长的患者比例							
<10%	22(81.5%)	30(73.2%)	67(60.4%)	32(76.2%)	21(67.7%)	21(75%)	15(60.0%)
10% ~ 24%	4(14.8%)	9(22.0%)	36(32.4%)	9(21.4%)	9(29.0%)	6(21.4%)	10(40.0%)
25% ~ 49%	1(3.7%)	2(4.9%)	4(3.6%)	1(2.4%)	1(3.2%)	1(3.6%)	0
≥ 50%	0	0	4(3.6%)	0	0	0	0
在应用 FN 中 / 高危方案化疗时，在治疗用药的前提下，14 天内仍无法恢复至正常范围的患者比例							
<10%	26(96.3%)	39(95.1%)	92(82.9%)	33(78.6%)	25(80.6%)	22(78.6%)	18(72.0%)
10% ~ 24%	1(3.7%)	2(4.9%)	15(13.5%)	5(11.9%)	6(19.4%)	6(21.4%)	6(24.0%)
25% ~ 49%	0	0	2(1.8%)	2(4.8%)	0	0	1(4.0%)
≥ 50%	0	0	2(1.8%)	2(4.8%)	0	0	0

注：表格中括号外的数据为样本量，括号内的数据为占比。

表 4-7 针对发生了 ≥ 2 级 CIT 的患者，不同地域的医生对治疗性药物的选择情况

药物	东北地区 (n = 27)	华北地区 (n = 41)	华东地区 (n = 111)	华南地区 (n = 42)	华中地区 (n = 31)	西北地区 (n = 28)	西南地区 (n = 25)
rhIL-11	0	1(2.4%)	4(3.6%)	0	0	2(7.1%)	2(8.0%)
rhIL-11、输注血小板	0	0	1(0.9%)	3(7.1%)	0	0	0
rhIL-11、促血小板生成素受体激动剂	0	0	2(1.8%)	0	0	0	0
rhIL-11、促血小板生成素受体激动剂，输注血小板	0	1(2.4%)	0	0	0	0	0
rhTPO	10(37%)	8(19.5%)	17(15.3%)	6(14.3%)	5(16.1%)	4(14.3%)	5(20.0%)
rhTPO、rhIL-11	5(18.5%)	3(7.3%)	11(9.9%)	2(4.8%)	4(12.9%)	1(3.6%)	2(8.0%)
rhTPO、促血小板生成素受体激动剂	1(3.7%)	4(9.8%)	12(10.8%)	5(11.9%)	3(9.7%)	2(7.1%)	3(12.0%)
rhTPO、输注血小板	1(3.7%)	1(2.4%)	3(2.7%)	2(4.8%)	1(3.2%)	2(7.1%)	1(4.0%)
rhTPO、促血小板生成素受体激动剂、输注血小板	2(7.4%)	6(14.6%)	5(4.5%)	4(9.5%)	3(9.7%)	0	1(4.0%)
rhTPO、rhIL-11、促血小板生成素受体激动剂	1(3.7%)	4(9.8%)	26(23.4%)	5(11.9%)	5(16.1%)	4(14.3%)	2(8.0%)
rhTPO、rhIL-11、促血小板生成素受体激动剂、输注血小板	5(18.5%)	11(26.8%)	20(18%)	9(21.4%)	7(22.6%)	8(28.6%)	8(32%)
rhTPO、rhIL-11、输注血小板	1(3.7%)	2(4.9%)	6(5.4%)	6(14.3%)	1(3.2%)	5(17.9%)	1(4%)
促血小板生成素受体激动剂	1(3.7%)	0	3(2.7%)	0	2(6.5%)	0	0
输注血小板	0	0	1(0.9%)	0	0	0	0

注：医生可选择多项药物类型与组合；表格中括号外的数据为样本量，括号内的数据为占比。

　　所有地域有近 20% 的医生认为 ≥ 2 级 CIT 患者经治疗后发生化疗剂量减低、下一周期化疗延迟以及住院时间延长的比例 ≥ 25%。绝大多数地域有 50% 以上的医生认为 ≥ 2 级 CIT 患者经药物治疗后血小板计数恢复至正常范围需要 7 ~ 14 天（表 4-8）。

表 4-8　不同地域的医生对发生 ≥ 2 级 CIT 的患者使用治疗性药物后预后和转归情况的临床观念

患者发生的比例	东北地区 (n = 27)	华北地区 (n = 41)	华东地区 (n = 111)	华南地区 (n = 42)	华中地区 (n = 31)	西北地区 (n = 28)	西南地区 (n = 25)
在发生 ≥ 2 级 CIT 时，使用治疗性药物后仍会发生化疗剂量减低的患者比例							
<10%	16(59.3%)	18(43.9%)	38(34.2%)	14(33.3%)	17(54.8%)	14(50.0%)	6(24.0%)
10% ~ 24%	10(37%)	17(41.5%)	51(45.9%)	22(52.4%)	10(32.3%)	11(39.3%)	15(60.0%)
25% ~ 49%	1(3.7%)	5(12.2%)	16(14.4%)	5(11.9%)	4(12.9%)	2(7.1%)	3(12.0%)
≥ 50%	0	1(2.4%)	6(5.4%)	1(2.4%)	0	1(3.6%)	1(4.0%)
在发生 ≥ 2 级 CIT 时，使用治疗性药物后仍会发生下一周期化疗延迟的患者比例							
<10%	18(66.7%)	20(48.8%)	42(37.8%)	21(50%)	18(58.1%)	12(42.9%)	8(32.0%)
10% ~ 24%	9(33.3%)	16(39%)	50(45%)	16(38.1%)	8(25.8%)	16(57.1%)	14(56.0%)
25% ~ 49%	0	4(9.8%)	14(12.6%)	4(9.5%)	5(16.1%)	0	2(8.0%)
≥ 50%	0	1(2.4%)	5(4.5%)	1(2.4%)	0	0	1(4.0%)
在发生 ≥ 2 级 CIT 时，使用治疗性药物后仍会发生住院时间的延长的患者比例							
<10%	19(70.4%)	24(58.5%)	54(48.6%)	23(54.8%)	19(61.3%)	18(64.3%)	9(36.0%)
10% ~ 24%	7(25.9%)	12(29.3%)	42(37.8%)	14(33.3%)	8(25.8%)	9(32.1%)	15(60.0%)
25% ~ 49%	1(3.7%)	5(12.2%)	9(8.1%)	4(9.5%)	4(12.9%)	0	1(4.0%)
≥ 50%	0	0	6(5.4%)	1(2.4%)	0	1(3.6%)	0
在发生 ≥ 2 级 CIT 时，仅应用药物治疗的前提下，患者血小板计数恢复至正常范围通常需要的天数							
<5 天	0	0	6(5.4%)	2(4.8%)	2(6.5%)	1(3.6%)	0
5 ~ 7 天	18(66.7%)	20(48.8%)	34(30.6%)	10(23.8%)	8(25.8%)	12(42.9%)	5(20.0%)
7 ~ 14 天	8(29.6%)	19(46.3%)	63(56.8%)	27(64.3%)	19(61.3%)	15(53.6%)	18(72.0%)
>14 天	1(3.7%)	2(4.9%)	8(7.2%)	3(7.1%)	2(6.5%)	0	2(8.0%)

注：表格中括号外的数据为样本量，括号内的数据为占比。

3）关于 ≥ 3 级 CIM 患者在对症治疗后 2 周内血常规主要指标仍无法恢复至正常范围的
情况

在所有地域中，发生 ≥ 3 级 CIM 的患者，仍有 7.3% ~ 21.4% 的医生认为患者在对
症治疗后 2 周内血常规主要指标仍无法恢复至正常范围的比例 ≥ 25%（图 4-25）。

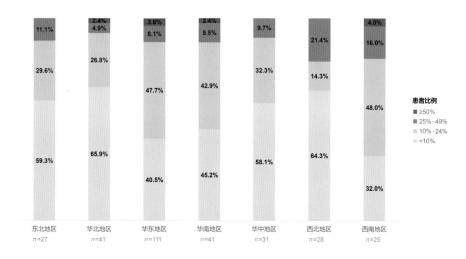

图 4-25 不同地域的医生对发生 ≥ 3 级 CIM 的患者在对症治疗后 2 周内血常规主要指标
仍无法恢复至正常范围的临床观念

注：百分比表示认为不同比例的患者发生相应事件的医生在各区域医生中的占比。

4.5.2 城市亚组

4.5.2.1 关于各瘤种晚期化疗过程中 CIM 发生率及严重程度的临床观念

1）总体发生率

对于广泛期小细胞肺癌患者化疗过程中 CIM 总体发生率，各等级城市中的医生临床观
念较为一致（表 4-9），五线城市及其他由于样本量少（1 个），具体数据见表 4-9。

2）≥ 3 级 CIM 发生率

大多数不同等级城市的医生认为，广泛期小细胞肺癌患者化疗过程 ≥ 3 级 CIM 发生率
为 10% ~ 24%；各等级城市医生对于晚期非小细胞肺癌 ≥ 3 级 CIM 发生率的临床观念相
一致（表 4-9）。五线城市及其他城市由于样本量少（1 个），具体数据见表 4-9。

其余瘤种情况不在此作展示[①]。

---

① 如需要此类详细数据信息，可联系本项目组秘书处获取。

表 4-9　不同等级城市的医生对各瘤种晚期化疗过程中 CIM 总体发生率以及严重程度的临床观念

CIM 总体发生率	一线城市	新一线城市	二线城市	三线城市	四线城市	五线城市及其他
广泛期小细胞肺癌	$n = 23$	$n = 80$	$n = 63$	$n = 35$	$n = 16$	$n = 1$
<10%	0	0	1(1.6%)	1(2.9%)	0	0
10% ~ 24%	4(17.4%)	15(18.8%)	6(9.5%)	5(14.3%)	2(12.5%)	0
25% ~ 49%	4(17.4%)	26(32.5%)	23(36.5%)	8(22.9%)	5(31.3%)	0
≥ 50%	15(65.2%)	39(48.8%)	33(52.4%)	21(60.0%)	9(56.3%)	1(100.0%)
晚期非小细胞肺癌	$n = 23$	$n = 80$	$n = 63$	$n = 35$	$n = 16$	$n = 1$
<10%	0	3(3.8%)	3(4.8%)	3(8.6%)	0	0
10% ~ 24%	5(21.7%)	20(25.0%)	11(17.5%)	6(17.1%)	3(18.8%)	0
25% ~ 49%	6(26.1%)	28(35.0%)	29(46.0%)	20(57.1%)	7(43.8%)	0
≥ 50%	12(52.2%)	29(36.3%)	20(31.7%)	6(17.1%)	6(37.5%)	1(100.0%)
≥ 3 级 CIM 发生率						
广泛期小细胞肺癌	$n = 23$	$n = 80$	$n = 63$	$n = 35$	$n = 16$	$n = 1$
<10%	3(13.0%)	21(26.3%)	9(14.3%)	3(8.6%)	2(12.5%)	0
10% ~ 24%	8(34.8%)	44(55%)	35(55.6%)	22(62.9%)	11(68.8%)	0
25% ~ 49%	11(47.8%)	14(17.5%)	17(27.0%)	9(25.7%)	3(18.8%)	1(100.0%)
≥ 50%	1(4.3%)	1(1.3%)	2(3.2%)	1(2.9%)	0	0
晚期非小细胞肺癌	$n = 23$	$n = 80$	$n = 63$	$n = 35$	$n = 16$	$n = 1$
<10%	3(13.0%)	33(41.3%)	13(20.6%)	8(22.9%)	4(25.0%)	0
10% ~ 24%	11(47.8%)	38(47.5%)	37(58.7%)	21(60.0%)	10(62.5%)	0
25% ~ 49%	9(39.1%)	9(11.3%)	8(12.7%)	5(14.3%)	2(12.5%)	1(100.0%)
≥ 50%	0	0	5(7.9%)	1(2.9%)	0	0

注：表格中括号外的数据为样本量，括号内的数据为占比。

4.5.2.2 关于各瘤种辅助 / 新辅助化疗过程中 CIM 发生率及严重程度的临床观念

该亚组分析结果与总人群总体趋势一致，在此不作详细展示①。

4.5.2.3 关于发生 CIM 高危因素的临床观念

各级城市下，超过半数医生均选择的高危因素包括：既往发生过 CIM、既往有放 / 化疗史、化疗前血常规显示中性粒细胞 / 血小板 / 血红蛋白低于正常范围、肿瘤侵犯骨髓、ECOG-PS 评分 ≥ 2 分、年龄 >65 岁、营养状况差（表 4-10）。五线城市及其他城市由于样本量少（3 个），具体数据见图表 4-10。

表 4-10　不同等级城市医生关于发生 CIM 高危因素的临床观念

认为的高危因素	一线城市	新一线城市	二线城市	三线城市	四线城市	五线城市及其他
	$n = 46$	$n = 116$	$n = 79$	$n = 42$	$n = 19$	$n = 3$
姑息性化疗	22(47.8%)	32(27.6%)	20(25.3%)	11(26.2%)	6(31.6%)	2(66.7%)
既往有放 / 化疗史	38(82.6%)	94(81.0%)	68(86.1%)	39(92.9%)	16(84.2%)	2(66.7%)
既往发生过化疗所致的骨髓抑制（CIM）	43(93.5%)	113(97.4%)	77(97.5%)	42(100%)	19(100%)	3(100%)
ECOG-PS 评分 ≥ 2 分	32(69.6%)	86(74.1%)	53(67.1%)	36(85.7%)	14(73.7%)	2(66.7%)
化疗前血常规显示中性粒细胞 / 血小板 / 血红蛋白低于正常范围	37(80.4%)	97(83.6%)	57(72.2%)	35(83.3%)	14(73.7%)	3(100%)
有出血风险	14(30.4%)	27(23.3%)	18(22.8%)	11(26.2%)	6(31.6%)	0
合并感染	19(41.3%)	39(33.6%)	29(36.7%)	20(47.6%)	7(36.8%)	0
年龄 >65 岁	34(73.9%)	89(76.7%)	56(70.9%)	33(78.6%)	13(68.4%)	2(66.7%)
肿瘤侵犯骨髓	34(73.9%)	94(81.0%)	62(78.5%)	36(85.7%)	17(89.5%)	3(100%)
慢性免疫抑制状态	20(43.5%)	45(38.8%)	40(50.6%)	21(50.0%)	8(42.1%)	1(33.3%)
营养状况差	37(80.4%)	87(75.0%)	57(72.2%)	35(83.3%)	15(78.9%)	2(66.7%)
未控制的缺血性心脏疾病或有临床意义的充血性心力衰竭	5(10.9%)	10(8.6%)	7(8.9%)	8(19.0%)	3(15.8%)	0
化疗方案，化疗药物选择	0	0	1(1.3%)	0	1(5.3%)	0

注：表格中括号外的数据为样本量，括号内的数据为占比。

---

① 如需要此类详细数据信息，可联系本项目组秘书处获取。

4.5.2.4　关于血制品供应时间长短的情况

患者因发生 CRA 需输血治疗时，各等级城市有超 60% 的医生认为所在医院的血制品难以在 24 小时内提供（图 4-26）。

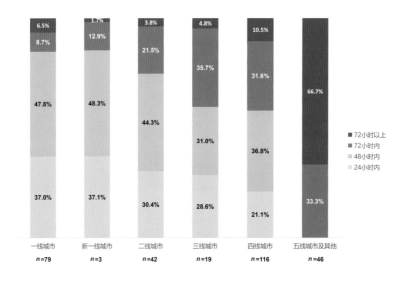

图 4-26　不同等级城市医生关于血制品供应时间长短的临床观念

4.5.2.5　关于 CIM 治疗所致不良反应的临床观念

该亚组分析结果与总人群总体趋势一致，在此不作详细展示[①]。

4.5.2.6　关于 CIM 预防策略的临床观念

1）CIN 预防策略

根据临床实践经验，对于临床中应用 FN 中 / 高危方案化疗的患者，各等级城市的医生均有 88% 以上表示会考虑使用预防 CIN 的药物 [图 4-27（a）]。

在考虑使用预防 CIN 的药物的医生中，各等级城市有 59.5% ~ 77.3% 的医生在临床中更倾向于使用长效 G-CSF 进行预防 [图 4-27（b）]，一线城市中有 13.6% 的医生认为临床中使用的剂量低于常用推荐剂量 [图 4-27（c）]。

五线城市及其他城市由于样本量少（3 个），具体数据见图 4-27。

---

① 如需要此类详细数据信息，可联系本项目组秘书处获取。

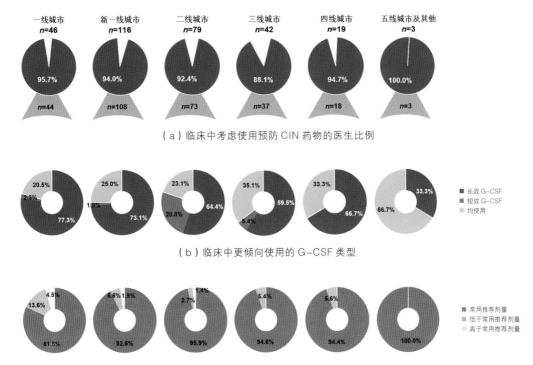

（a）临床中考虑使用预防 CIN 药物的医生比例

（b）临床中更倾向使用的 G-CSF 类型

■ 长效 G-CSF
■ 短效 G-CSF
■ 均使用

（c）可能达到最佳预防效果的 G-CSF 应用剂量

■ 常用推荐剂量
■ 低于常用推荐剂量
■ 高于常用推荐剂量

图 4-27　不同等级城市考虑使用预防 CIN 药物的医生占比以及对于临床中预防性使用 G-CSF 类型及应用剂量的临床观念

注：（a）百分比表示考虑使用 CIN 药物在各等级城市所有调研医生中的占比；(b)百分比表示各等级城市选择相关 G-CSF 类型药物的医生在所有考虑使用预防 CIN 药物的医生中的占比；（c）百分比表示各等级城市选择相关药物剂量的医生在所有考虑使用预防 CIN 药物的医生中的占比；常用推荐剂量：rhG-CSF 每日剂量 5 μg/kg；PEG-rhG-CSF 单次剂量：成人 6 mg。

城市亚组分析结果显示，各等级城市医生对于使用 CIN 预防性药物后的转归情况与总体情况基本一致，有 30% ~ 40% 的医生认为预防性用药后患者发生 CIN、化疗剂量减低、下一周期化疗延迟以及住院时间延长的比例均 ≥ 25%（表 4-11）。

　　2）CIT 预防策略

在参与调研的各等级城市中，有 54.3% ~ 66.7% 的医生表示会考虑使用预防 CIT 的药物，其中新一线城市（61.2%）、二线城市（64.6%）、三线城市（66.7%）和四线城市（63.2%）的医生比例均高于 60%（图 4-28）。

城市亚组分析结果显示，各等级城市医生对于使用 CIT 预防性药物后的转归情况与总体情况基本一致，10% 左右的医生认为预防性用药后患者仍会发生 CIT、化疗剂量减低、下一周期化疗延迟以及住院时间延长的比例 ≥ 25%（表 4-12）。五线城市及其他城市由于样本量少（1 个），具体数据见表 4-12。

表 4-11　不同城市等级考虑使用预防 CIN 药物的医生对预防性使用 G-CSF 后患者预后和转归

患者发生的比例	一线城市 (n = 44)	新一线城市 (n = 108)	二线城市 (n = 73)	三线城市 (n = 37)	四线城市 (n = 18)	五线城市及 其他 (n = 3)
在应用 FN 中／高危方案化疗时，在预防用药的前提下，仍会发生 CIN 的患者比例						
<10%	22(50.0%)	66(61.1%)	44(60.3%)	18(48.6%)	9(50.0%)	1(33.3%)
10% ~ 24%	15(34.1%)	38(35.2%)	23(31.5%)	17(45.9%)	8(44.4%)	2(66.7%)
25% ~ 49%	6(13.6%)	4(3.7%)	4(5.5%)	2(5.4%)	1(5.6%)	0
≥ 50%	1(2.3%)	0	2(2.7%)	0	0	0
在应用 FN 中／高危方案化疗时，在预防用药的前提下，仍会发生化疗剂量减低的患者比例						
<10%	24(54.5%)	73(67.6%)	54(74.0%)	23(62.2%)	14(77.8%)	1(33.3%)
10% ~ 24%	16(36.4%)	26(24.1%)	17(23.3%)	13(35.1%)	4(22.2%)	2(66.7%)
25% ~ 49%	3(6.8%)	8(7.4%)	1(1.4%)	1(2.7%)	0	0
≥ 50%	1(2.3%)	1(0.9%)	1(1.4%)	0	0	0
在应用 FN 中／高危方案化疗时，在预防用药的前提下，仍会发生下一周期化疗延迟的患者比例						
<10%	29(65.9%)	81(75.0%)	59(80.8%)	24(64.9%)	14(77.8%)	0
10% ~ 24%	13(29.5%)	24(22.2%)	13(17.8%)	11(29.7%)	4(22.2%)	3(100%)
25% ~ 49%	2(4.5%)	3(2.8%)	0	2(5.4%)	0	0
≥ 50%	0	0	1(1.4%)	0	0	0
在应用 FN 中／高危方案化疗时，在预防用药的前提下，仍会发生住院时间延长的患者比例						
<10%	37(84.1%)	82(75.9%)	60(82.2%)	29(78.4%)	13(72.2%)	1(33.3%)
10% ~ 24%	4(9.1%)	23(21.3%)	13(17.8%)	6(16.2%)	4(22.2%)	2(66.7%)
25% ~ 49%	2(4.5%)	2(1.9%)	0	2(5.4%)	0	0
≥ 50%	1(2.3%)	1(0.9%)	0	0	1(5.6%)	0

注：表格中括号外的数据为样本量，括号内的数据为占比。

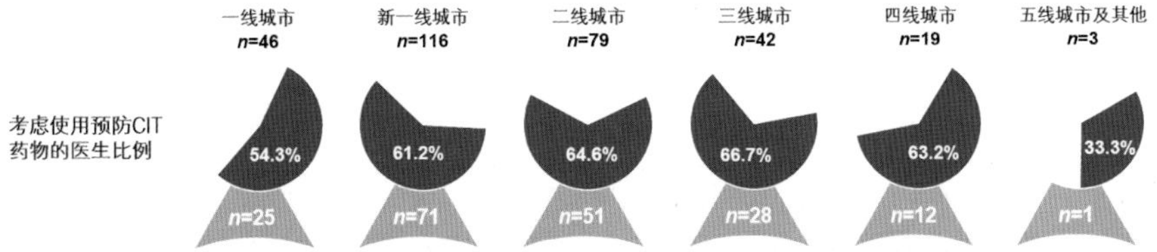

药物选择	医生占比情况					
rhIL-11	1(4.0%)	2(2.8%)	4(7.8%)	0(0.0)	2(16.7%)	0(0.0)
rhTPO	7(28.0%)	12(16.9%)	20(39.2%)	9(32.1%)	4(33.3%)	0(0.0)
促血小板生成素受体激动剂	5(20.0%)	3(4.2%)	5(9.8%)	3(10.7%)	0(0.0)	0(0.0)
rhIL-11、促血小板生成素受体激动剂	1(4.0%)	0(0.0)	0(0.0)	0(0.0)	0(0.0)	0(0.0)
rhTPO、rhIL-11	3(12.0%)	11(15.5%)	5(9.8%)	2(7.1%)	3(25.0%)	1(100%)
rhTPO、促血小板生成素受体激动剂	2(8.0%)	21(29.6%)	4(7.8%)	3(10.7%)	1(8.3%)	0(0.0)
rhTPO、rhIL-11、促血小板生成素受体激动剂	6(24.%)	23(31.0%)	13(25.5%)	11(39.3%)	2(16.7%)	0(0.0)

图 4-28 不同等级城市的医生考虑使用预防 CIT 药物的比例以及对预防 CIT 药物的选择情况

注：促血小板生成素受体激动剂如罗米司亭、艾曲波帕、罗米司亭 + 艾曲波帕。

表 4-12 不同等级城市的医生对使用预防 CIT 药物后患者预后和转归情况的临床观念

患者发生的比例	一线城市 (n = 25)	新一线城市 (n = 71)	二线城市 (n = 51)	三线城市 (n = 28)	四线城市 (n = 12)	五线城市及其他 (n = 1)
在预防用药的前提下，仍会发生 CIT 的患者比例						
<10%	6(24.0%)	29(40.8%)	23(45.1%)	9(32.1%)	6(50.0%)	1(100%)
10% ~ 24%	17(68.0%)	34(47.9%)	24(47.1%)	15(53.6%)	5(41.7%)	0
25% ~ 49%	2(8.0%)	8(11.3%)	4(7.8%)	3(10.7%)	1(8.3%)	0
≥ 50%	0	0	0	1(3.6%)	0	0
在预防用药的前提下，仍会发生化疗剂量减低的患者比例						
<10%	10(40.0%)	36(50.7%)	30(58.8%)	12(42.9%)	6(50.0%)	1(100%)
10% ~ 24%	15(60.0%)	31(43.7%)	17(33.3%)	14(50.0%)	5(41.7%)	0
25% ~ 49%	0	4(5.6%)	3(5.9%)	1(3.6%)	0	0
≥ 50%	0	0	1(2%)	1(3.6%)	1(8.3%)	0

患者发生的比例	一线城市 (*n* = 25)	新一线城市 (*n* = 71)	二线城市 (*n* = 51)	三线城市 (*n* = 28)	四线城市 (*n* = 12)	五线城市及 其他 (*n* = 1)
在预防用药的前提下，仍会发生下一周期化疗延迟的患者比例						
<10%	11(44.0%)	38(53.5%)	31(60.8%)	12(42.9%)	6(50%)	0
10% ~ 24%	14(56.0%)	30(42.3%)	18(35.3%)	13(46.4%)	5(41.7%)	1(100%)
25% ~ 49%	0	2(2.8%)	2(3.9%)	3(10.7%)	0	0
≥ 50%	0	1(1.4%)	0	0	1(8.3%)	0
在预防用药的前提下，仍会发生住院时间延长的患者比例						
<10%	16(64.0%)	45(63.4%)	34(66.7%)	15(53.6%)	5(41.7%)	0
10% ~ 24%	9(36.0%)	23(32.4%)	15(29.4%)	10(35.7%)	5(41.7%)	1(100%)
25% ~ 49%	0	3(4.2%)	2(3.9%)	3(10.7%)	1(8.3%)	0
≥ 50%	0	0	0	0	1(8.3%)	0

注：表格中括号外的数据为样本量，括号内的数据为占比。

4.5.2.7 关于 CIM 治疗策略的临床观念

1）CIN 治疗策略

对于应用 FN 中 / 高危化疗方案的患者，除二线城市，其余等级城市有超过 40.0% 的医生表示会使用短效 G-CSF 进行治疗 [图 4-29（a）]，大多数等级城市有超过 20% 的医生表示会使用长效 G-CSF 进行治疗。

各等级城市有 66% 以上的医生认为 G-CSF 在常用推荐剂量下可以达到最佳的治疗效果 [图 4-29（b）]。

如果接受过或正在接受长效 G-CSF 预防用药的患者出现了 FN，大多数等级城市有 57% 及以上的医生表示会考虑选择短效 G-CSF 进行补救治疗 [图 4-29（c）]。

五线城市及其他城市由于样本量少（3 个），具体数据见图 4-29。

城市亚组分析结果显示，不同等级城市医生对于使用 CIN 治疗性药物后的转归情况与总体情况基本一致，80% 以上的医生认为治疗用药后患者发生化疗剂量减低、下一周期化疗延迟、住院时间延长以及 14 天内中性粒细胞绝对值无法恢复至正常范围的比例 <25%（表 4-13）。

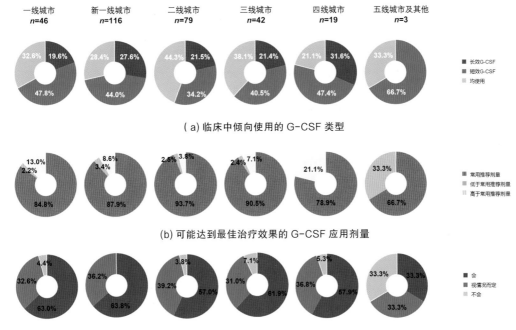

（a）临床中倾向使用的 G-CSF 类型

（b）可能达到最佳治疗效果的 G-CSF 应用剂量

（c）接受过或正在接受长效 G-CSF 预防用药的患者，如出现 FN，是否选择短效 G-CSF 进行补救治疗

图 4-29　不同等级城市考虑使用治疗 CIN 药物的医生对于临床中治疗性使用 G-CSF 类型、应用剂量及补救
治疗的临床观念

注：常用推荐剂量：rhG-CSF 每日剂量 5 μg/kg；PEG-rhG-CSF 单次剂量：成人 6 mg。

表 4-13　不同等级城市考虑使用 CIN 治疗药物的医生对治疗性使用 G-CSF 后
患者预后和转归情况的临床观念

患者发生的比例	一线城市 (n = 46)	新一线城市 (n = 116)	二线城市 (n = 79)	三线城市 (n = 42)	四线城市 (n = 19)
在应用 FN 中 / 高危方案化疗时，在治疗用药的前提下，仍会发生化疗剂量减低的患者比例	n = 46	n = 116	n = 79	n = 42	n = 19
<10%	21(45.7%)	71(61.2%)	50(63.3%)	22(52.4%)	14(73.7%)
10% ~ 24%	20(43.5%)	39(33.6%)	20(25.3%)	19(45.2%)	4(21.1%)
25% ~ 49%	3(6.5%)	5(4.3%)	7(8.9%)	1(2.4%)	0
≥ 50%	2(4.3%)	1(0.9%)	2(2.5%)	0	1(5.3%)
在应用 FN 中 / 高危方案化疗时，在治疗用药的前提下，仍会发生下一周期化疗延迟的患者比例	n = 46	n = 116	n = 79	n = 42	n = 19

患者发生的比例	一线城市 (*n* = 46)	新一线城市 (*n* = 116)	二线城市 (*n* = 79)	三线城市 (*n* = 42)	四线城市 (*n* = 19)
<10%	26(56.5%)	76(65.5%)	51(64.6%)	24(57.1%)	13(68.4%)
10% ~ 24%	16(34.8%)	32(27.6%)	25(31.6%)	17(40.5%)	5(26.3%)
25% ~ 49%	1(2.2%)	7(6.0%)	2(2.5%)	1(2.4%)	1(5.3%)
≥ 50%	3(6.5%)	1(0.9%)	1(1.3%)	0	0
在应用 FN 中 / 高危方案化疗时，在治疗用药的前提下，仍会发生住院时间延长患者比例	*n* = 46	*n* = 116	*n* = 79	*n* = 42	*n* = 19
<10%	31(67.4%)	78(67.2%)	57(72.2%)	26(61.9%)	15(78.9%)
10% ~ 24%	12(26.1%)	34(29.3%)	18(22.8%)	14(33.3%)	3(15.8%)
25% ~ 49%	1(2.2%)	4(3.4%)	3(3.8%)	2(4.8%)	0
≥ 50%	2(4.3%)	0	1(1.3%)	0	1(5.3%)
在应用 FN 中 / 高危方案化疗时，在治疗用药的前提下，14 天内仍无法恢复至正常范围的患者比例	*n* = 46	*n* = 116	*n* = 79	*n* = 42	*n* = 19
<10%	34(73.9%)	91(78.4%)	74(93.7%)	35(83.3%)	18(94.7%)
10% ~ 24%	8(17.4%)	24(20.7%)	3(3.8%)	5(11.9%)	1(5.3%)
25% ~ 49%	2(4.3%)	1(0.9%)	1(1.3%)	1(2.4%)	0
≥ 50%	2(4.3%)	0	1(1.3%)	1(2.4%)	0

注：医生可选择多项药物类型与组合。表格中括号外的数据为样本量，括号内的数据为占比。

2）CIT 治疗策略

在调研的各等级城市医生中，若患者发生 ≥ 2 级 CIT，绝大多数等级城市有 20% ~ 30% 的医生会在 rhTPO、rhIL-11、促血小板生成素受体激动剂药物及输注血小板等多种选择干预下进行治疗，仅10% ~ 20% 的医生选择使用rhTPO进行治疗，2% ~ 4% 的医生选择仅使用rhIL-11进行治疗（表4-14）。五线城市及其他城市由于样本量少（3 个），具体数据见表4-14。

表 4-14　针对发生 ≥ 2 级 CIT 的患者，不同等级城市的医生对治疗性药物的选择情况

药物	一线城市 (n = 46)	新一线城市 (n = 116)	二线城市 (n = 79)	三线城市 (n = 42)	四线城市 (n = 19)	五线城市 及其他 (n = 3)
rhIL-11	1(2.2%)	3(2.6%)	3(3.8%)	1(2.4%)	0	1(33.3%)
rhIL-11、输注血小板	0	0	2(2.5%)	1(2.4%)	0	1(33.3%)
rhIL-11、促血小板生成素受体激动剂	0	1(0.9%)	1(1.3%)	0	0	0
rhIL-11、促血小板生成素受体激动剂、输注血小板	0	0	0	1(2.4%)	0	0
rhTPO	6(13.0%)	21(18.1%)	19(24.1%)	6(14.3%)	3(15.8%)	0
rhTPO、rhIL-11	6(13.0%)	12(10.3%)	6(7.6%)	3(7.1%)	1(5.3%)	0
rhTPO、促血小板生成素受体激动剂	6(13.0%)	13(11.2%)	5(6.3%)	5(11.9%)	1(5.3%)	0
rhTPO、输注血小板	1(2.2%)	2(1.7%)	4(5.1%)	3(7.1%)	1(5.3%)	0
rhTPO、促血小板生成素受体激动剂、输注血小板	1(2.2%)	8(6.9%)	5(6.3%)	4(9.5%)	2(10.5%)	1(33.3%)
rhTPO、rhIL-11、促血小板生成素受体激动剂	13(28.3%)	16(13.8%)	11(13.9%)	4(9.5%)	3(15.8%)	0
rhTPO、rhIL-11、促血小板生成素受体激动剂、输注血小板	10(21.7%)	32(27.6%)	14(17.7%)	8(19.0%)	4(21.1%)	0
rhTPO、rhIL-11、输注血小板	0	6(5.2%)	8(10.1%)	5(11.9%)	3(15.8%)	0
促血小板生成素受体激动剂	2(4.3%)	2(1.7%)	1(1.3%)	0	1(5.3%)	0
输注血小板	0	0	0	1(2.4%)	0	0

注：医生可选择多项药物类型与组合。表格中括号外的数据为样本量，括号内的数据为占比。

　　各等级城市均有70%以上的医生认为 ≥ 2 级 CIT 的患者获得治疗后发生化疗剂量减低、下一周期化疗延迟以及住院时间延长的比例 <25%。所有等级城市中50%以上的医生认为 ≥ 2 级 CIT 的患者在药物治疗后血小板计数恢复至正常范围需要 7 ~ 14 天（表 4-15）。五线城市及其他城市由于样本量少（3 个），具体数据见表 4-15。

表 4-15　不同等级城市的医生对发生 ≥ 2 级 CIT 的患者使用治疗性药物后预后和转归情况的临床观念

患者发生的比例	一线城市 ($n = 46$)	新一线城市 ($n = 116$)	二线城市 ($n = 79$)	三线城市 ($n = 42$)	四线城市 ($n = 19$)	五线城市 及其他 ($n = 3$)
在发生 ≥ 2 级 CIT 时，使用治疗性药物后仍会发生化疗剂量减低的患者比例						
<10%	17(37.0%)	51(44.0%)	31(39.2%)	13(31%)	9(47.4%)	2(66.7%)
10% ~ 24%	16(34.8%)	53(45.7%)	36(45.6%)	24(57.1%)	7(36.8%)	0
25% ~ 49%	12(26.1%)	9(7.8%)	8(10.1%)	5(11.9%)	2(10.5%)	0
≥ 50%	1(2.2%)	3(2.6%)	4(5.1%)	0	1(5.3%)	1(33.3%)
在发生 ≥ 2 级 CIT 时，使用治疗性药物后仍会发生下一周期化疗延迟的患者比例						
<10%	20(43.5%)	56(48.3%)	32(40.5%)	21(50.0%)	9(47.4%)	1(33.3%)
10% ~ 24%	15(32.6%)	51(44.0%)	37(46.8%)	17(40.5%)	8(42.1%)	1(33.3%)
25% ~ 49%	9(19.6%)	8(6.9%)	7(8.9%)	4(9.5%)	1(5.3%)	0
≥ 50%	2(4.3%)	1(0.9%)	3(3.8%)	0	1(5.3%)	1(33.3%)
在发生 ≥ 2 级 CIT 时，使用治疗性药物后仍会发生住院时间的延长的患者比例						
<10%	27(58.7%)	67(57.8%)	40(50.6%)	21(50.0%)	10(52.6%)	1(33.3%)
10% ~ 24%	11(23.9%)	41(35.3%)	29(36.7%)	18(42.9%)	7(36.8%)	1(33.3%)
25% ~ 49%	6(13.0%)	6(5.2%)	8(10.1%)	3(7.1%)	1(5.3%)	0
≥ 50%	2(4.3%)	2(1.7%)	2(2.5%)	0	1(5.3%)	1(33.3%)
在发生 ≥ 2 级 CIT 时，仅应用药物治疗的前提下，患者血小板计数恢复至正常范围通常需要的天数						
<5 天	1(2.2%)	8(6.9%)	1(1.3%)	1(2.4%)	0	0
5 ~ 7 天	19(41.3%)	42(36.2%)	32(40.5%)	7(16.7%)	6(31.6%)	1(33.3%)
7 ~ 14 天	23(50.0%)	62(53.4%)	40(50.6%)	32(76.2%)	11(57.9%)	1(33.3%)
>14 天	3(6.5%)	4(3.4%)	6(7.6%)	2(4.8%)	2(10.5%)	1(33.3%)

注：表格中括号外的数据为样本量，括号内的数据为占比。

3）关于≥3级CIM患者在对症治疗后2周内血常规主要指标仍无法恢复至正常范围的情况

在调研的六大等级城市中，对于发生≥3级CIM的患者，除二线城市、五线城市及其他城市以外，其余均有10%以上的医生认为患者在对症治疗后2周内血常规主要指标仍无法恢复至正常范围的比例≥25%（图4-30）。五线城市及其他城市由于样本量少（3个），具体数据见图4-30。

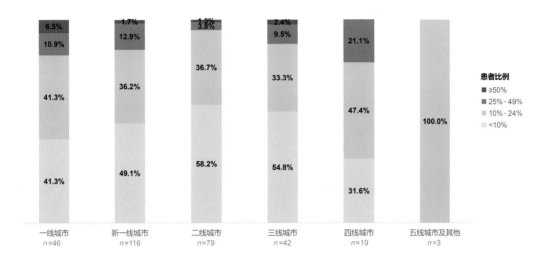

图4-30 不同等级城市的医生对发生了≥3级CIM的患者在对症治疗后2周内血常规主要指标
仍无法恢复至正常范围的临床观念
注：百分比表示认为不同比例的患者发生相应事件的医生在各等级城市医生中的占比。

4.5.3 医院亚组

参与调研的医生有297名（97.4%）来自三级甲等医院，8名（2.6%）来自三级乙等医院。不同医院级别的差异分析结果与所有医生分析的总体结果趋势基本保持一致，详细数据不在此作详细展示[①]。

4.5.4 科室亚组

参与调研的医生主要来自肿瘤科（203名，66.6%），此外呼吸内科（44名，14.4%）和放疗科（25名，8.2%）医生样本量>20，其余科室医生样本量<10。相关差异分析结果，不在此作详细展示[①]。

---

① 如需要此类详细数据信息，可联系本项目组秘书处获取。

4.5.5　职称亚组

4.5.5.1　关于各瘤种晚期化疗过程中 CIM 发生率及严重程度的临床观念

1）总体发生率

对于晚期胃癌和晚期结直肠癌的 CIM 总体发生率，不同职称医生之间的预估有所不同。关于调研涉及的其他瘤种晚期化疗过程中 CIM 总体发生率，不同职称医生预估范围一致（图 4-31）。

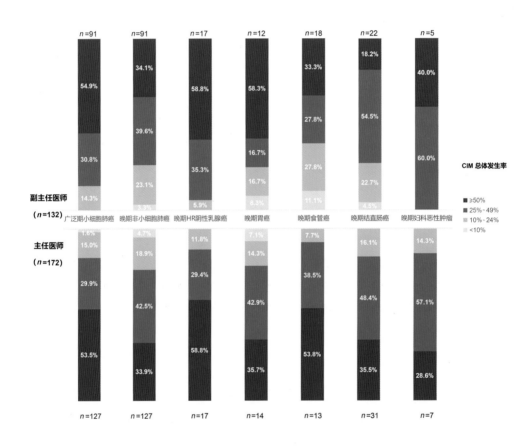

图 4-31　不同职称医生对各瘤种晚期化疗过程中 CIM 总体发生率的临床观念

注：百分比表示不同 CIM 总体发生率区间内（<10%、10% ~ 24%、25% ~ 49% 以及 ≥ 50%）的副主任医师和主任医师占比。

2）≥ 3 级 CIM 发生率

从事食管癌、结直肠癌和妇科肿瘤的医生中，副主任医师均认为其从事晚期化疗过程中 ≥ 3 级 CIM 发生率均 < 50%，分别有 15.4%、19.4% 和 14.3% 的主任医师认为相应瘤种晚期化疗过程中该发生率 ≥ 50%（图 4-32）。

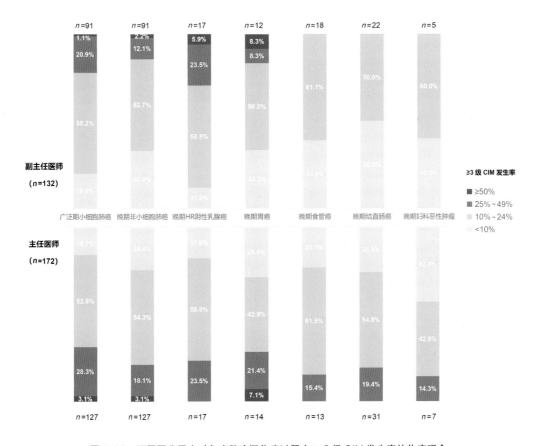

图 4-32　不同职称医生对各瘤种晚期化疗过程中 ≥ 3 级 CIM 发生率的临床观念

注: 百分比表示不同 ≥ 3 级 CIM 发生率区间内(<10%、10% ~ 24%、25% ~ 49% 以及 ≥ 50%)的副主任医师和主任医师占比。

4.5.5.2　关于各瘤种辅助 / 新辅助化疗过程中 CIM 发生率及严重程度的临床观念

该亚组分析结果与总人群总体趋势一致,在此不作详细展示①。

4.5.5.3　关于发生 CIM 高危因素的临床观念

主任医师和副主任医师均有 97% 及以上认为"既往发生过化疗所致的骨髓抑制(CIM)"为患者发生 CIM 的高危因素。此外,84% 以上的副主任医师认为, "化疗前血常规显示中性粒细胞 / 血小板 / 血红蛋白低于正常范围"和"肿瘤侵犯骨髓"为发生 CIM 的高危因素; 87.9% 和 79.2% 的主任医师分别认为, "既往有放 / 化疗史"和"ECOG-PS 评分 ≥ 2 分"为发生 CIM 的高危因素。具体数据详见表 4-16。

---

① 如需要此类详细数据信息,可联系本项目组秘书处获取。

表 4-16　不同职称医生关于发生 CIM 高危因素的临床观念

认为的高危因素	副主任医生 (*n* = 132)	主任医生 (*n* = 173)
姑息性化疗	45(34.1%)	48(27.7%)
既往有放 / 化疗史	105(79.5%)	152(87.9%)
既往发生过化疗所致的骨髓抑制（CIM）	128(97.0%)	169(97.7%)
ECOG-PS 评分≥ 2 分	86(65.2%)	137(79.2%)
化疗前血常规显示中性粒细胞 / 血小板 / 血红蛋白低于正常范围	113(85.6%)	130(75.1%)
有出血风险	34(25.8%)	42(24.3%)
合并感染	46(34.8%)	68(39.3%)
年龄 >65 岁	97(73.5%)	130(75.1%)
肿瘤侵犯骨髓	112(84.8%)	134(77.5%)
慢性免疫抑制状态	60(45.5%)	75(43.4%)
营养状况差	101(76.5%)	132(76.3%)
未控制的缺血性心脏疾病或有临床意义的充血性心力衰竭	12(9.1%)	21(12.1%)
化疗方案，化疗药物选择	0	2(1.1%)

注：表格中括号外的数据为样本量，括号内的数据为占比。

4.5.5.4　关于血制品供应时间长短的情况

患者因发生 CRA 需输血治疗时，主任医师和副主任医师中均有超过 65% 认为所在医院的血制品难以在 24 小时内提供（图 4-33）。

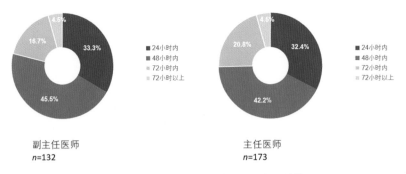

图 4-33　不同地域关于血制品供应时间长短的情况

4.5.5.5　关于 CIM 治疗所致不良反应的临床观念

主任和副主任医师关注的 CIM 治疗药物和血制品输注后存在的药物 / 输血相关不良反应与总体人群一致，主要包括过敏反应、发热、血制品输注相关的不良反应、骨骼肌肉痛以及寒战等。其中，有 60% 以上的主任和副主任医师关注过敏反应和发热（表 4-17）。

表 4-17　不同职称医生关于 CIM 治疗所致不良反应的临床观念

不良反应类型	副主任医师 ($n = 132$)	主任医师 ($n = 173$)
过敏反应	98(74.2%)	114(65.9%)
发热	82(62.1%)	120(69.4%)
血制品输注相关的不良反应	80(60.6%)	93(53.8%)
骨骼肌肉痛	60(45.5%)	93(53.8%)
寒战	52(39.4%)	88(50.9%)
全身不适	37(28.0%)	54(31.2%)
急性溶血反应	37(28.0%)	54(31.2%)
急性心力衰竭	41(31.1%)	46(26.6%)
免疫源性	38(28.8%)	43(24.9%)
水肿	35(26.5%)	43(24.9%)
同种异体免疫反应	24(18.2%)	43(24.9%)
输血后心源性肺水肿	25(18.9%)	42(24.3%)
心血管系统异常	29(22.0%)	36(20.8%)
急性呼吸窘迫综合征	24(18.2%)	35(20.2%)
心房颤动	18(13.6%)	24(13.9%)
头痛	16(12.1%)	20(11.6%)
白细胞增多症	12(9.1%)	21(12.1%)
猝死	14(10.6%)	19(11.0%)
乏力	14(10.6%)	21(12.1%)
毛细血管渗漏综合征	10(7.6%)	20(11.6%)
消化系统反应	16(12.1%)	9(5.2%)

不良反应类型	副主任医师 (*n* = 132)	主任医师 (*n* = 173)
肺毒性	11(8.3%)	14(8.1%)
高血压	10(7.6%)	15(8.7%)
头晕	12(9.1%)	12(6.9%)
肺泡出血	7(5.3%)	15(8.7%)
脾脏破裂	6(4.5%)	9(5.2%)
结膜充血	7(5.3%)	6(3.5%)
失眠	4(3.0%)	7(4.0%)
镰状细胞病患者发生镰状细胞危象	4(3.0%)	4(2.3%)

注：表格中括号外的数据为样本量，括号内的数据为占比。

4.5.5.6 关于 CIM 预防策略的临床观念

1）CIN 预防策略

根据临床实践经验，对于临床中应用 FN 中 / 高危方案化疗的患者，主任和副主任医师均有 90% 以上表示会考虑使用预防 CIN 的药物 [图 4-34（a）]。

在考虑使用预防 CIN 药物的医生中，66.5% 的主任医师和 72% 的副主任医师在临床中更倾向于使用长效 G-CSF 进行预防 [图 4-34（b）]，90% 左右的医生认为 G-CSF 在常用推荐剂量下可达到最佳预防效果 [图 4-34（c）]。

职称亚组分析结果显示，主任医师和副主任医师对于使用 CIN 预防性药物后的转归情况与总体情况基本一致，约有 90% 以上的医生认为预防性用药后患者发生 CIN、化疗剂量减低、下一周期化疗延迟以及住院时间延长的比例均 <25%（表 4-18）。其中，50% 以上的主任和副主任医师认为，使用预防 CIN 药物后患者出现 CIN 的比例 <10%；60% 以上的主任医师和 70% 以上的副主任医师认为，使用预防 CIN 的药物后患者出现化疗剂量减低的比例 <10%，70% 以上的主任医师和副主任医师认为，使用预防 CIN 的药物后患者出现下一周期化疗延迟以及住院时间延长的比例 <10%（表 4-18）。

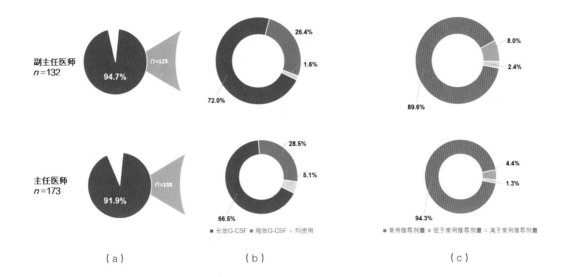

图 4-34　不同职称考虑使用预防 CIN 药物的医生占比以及对于临床中预防性使用 G-CSF 类型及应用剂量的临床观念

注：（a）百分比表示考虑使用 CIN 药物在各职称医生中的占比；（b）百分比表示各职称中选择相关 G-CSF 类型药物的医生在所有考虑使用预防 CIN 药物的医生中的占比；（c）百分比表示各职称中选择相关药物剂量的医生在所有考虑使用预防 CIN 药物的医生中的占比；常用推荐剂量：rhG-CSF 每日剂量 5 μg/kg；PEG-rhG-CSF 单次剂量：成人 6 mg。

表 4-18　不同职称考虑使用预防 CIN 药物的医生对预防性使用 G-CSF 后患者预后和转归

患者发生的比例	副主任医师 (n = 125)	主任医师 (n = 158)
在应用 FN 中 / 高危方案化疗时，在预防用药的前提下，仍会发生 CIN 的患者比例		
<10%	74(59.2%)	86(54.4%)
10% ~ 24%	46(36.8%)	57(36.1%)
25% ~ 49%	4(3.2%)	13(8.2%)
≥ 50%	1(0.8%)	2(1.3%)
在应用 FN 中 / 高危方案化疗时，在预防用药的前提下，仍会发生化疗剂量减低的患者比例		
<10%	90(72.0%)	99(62.7%)
10% ~ 24%	31(24.8%)	47(29.7%)
25% ~ 49%	2(1.6%)	11(7.0%)
≥ 50%	2(1.6%)	1(0.6%)

患者发生的比例	副主任医师 (*n* = 125)	主任医师 (*n* = 158)
在应用 FN 中 / 高危方案化疗时，在预防用药的前提下，仍会发生下一周期化疗延迟的患者比例		
<10%	95(76%)	112(70.9%)
10% ~ 24%	25(20%)	43(27.2%)
25% ~ 49%	5(4%)	2(1.3%)
≥ 50%	0	1(0.6%)
在应用 FN 中 / 高危方案化疗时，在预防用药的前提下，仍会发生住院时间延长的患者比例		
<10%	103(82.4%)	119(75.3%)
10% ~ 24%	19(15.2%)	33(20.9%)
25% ~ 49%	1(0.8%)	5(3.2%)
≥ 50%	2(1.6%)	1(0.6%)

注：表格中括号外的数据为样本量，括号内的数据为占比。

2）CIT 预防策略

在参与调研的医师中，60.7% 的主任医师和 62.9% 的副主任医师表示会考虑使用预防 CIT 的药物。在主任医师和副主任医师选择用药中，30% 左右的主任医师和副主任医师会考虑仅使用 rhTPO，还有 30% 左右的主任医师和副主任医师考虑使用 rhTPO、rhIL-11 联合促血小板生成素受体激动剂。具体数据见图 4-35。

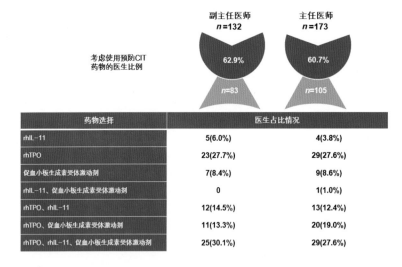

图 4-35　不同职称的医生考虑使用预防 CIT 药物的比例以及对预防 CIT 药物的选择情况

注：促血小板生成素受体激动剂如罗米司亭、艾曲波帕、罗米司亭 + 艾曲波帕。

职称亚组分析结果显示，主任医师和副主任医师对于使用 CIT 预防性药物后的转归情况与总体情况基本一致，约 50% 的医生认为预防性用药后患者仍会发生 CIT、化疗剂量减低、下一周期化疗延迟以及住院时间延长的比例 ≥ 10%。其他具体数据见表 4-19。

表 4-19　不同职称的医生对使用预防 CIT 药物后患者预后和转归情况的临床观念

患者发生的比例	副主任医师 (*n* = 83)	主任医师 (*n* = 105)
在预防用药的前提下，仍会发生 CIT 的患者比例		
<10%	30(36.1%)	44(41.9%)
10% ~ 24%	45(54.2%)	50(47.6%)
25% ~ 49%	8(9.6%)	10(9.5%)
≥ 50%	0	1(1%)
在预防用药的前提下，仍会发生化疗剂量减低的患者比例		
<10%	40(48.2%)	55(52.4%)
10% ~ 24%	39(47%)	43(41%)
25% ~ 49%	3(3.6%)	5(4.8%)
≥ 50%	1(1.2%)	2(1.9%)
在预防用药的前提下，仍会发生下一周期化疗延迟的患者比例		
<10%	42(50.6%)	56(53.3%)
10% ~ 24%	39(47%)	42(40%)
25% ~ 49%	0	7(6.7%)
≥ 50%	2(2.4%)	0
在预防用药的前提下，仍会发生住院时间延长的患者比例		
<10%	54(65.1%)	61(58.1%)
10% ~ 24%	26(31.3%)	37(35.2%)
25% ~ 49%	2(2.4%)	7(6.7%)
≥ 50%	1(1.2%)	0

注：表格中括号外的数据为样本量，括号内的数据为占比。

4.5.5.7 关于 CIM 治疗策略的临床观念

1）CIN 治疗策略

对于应用 FN 中／高危化疗方案的患者，40.0% 左右的主任和副主任医师表示会使用短效 G-CSF 进行治疗［图 4-36（a）］。

90.2% 的主任医师和 86.4% 的副主任医师认为 G-CSF 在常用推荐剂量下可以达到最佳的治疗效果［图 4-36（b）］。

如果接受过或正在接受长效 G-CSF 预防用药的患者出现了 FN，60% 以上的主任医师和副主任医师表示会考虑选择短效 G-CSF 进行补救治疗［图 4-36（c）］。

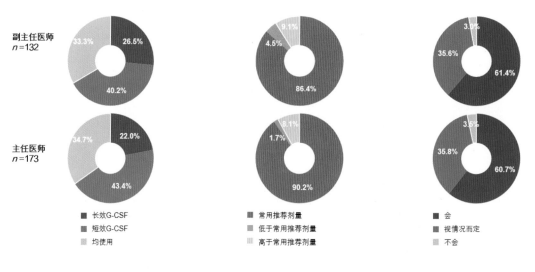

（a）临床中更倾向使用的 G-CSF 类型

（b）可能达到最佳治疗效果的 G-CSF 应用剂量

（c）接受过或正在接受长效 G-CSF 预防用药的患者，如出现 FN，考虑选择短效 G-CSF 进行补救治疗的医生比例

图 4-36　不同职称考虑使用治疗 CIN 药物的医生对于临床中治疗性使用 G-CSF 类型、应用剂量及补救治疗的临床观念
注：常用推荐剂量：rhG-CSF 每日剂量 5μg/kg；PEG-rhG-CSF 单次剂量：成人 6mg。

职称亚组分析结果显示，主任医师和副主任医师对于使用 CIN 预防性药物后的转归情况与总体情况基本一致，90% 左右的医生认为治疗用药后患者发生化疗剂量减低、下一周期化疗延迟、住院时间延长以及 14 天内中性粒细胞绝对值无法恢复至正常范围的比例 < 25%（表 4-20）。

表 4-20　不同职称考虑使用治疗 CIN 药物的医生对治疗性使用 G-CSF 后
患者预后和转归情况的临床观念

患者发生的比例	副主任医师 ($n = 132$)	主任医师 ($n = 173$)
应用 FN 中 / 高危方案化疗时，在治疗用药的前提下，仍会发生化疗剂量减低的患者比例		
<10%	76(57.6%)	103(59.5%)
10% ~ 24%	47(35.6%)	56(32.4%)
25% ~ 49%	6(4.5%)	11(6.4%)
≥ 50%	3(2.3%)	3(1.7%)
在应用 FN 中 / 高危方案化疗时，在治疗用药的前提下，仍会发生下一周期化疗延迟的患者比例		
<10%	82(62.1%)	108(62.4%)
10% ~ 24%	46(34.8%)	51(29.5%)
25% ~ 49%	3(2.3%)	10(5.8%)
≥ 50%	1(0.8%)	4(2.3%)
在应用 FN 中 / 高危方案化疗时，在治疗用药的前提下，仍住院时间延长的患者比例		
<10%	88(66.7%)	120(69.4%)
10% ~ 24%	39(29.5%)	44(25.4%)
25% ~ 49%	4(3%)	6(3.5%)
≥ 50%	1(0.8%)	3(1.7%)
在应用 FN 中 / 高危方案化疗时，在治疗用药的前提下，14 天内仍无法恢复至正常范围的患者比例		
<10%	115(87.1%)	140(80.9%)
10% ~ 24%	15(11.4%)	26(15%)
25% ~ 49%	1(0.8%)	4(2.3%)
≥ 50%	1(0.8%)	3(1.7%)

注：表格中括号外的数据为样本量，括号内的数据为占比。

2）CIT 治疗策略

在调研的主任和副主任医师中，若患者发生 ≥ 2 级 CIT，主任医师和副主任医师中有 20% 以上选择"rhTPO、rhIL-11、促血小板生成素受体激动剂、输注血小板"多种干预进行治疗。此外，还有 22% 的副主任医师会在"rhTPO、rhIL-11、促血小板生成素受体激动剂"多种干预选择下进行治疗（表 4-21）。

表 4-21　针对发生 ≥ 2 级 CIT 的患者，不同职称的医生对治疗性药物的选择情况

药物	副主任医师 ($n = 132$)	主任医师 ($n = 173$)
rhIL-11	3(2.3%)	6(3.5%)
rhIL-11、输注血小板	0	4(2.3%)
rhIL-11、促血小板生成素受体激动剂	1(0.8%)	1(0.6%)
rhIL-11、促血小板生成素受体激动剂、输注血小板	1(0.8%)	0
rhTPO	24(18.2%)	31(17.9%)
rhTPO、rhIL-11	12(9.1%)	16(9.2%)
rhTPO、促血小板生成素受体激动剂	8(6.1%)	22(12.7%)
rhTPO、输注血小板	5(3.8%)	6(3.5%)
rhTPO、促血小板生成素受体激动剂、输注血小板	7(5.3%)	14(8.1%)
rhTPO、rhIL-11、促血小板生成素受体激动剂	29(22%)	18(10.4%)
rhTPO、rhIL-11、促血小板生成素受体激动剂、输注血小板	28(21.2%)	40(23.1%)
rhTPO、rhIL-11、输注血小板	11(8.3%)	11(6.4%)
促血小板生成素受体激动剂	3(2.3%)	3(1.7%)
输注血小板	0	1(0.6%)

注：医生可选择多项药物类型与组合。表格中括号外的数据为样本量，括号内的数据为占比。

主任医师和副主任医师中均有 8.3% ～ 15.9% 的医生认为 ≥ 2 级 CIT 的患者在治疗后发生化疗剂量减低、下一周期化疗延迟以及住院时间延长的比例 ≥ 25%。主任和副主任医师中均有 50% 以上的医生认为 ≥ 2 级 CIT 的患者在药物治疗后血小板计数恢复至正常范围需要 7 ～ 14 天，30% ～ 40% 的医生认为需要 5 ～ 7 天（表 4-22）。

表 4-22　不同职称的医生对发生 ≥ 2 级 CIT 的患者使用治疗性药物后预后和转归情况的临床观念

患者发生的比例	副主任医师 ($n = 132$)	主任医师 ($n = 173$)
在发生 ≥ 2 级 CIT 时，使用治疗性药物后仍会发生化疗剂量减低的患者比例		
<10%	53(40.2%)	70(40.5%)
10% ~ 24%	58(43.9%)	78(45.1%)
25% ~ 49%	15(11.4%)	21(12.1%)
≥ 50%	6(4.5%)	4(2.3%)
在发生 ≥ 2 级 CIT 时，使用治疗性药物后仍会发生下一周期化疗延迟的患者比例		
<10%	60(45.5%)	79(45.7%)
10% ~ 24%	57(43.2%)	72(41.6%)
25% ~ 49%	12(9.1%)	17(9.8%)
≥ 50%	3(2.3%)	5(2.9%)
在发生 ≥ 2 级 CIT 时，使用治疗性药物后仍会发生住院时间延长的患者比例		
<10%	75(56.8%)	91(52.6%)
10% ~ 24%	46(34.8%)	61(35.3%)
25% ~ 49%	7(5.3%)	17(9.8%)
≥ 50%	4(3%)	4(2.3%)
在发生 ≥ 2 级 CIT 时，仅应用药物治疗的前提下，患者血小板计数恢复至正常范围通常需要的天数		
<5 天	7(5.3%)	4(2.3%)
5 ~ 7 天	53(40.2%)	54(31.2%)
7 ~ 14 天	67(50.8%)	102(59%)
>14 天	5(3.8%)	13(7.5%)

注：表格中括号外的数据为样本量，括号内的数据为占比。

3）关于 ≥ 3 级 CIM 患者在对症治疗后 2 周内血常规主要指标仍无法恢复至正常范围的情况

参与调研的主任和副主任医师中，对于发生 ≥ 3 级 CIM 的患者，约有 10% 的主任医师和 15% 的副主任医师认为患者在对症治疗后 2 周内血常规主要指标仍无法恢复至正常范围的比例 ≥ 25%（图 4-37）。

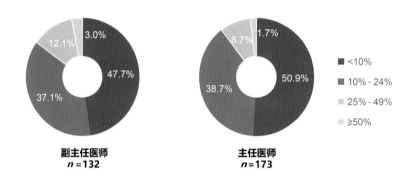

图 4-37　不同职称的医生对发生了 ≥ 3 级 CIM 的患者在对症治疗后 2 周内血常规主要指标
仍无法恢复至正常范围的临床观念
注：百分比表示认为不同比例的患者发生相应事件的医生在各职称医生中的占比。

4.5.6　从事瘤种亚组

参与调研的 305 名医生有 218 名（71.5%）从事肺癌的诊疗工作，从事其余瘤种诊疗工作的医生样本量占比均 <20%。从事瘤种亚组分析结果与所有医生分析的总体结果基本保持一致，此处不再详细描述[①]。

---

① 如需要此类详细数据信息，可联系本项目组秘书处获取。

5. 总结

5.1 患者端调研

5.1.1 人口学特征

（1）9 004 份患者样本分布广泛，覆盖全国 7 大主要区域。样本数据主要来自新一线和二线城市的三级医院，大部分集中在肿瘤科（69.4%），其中肺癌患者占比最高（53.9%）。患者中位年龄 62 岁，男性占比高于女性，以一线治疗为主。91.1% 的患者化疗周期在 4 周期内，其中处于第 1 周期的患者最高。

（2）患者发生 CIM 占比最高的高危因素是年龄超过 65 岁（68.8%），其次为既往有放/化疗史（37.4%）、姑息性化疗（22.9%）、既往发生过化疗所致的骨髓抑制（20.4%）、营养状况差（16.0%）。

（3）患者最近一次化疗的前一周期 CIM 的情况：CIM 的发生率为 39.0%，且以 1 ~ 2 级居多；在所有发生了 CIM 的患者中，单系外周血细胞指标降低占比最高，高达 75.6%；75.7% 的患者进行了相应治疗，经对症治疗后，未恢复的患者占比 2.2%。

（4）患者在化疗前 3 天内血常规三系外周血细胞指标以正常或 1 ~ 2 级居多，≥ 3 级中性粒细胞减少占比 2.4%，≥ 3 级血小板降低占比 3.4%，4 级贫血占比 4.8%。

（5）本次化疗期间，29.0% 的患者针对 CIM 采取了相关干预措施，其中 47.9% 的患者采用单独预防性使用 G-CSF 进行干预。其次有 19.9% 的患者使用曲拉西利进行干预。

（6）化疗方案：含 TP 方案使用最多，非小细胞肺癌占比 47.2%；第二是含依托泊苷的联合治疗方案，小细胞肺癌占比 85.6%；第三为铂类 + 紫杉类或其联合方案，卵巢癌占比 85.9%，宫颈癌占比 80.9%；第四类紫杉类 + 铂类方案，食管癌患者占比 74.9%。

5.1.2　全人群流行病学现状

5.1.2.1　全人群 CIM 发生率

（1）肿瘤患者在化疗期间 CIM 发生率为 44.2%，其中 CRA 的发生率明显高于 CIT 和 CIN，分别为 30.7%、15.9%、18.6%。

（2）≥ 3 级 CIM 发生率为 9.5%。

（3）在所有发生了骨髓抑制的患者中，63.6% 的患者发生了单系血细胞减少，36.4% 的患者发生了多系（二系或三系）外周血细胞指标降低。

5.1.2.2　全人群 CIM 严重程度

在发生了 CIM 的患者中严重程度多为 1 ~ 2 级；在 ≥ 3 级 CIM 中，发生 ≥ 3 级 CIN 的患者比例高于 CIT 和 CRA，分别为 30.8%、20.9%、13.9%。

5.1.3　各亚组人群流行病学现状

5.1.3.1　CIM 总体发生率

（1）各亚组中 CIM 的发生率最高的分别为东北地区（70.9%）、二线城市（50.6%）、三级医院（44.8%）、肿瘤科（46.9%）、女性（44.7%）、61 ~ 70 岁人群（45.3%）、妇科肿瘤（49.7%）、后线治疗阶段（57.1%）、第五治疗化疗周期（58.4%）、化疗剂量减低（56.8%），以及乳腺癌紫杉类联合方案：TP、AP、TC（59.0%）。

（2）治疗线数越靠后，CIM 发生率越高；辅助治疗 CIM 发生率（38.8%）略高于新辅助治疗（33.4%）；治疗周期在 5 周期内，CIM 发生率随周期而增加。

（3）不同高危因素中，CIM 发生率最高的几项为化疗前血常规显示中性粒细胞/血小板/血红蛋白低（71.3%）、既往发生过化疗所致的骨髓抑制（64.9%）和既往放/化疗（52%）。

（4）前一周期发生 CIM 的患者中，在本周期再次发生 CIM 的比例均超过 40%。其中，前一周期发生 CRA 的患者在本周再次发生 CIM 的比例最高，未接受治疗、治疗部分恢复、治疗完全恢复的比例分别为 92.5%、92.0%、78.8%。

（5）本周期化疗前接受 CIM 干预措施的患者中，在前一周期未发生 CIM 且使用曲拉西利干预时，CIM 发生率最低（23.1%），且各系外周血细胞指标降低的发生率均最低。

（6）在化疗前 3 天中性粒细胞减少和血小板降低均发生的患者，在本周期再次发生 CIM 的概率比例最高（93.1%）。并且患者在化疗前 3 天发生单系或多系的 CIM，在本周期发生相同 CIM 情况的概率更高。

（7）不同瘤种化疗方案中，CIM 发生率最高的方案为乳腺癌紫杉类联合方案（TP、AP、TC），为 59.0%，其次是胃癌含 XELOX 方案，发生率为 57.6%。

（8）在化疗剂量减低的情况下 CIM 发生率为 56.8%，高于化疗剂量无调整下的 CIM 发生率（42.1%）。

5.1.3.2 ≥ 3 级 CIM 发生率

在各自亚组中 ≥ 3 级 CIM 发生率最高

（1）东北地区（13.7%）、一线城市（11.3%）及五线城市（16.2%）、三级医院（9.5%）、外科（11.7%）、女性（10.7%）、41 ~ 50 岁人群（10.9%）、妇科肿瘤（12.8%）、胃癌含 XELOX 方案（18.5%）、化疗剂量减低（15.8%）。

（2）治疗线数越靠后，≥ 3 级 CIM 发生率越高；治疗周期 >6 周期时，≥ 3 级 CIM 发生率明显升高。

（3）不同高危因素中，化疗前血常规显示中性粒细胞 / 血小板 / 血红蛋白低，≥ 3 级 CIM 发生率最高（18.4%），其次是 ECOG-PS 评分 ≥ 2 分（14.7%）与既往有放 / 化疗史（14.5%）。

（4）前一周期发生 CIM 的患者中，完全恢复的患者（CIT、CRA）在本周期 ≥ 3 级 CIM 发生率（24.0%、20.2%）低于未完全恢复的患者（34.4%、28.0%）。

（5）本周期化疗前接受 CIM 干预措施的患者中，在前一周期未发生 CIM 且使用曲拉西利干预措施下较其他干预措施，≥ 3 级 CIM 发生率最低（16%）。

（6）在化疗前 3 天中性粒细胞减少、血小板降低和贫血均发生的患者中，本周期 ≥ 3 级 CIM 的发生率较其他各系外周血细胞指标情况最高（41.9%），其次是 CIT 和 CRA 均发生的患者（36.4%）。

（7）不同瘤种化疗方案中，≥ 3 级 CIM 发生率在胃癌含 XELOX 方案中最高（18.5%）。

（8）不同化疗剂量情况下，≥ 3 级 CIM 发生率在化疗剂量减低的情况下更高（15.8%）。

5.1.3.3 严重程度

（1）CIM 的严重程度在地域、城市等级、医院、科室、年龄、性别、治疗线、瘤种、治疗周期、不同瘤种化疗方案、不同化疗剂量情况等亚组中分布较为一致，以 1 ~ 2 级居多。

（2）≥ 3 级 CIN 和 ≥ 3 级 CIT 分别在 41 ~ 50 岁（36.4%）和 61 ~ 70 岁（25.1%）年龄段占比最高；3 级 CRA 在 41 ~ 50 岁（17.4%）和 70 岁以上（15.4%）两个年龄段的比例略高。

（3）≥ 3 级 CIN 在小细胞肺癌中占比最高，为 39.2%；≥ 3 级 CIT 在妇科肿瘤中占比最高，为 27.4%；3 级 CRA 在食管癌中占比最高，为 19.3%。

（4）不同高危因素，有出血风险的患者发生 ≥ 3 级 CIN 患者的比例最高（43.8%），既往有放 / 化疗史的患者发生 ≥ 3 级 CIN 患者的比例最低（26.3%）；未控制的缺血性心脏疾病的患者 ≥ 3 级 CIT 患者的比例最高（60%）。

（5）前一周期中发生过 CIM 患者经治疗后，本周期内再次发生 CIM 的严重程度多数集中在 1～2 级。前一周期发生 CIM 经治后不同治疗状态的患者在本周期中 ≥ 3 级 CIM 的发生率变化明显，例如在之前发生 CIN 的患者中，完全恢复、部分恢复和未治疗的患者 ≥ 3 级 CIM 的发生率分别为 32.2%、31.2% 和 9.1%。

（6）本周期化疗前接受 CIM 干预措施的患者亚组中，使用 TPO 一级预防时，本周期发生 ≥ 3 级 CIN 患者的比例最低（9.1%），并且未见 3 级 CIN 事件；使用其他单药或联合方式时，本周期发生 ≥ 3 级 CIT 患者的比例最高（35.2%）；在前一周期未发生 CIM 且使用曲拉西利干预时，本周期发生 ≥ 3 级 CRA 患者的比例最低（5.6%）。

（7）不同瘤种化疗方案 CIM 的严重程度以 1～2 级居多，食管癌其他含铂类或紫杉类或氟尿嘧啶类药物的单药或联合方案 ≥ 3 级 CIM 占比最高，为 37.3%。

（8）不同化疗剂量情况 CIM 的严重程度以 1～2 级 CIM 居多，≥ 3 级 CIN/CIT/CRA 在剂量减低情况下占比均最高，分别为 34.0%、32.2%、22.4%。

5.1.4 全人群临床管理现状

29.0% 的患者针对 CIM 进行了相关干预，最常用的干预措施为单独预防性使用 G-CSF（47.9%），其次是曲拉西利（19.9%）。

（1）经治疗后，有近 25% 的患者相关血液学指标难以恢复至正常水平、近 40% 的患者出现化疗剂量减低及化疗延迟。

（2）经治疗后，24.0% 发生 CRA 的患者在本化疗周期内血红蛋白难以恢复至正常范围，高于发生 CIT（15.9%）和 CIN（6.8%）的患者比例。

（3）经治疗后，发生 CIT 患者中有 37.3% 和 39.1% 出现化疗剂量减低及化疗延迟，发生 CIN 和 CRA 患者的相关比例稍低：发生 CIN 患者中分别有 27.6% 和 30.1% 出现化疗药物剂量减低及化疗延迟，发生 CRA 患者中分别有 36.4% 和 28.0% 出现化疗药物剂量减低及化疗延迟。

5.1.5 各亚组人群临床管理现状

5.1.5.1 地域

发生 CIM 的患者经对症治疗后，华中和华北地区出现血常规未恢复至正常范围的患者比例高于其他区域，华东和华中地区出现化疗药物剂量减低及化疗延迟的患者比例高于其他区域。

（1）患者中性粒细胞绝对值在本次化疗期间尚未恢复至正常范围的患者比例，华中地区（10.6%）在七大区域中最高（1.0%～9.2%）；在本次化疗期间尚未恢复至正常范围的患者中，华北地区血小板计数（21.5%）、血红蛋白含量（48.1%）在七大区域（3.0% ~ 21.4%、2.1% ~ 33.4%）中最高。

（2）华东地区 CIN 患者仍出现化疗药物剂量减低（37.4% ）及化疗延迟（39.8% ）的比例高于其他区域（19.7% ~ 35.2%）、（16.3% ~ 38.9%）；CRA 患者出现化疗周期延迟的比例（33.6% ）高于其他区域（ 14.3% ~ 32.8%）。

（3）华中地区 CIT 患者仍出现化疗药物剂量减低（47.3% ）及化疗延迟（50.9% ）的比例高于其他区域（ 24.2% ~ 46.2%、19.7% ~ 35.2%）；CRA 患者出现化疗药物剂量减低的比例（33.6%）高于其他区域（7.1% ~ 30.7%）。

5.1.5.2 城市

四线城市的患者 CIM 经对症治疗后仍对化疗计划的实施影响最大，三线城市的患者 CIM 经对症治疗后血常规未恢复至正常范围的比例最高。

（1）经对症治疗后，四线城市发生 CIN、CIT 和 CRA 的患者仍出现化疗剂量减低的比例高于其他等级城市，分别为 47.8%、55.4%、45.9%。

（2）经对症治疗后，四线城市发生 CIN、CIT 和 CRA 的患者仍出现化疗周期延迟的比例高于其他等级城市，分别为 48.5%、54.1%、50.8%。

5.1.5.3 年龄段

CIM 经对症治疗后总体转归在不同年龄段分布存在差异，整体 >70 岁年龄段的患者转归情况较差。

（1）在三系中，不同年龄段的患者 50% 以上选择对症治疗。>70 岁年龄段的患者未恢复比例在 CIN 和 CRT 中最高，分别为 7.9%、26.0%；CIT 经治疗后未恢复比例在 40 岁及以下的年龄段最高，为 19.0%。

（2）70 岁以上年龄段在 CIN 化疗药物剂量减低及下一化疗周期延迟、CRA 化疗药物剂量减低的比例最高；41 ~ 50 岁年龄段在 CIT 和 CRA 下一化疗周期延迟比例最高，分别为 41.2%、31.5%。

5.1.5.4 瘤种

胃癌和食管癌患者 CIM 经对症治疗后总体转归较差。

（1）针对 CIN 进行对症治疗后，食管癌患者仍出现化疗剂量减低（42.0% ）和化疗周期延迟（43.2%）的患者比例高于其他瘤种（22.9% ~ 29.1%）、（25.5% ~ 40.5%）。

（2）分别针对 CIT 和 CRA 进行对症治疗后，胃癌患者血小板计数、血红蛋白计数在本次化疗周期内尚未恢复至正常范围的患者比例在所有瘤种中最高，分别为 25.0% 和 30.3%。

（3）经对症治疗后，发生 CIT 的患者中，胃癌患者仍出现化疗剂量减低及周期延迟的比例（50.0%、48.6%）高于其他瘤种（33.7% ~ 38.7%、32.8% ~ 43.5%）；经对症治疗后，发生 CRA 的患者中，胃癌患者仍出现化疗剂量减低及周期延迟的比例（32.3%、32.3%）高于其他瘤种（24.1% ~ 31.0%、22.7% ~ 32.1%）。

5.1.5.5　治疗阶段

后线治疗的患者各类型 CIM 转归情况最差，恢复时间最久，且未恢复比例最高。

（1）在化疗药物剂量减低上，CIN 和 CRA 均在一线治疗时比例最高，分别为 29.1%、26.5%。

（2）在下一化疗周期延迟比例上，CIN、CIT、CRA 均在二线治疗时最高，分别为 32.6%、42.2%、29.2%。

5.1.5.6　治疗周期

CIN、CIT、CRA 均在 >6 周期未恢复比例最高，治疗后转归情况各系存在差异。

（1）不同治疗周期中 CIN、CIT、CRA 接受对症治疗比例均高于 50%，CIN、CIT 在第 6 周期比例最高。各系均在第 6 周及以上的周期中未恢复比例最高。

（2）化疗药物剂量减低及下一化疗周期延迟的比例，CIN 在 >6 周期最高，CIT 在第 4 周期最高，CRA 在第 5 周期最高。

5.1.5.7　化疗前 3 天发生血小板降低的患者经对症治疗后转归较差

（1）在化疗前 3 天仅发生血小板降低且本周期发生 CIM 的患者经对症治疗后，血常规指标在 7 天内恢复的比例：在 CIN 患者中，血常规指标在 7 天内恢复的比例（83.4%）低于化疗前 3 天血常规指标正常且本周期发生 CIM 的患者（86.0%）；在 CIT 患者中，血常规指标在 7 天内恢复的比例（42.0%）低于化疗前 3 天血常规指标正常且本周期发生 CIM 的患者（64.2%）；在 CRA 患者中，血常规指标在 7 天内恢复的比例（46.6%）低于化疗前 3 天血常规指标正常且本周期发生 CIM 的患者（59.8%）。

（2）化疗前 3 天仅发生血小板降低且本周期发生 CIM 的患者，经对症治疗后仍出现化疗剂量减低的比例，发生了 CIN 的患者化疗剂量减低的比例（46.7%）高于其他类型化疗前血液学指标异常或者正常的患者（20.5% ~ 40.2%），CRA（46.7%）中也同样高于其他类型化疗前血液学指标异常或者正常的患者（9.1% ~ 43.3%）。

5.1.5.8　接受其他单药或联合方式的干预措施，经对症治疗后转归较差

（1）针对 CIN 进行对症治疗后，接受其他单药或联合方式的患者未恢复比例（14%）高于其他干预措施，同时其导致的化疗剂量减低（36.8%）及下一化疗周期延迟（37.5%）的比例高于平均水平。

（2）针对 CIT 进行对症治疗后，接受 TPO 一级预防的患者未恢复比例（24.1%）高于其他干预措施；接受 G-CSF 二级预防的患者，出现化疗剂量减低的比例（49%）高于

其他干预措施；接受其他单药或联合方式的患者，出现下一化疗周期延迟的比例（52.2%）高于其他干预措施。

（3）针对 CRA 进行对症治疗后，接受其他单药或联合方式的患者未恢复比例（30.5%）高于其他干预措施；接受 TPO 二级预防的患者，出现化疗剂量减低的比例（39.1%）高于其他干预措施；接受 G-CSF 二级预防的患者，出现下一化疗周期延迟的比例（36.4%）高于其他干预措施。

5.1.5.9　不同瘤种化疗方案 CIM 的管理及转归

（1）对症治疗后，胃癌含 XELOX 方案患者 CIN 未恢复比例最高（22.2%），非小细胞肺癌多西他赛单药患者 CIT 未恢复比例最高（42.9%），妇科肿瘤其他含铂类、紫杉类或蒽环类的单药或联合的化疗方案患者 CRA 未恢复比例最高（46.2%）。

（2）对症治疗后，使用小细胞肺癌拓扑替康、吉西他滨、紫杉醇类药物单药或联合方案的患者 CIN 和 CIT 化疗剂量减低比例均最高（66.7% 和 61.5%），使用胃癌含 ADC 类药物方案的患者 CRA 化疗剂量减低比例最高（100%）。

（3）对症治疗后，使用乳腺癌含 ADC 类药物患者 CIN 下一化疗周期延迟比例均最高（100%），使用食管癌其他含铂类、紫杉类或氟尿嘧啶类药物的单药或联合方案的患者 CIT 下一化疗周期延迟比例最高（75%），使用结直肠癌含 FOLFOX 方案的患者 CRA 下一化疗周期延迟比例最高（48.1%）。

5.1.5.10　化疗剂量无调整情况下 CIM 患者整体接受对症治疗的比例要高于化疗剂量减低情况

（1）经过对症治疗后，血细胞指标在本次化疗周期内整体未恢复比例，剂量减低情况高于剂量无调整情况。

（2）不同类型 CIM 在化疗药物剂量减低及下一化疗周期延迟的比例上，剂量无调整情况高于剂量减低情况。

5.2　医生临床观念

5.2.1　接受咨询的医生的人口学特征

305 份医生样本分布较广，覆盖了全国 7 大主要区域。样本数据主要来自新一线（38.0%）、二线（25.9%）和一线（15.1%）城市的三级甲等医院（97.4%），56.7%为主任医师，其余均为副主任医师。66.6% 的医生集中在肿瘤科，71.5% 的医生会涉及肺癌的诊疗。

5.2.2　医生对于 CIM 流行病学的整体观念

5.2.2.1　无论是在晚期化疗还是辅助 / 新辅助化疗过程中，大部分医生认为 CIM 总体发生率 ≥ 25%

（1）在晚期化疗过程中，70% 以上的医生认为 CIM 总体发生率 ≥ 25%。

（2）在辅助 / 新辅助化疗过程中，50% 以上从事其余瘤种诊疗工作的医生认为 CIM 总体发生率 ≥ 25%。

5.2.2.2　无论是在晚期化疗还是辅助 / 新辅助化疗过程中，大部分医生认为 ≥ 3 级 CIM 发生率 <25%

（1）在晚期化疗过程中，70% 以上的医生认为 ≥ 3 级 CIM 发生率 <25%。

（2）在辅助 / 新辅助化疗过程中，60% 以上的医生认为 ≥ 3 级 CIM 发生率 <25%。

5.2.3　各亚组中医生对于流行病学的观念

（1）医生认为的 CIM 总体发生率在不同地域、城市等级和职称亚组分析中有所差异。在地域亚组和职称亚组中，有 30% 以上的医生认为小细胞肺癌和非小细胞肺癌患者在化疗过程中 CIM 总体发生率 ≥ 50%。各等级城市医生一致认为，非小细胞肺癌患者化疗过程中 CIM 总体发生率为 25% ~ 49%。

（2）医生认为的晚期化疗过程中 ≥ 3 级 CIM 发生率，在不同职称、地域和城市等级亚组分析中有所差异。而在辅助 / 新辅助化疗过程中，该发生率在不同职称和城市等级亚组中存在差异，各地域亚组较为一致。

5.2.4　医生对于临床管理现状的整体观念

5.2.4.1　97.4% 的医生认为发生 CIM 的高危因素包括既往发生过 CIM

医生认为发生 CIM 的高危因素主要有既往发生过 CIM（97.4%）、既往有放 / 化疗史（84.3%）以及肿瘤侵犯骨髓（80.6%）。

5.2.4.2　预防性用药后，少数医生认为仍有较大比例患者的预后和转归难以改善

（1）在针对 CIN 进行预防后，仅有 7.1%、5.7%、2.9%、3.2% 的医生认为，至少 25% 的患者发生 CIN、化疗剂量减低、周期延迟、住院时间延长。

（2）在针对 CIT 进行预防后，仅有 1.1%、5.9%、4.8%、5.3% 的医生认为，至少 25% 的患者发生 CIT、化疗剂量减低、周期延迟以及住院时间延长。

5.2.4.3　在临床管理中，医生对治疗性药物的选择有所差异

（1）参与调研的医生中有半数以上表示会使用长效 G-CSF 进行治疗。

（2）医生对于 CIT 治疗性药物的选择有较大差异，最常选择的药物分别是 rhTPO

（67.0%）、促血小板生成素受体激动剂（17.0%）以及 rhIL-11（16.0%）。

5.2.4.4 少数医生认为治疗性用药较难改善患者的预后和转归

（1）仅有 7.6%、5.9%、4.6%、2.9% 的医生认为，治疗后超过 25% 的患者发生化疗剂量减低、周期延迟、住院时间延长以及本次化疗周期内中性粒细胞绝对值下降。

（2）超过 10% 的医生认为 ≥ 2 级 CIT 患者经治疗后仍发生化疗剂量减低、周期延迟以及住院时间延长的比例 ≥ 25%，60% 以上的医生血小板计数恢复至正常范围的时间超过 7 天。

5.2.4.5 在大部分医生的临床观念中，ICIs 和 ADC 的出现尚不会影响传统化疗的地位

5.2.5 各亚组中医生对于临床管理现状的观念

（1）各亚组超过 60% 的医生认为既往发生过 CIM、姑息性化疗、肿瘤侵犯骨髓、化疗前血常规显示中性粒细胞 / 血小板 / 血红蛋白低于正常范围、年龄 >65 岁为发生 CIM 高危因素。

（2）医生认为医院的血制品难以在 24 小时内提供，在地域亚组、城市亚组和职称亚组分析中观念相一致，医生比例均高于 50%。

（3）地域亚组、城市亚组和职称亚组的医生所关注的 CIM 治疗药物和血制品输注后存在的药物 / 输血相关不良反应在组内及组间相一致，主要包括过敏反应、发热和血制品输注相关的不良反应、骨骼肌肉痛以及寒战。

（4）在 CIM 预防策略上：

① CIN 预防策略：地域亚组、城市亚组和职称亚组均有 88% 以上医生考虑使用预防 CIN 的药物，考虑使用长效 G-CSF 以及使用常用推荐剂量可达到最佳预防效果。

② CIT 预防策略：医生会考虑使用的预防性药物种类在各亚组分析中有所差异，各亚组 10% ~ 40% 医生选择仅使用 rhTPO 或 rhTPO、rhIL-11 联合促血小板生成素受体激动剂等多种预防性药物。

③ 地域亚组、城市亚组和职称亚组均有 90% 左右的医生认为使用预防性用药后，患者仍会发生 CIT、化疗剂量减低、下一周期化疗延迟以及住院时间延长的比例 ≥ 25%。

（5）在 CIM 治疗策略上：

① CIN 治疗策略：对于应用 FN 中 / 高危化疗方案的患者，地域亚组、城市亚组和职称亚组的医生均考虑选择使用短效 G-CSF 进行治疗、常用推荐剂量可达到最佳治疗效果、考虑选择短效 G-CSF 进行补救治疗。

② CIT 治疗策略：各亚组医生有 20% ~ 30% 在 rhTPO、rhIL-11、促血小板生成素受体激动剂药物及输注血小板多种干预下进行治疗，10% ~ 20% 的医生选择仅使用

rhTPO 进行治疗。

③ 各亚组医生对于使用 CIN 治疗性药物和 CIT 治疗性药物后的转归情况分析观念相一致，均有 80% 左右的医生认为患者在对症治疗后 2 周内血常规主要指标仍无法恢复至正常范围的比例 < 25%。

④ 医生认为"对于发生 ≥ 3 级 CIM 的患者，患者在对症治疗后 2 周内血常规主要指标仍无法恢复至正常范围"的比例在地域亚组、城市亚组和职称亚组分析中相一致。均有 80% 以上的医生认为患者在对症治疗后 2 周内血常规主要指标仍无法恢复至正常范围的比例 < 25%。

5.3　患者端真实数据和医生临床观念的差异

5.3.1　CIM 总体发生率

（1）医生认为的 CIM 总体发生率与患者端实际发生率相比存在一定差距（图 5-1）。

（2）在从事小细胞肺癌、乳腺癌、胃癌以及食管癌诊疗工作的医生中，仅有约 30% 的医生临床观念与实际调研数据一致。

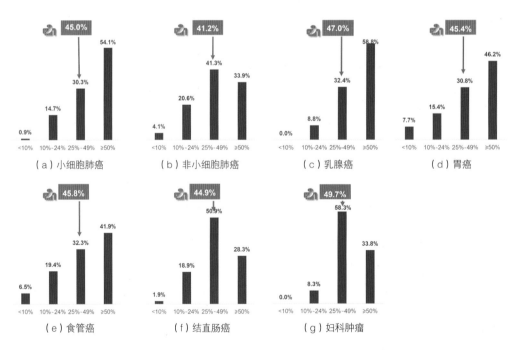

图 5-1　患者端调研的 CIM 总体实际发生率与医生临床观念的比较

注：柱状图中的百分比表示不同 CIM 总体发生率区间内（<10%、10% ~ 24%、25% ~ 49% 以及 ≥ 50%）的医生占比；橙色数据表示本次调研中患者端 CIM 总体实际发生率。

5.3.2 ≥ 3 级 CIM 发生率

（1）如图 5-2 所示，在调研涉及的所有瘤种中医生对于 ≥ 3 级 CIM 发生率的临床观念与患者实际发生率存在一定差距。

（2）从事各瘤种诊疗的医生中有半数左右认为化疗过程中 ≥ 3 级 CIM 发生率与患者端数据一致。

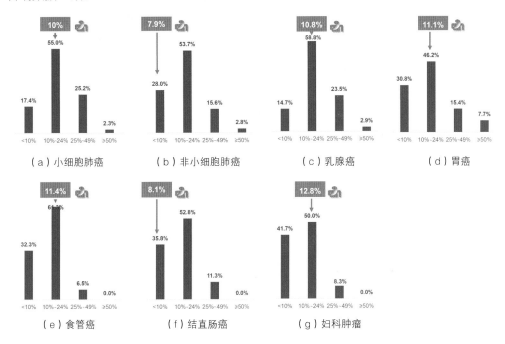

图 5-2　患者端调研的 ≥ 3 级 CIM 实际发生率与医生临床观念的比较

注：柱状图中的百分比表示不同 ≥ 3 级 CIM 发生率区间内（<10%、10% ~ 24%、25% ~ 49% 以及 ≥ 50%）的医生占比；橙色数据表示本次调研中患者端 ≥ 3 级 CIM 实际发生率。

5.3.3 预防性药物的使用情况

（1）92.8% 的医生表示会考虑使用预防 CIN 的药物，68.9% 的医生在临床中更倾向于使用长效 G-CSF 进行预防。患者端有 79.0% 的患者接受了 CIN 相关预防。

（2）61.6% 的医生表示会考虑使用预防 CIT 的药物，86.2% 的医生考虑使用 rhTPO 或 rhTPO 联合其他药物作为预防性药物。患者端有 36.2% 的患者接受了 CIT 相关干预。

（3）出现上述情况一方面可能是由于患者本身并不适合进行相关预防性措施，另一方面也可能是由于在 CIM 临床管理与指南推荐之间仍然存在实践与应用方面的差异。

5.3.4 治疗性药物使用下的转归情况

5.3.4.1 医生针对 CIN 治疗性药物对患者转归情况的改善进行了评判

经对症治疗后，分别有 27.6% 和 30.1% 的患者出现化疗剂量减低和下一化疗周期延迟。而参与调研的所有医生中分别有 58.7% 和 62.3% 认为出现化疗剂量减低和下一化疗周期延迟的患者比例 < 10%。

5.3.4.2 医生针对 CIT 治疗性药物对患者转归情况的改善进行了评判

经对症治疗后，分别有 37.3% 和 39.1% 的 CIT 患者出现化疗剂量减低和下一化疗周期的延迟。而参与调研的医生中有 44.6% 认为患者对症治疗后仍出现化疗剂量减低的比例为 10% ~ 24%，有 45.6% 的医生认为仍出现下一化疗周期延迟的患者比例 < 10%。

5.4 讨论

本项目是全国首个针对中国肿瘤化疗相关骨髓抑制及临床管理现状的大型调研，本调研共包含了患者端和医生端两个部分。患者端调研数据有效填补了既往中国 CIM 流行病学数据的部分空白；医生端调研数据体现出了临床实践中医生对于 CIM 的诊疗观念。通过比较患者端和医生端调研结果发现，真实临床数据和部分医生的诊疗观念之间存在差异，这些差异可能会影响 CIM 患者的诊疗结果，这提示我们对于 CIM 应给予更多的关注和重视。

本次患者端调研包括了小细胞肺癌、非小细胞肺癌、乳腺癌、胃癌、食管癌、结直肠癌和妇科肿瘤，调研结果显示中国肿瘤患者 CIM 总体发生率为 44.2%，约 10% 的患者发生了 ≥ 3 级 CIM，其中 3 级 CIM 发生率为 7.5%，4 级 CIM 发生率为 2.0%。在经过对症治疗后，仍有 6.38% ~ 24.0% 的 CIM 患者无法在本化疗周期内将相应的血常规指标恢复至正常范围。目前国内外暂无针对广泛瘤种中 CIN 发生率的大规模调研，本次调研补充了中国在这方面的数据缺口，报告了肿瘤患者 CIN 的总体发生率为 18.6%。本调研显示 CIT 的总体发生率为 15.9%，既往一项研究统计了美国临床治疗中 CIT 的总体发生率为 9.7%，另一项研究发现在 15 521 例实体瘤患者中，12.8% 的患者在使用化疗后 3 个月内出现了血小板减少。本调研显示 CRA 的总体发生率为 30.7%，低于既往研究数据，宋正波等人通过对 7 324 例肿瘤患者的调研发现，化疗相关性贫血发生率为 50.71%。从本次调研结果和既往大型流调数据均可看出，临床上 CRA 发生率高于 CIN、CIT。经参与咨询的医生反馈，该情况与目前的临床实际情况基本相符，造成临床上 CRA 比 CIN、CIT 更常见可能的原因是：

（1）贫血本身就是最常见的营养缺乏病，多种因素（如膳食、胃肠道疾病）均可导致。

（2）CIN、CIT 均已有标准的预防手段，而 CRA 暂未有明确有效的预防措施。

（3）CIN、CIT 发生时间更早且更易观察到，而 CRA 的发生时间常常呈现一定的滞后性、隐匿性，因此一般情况下出现 CRA 的患者往往已经发生 CIN、CIT。

（4）既往抗肿瘤疗效有限，患者生存时间可能短于 CRA 发生时间，而当前临床药物的发展显著延长了患者生存时间，从而能够观察到更多的 CRA 发生。

（5）肿瘤患者因自身疾病特殊性可能会长期存在贫血，所以在不严重的情况下容易被忽视而不进行干预。

（6）CRA 的发生率与调研患者肿瘤的线数和瘤种均相关，在线数靠后和消化道肿瘤中，CRA 的发生率相对更高，所以与调研纳入的患者人群也有一定相关性。

（7）其他如促红素分泌受阻、肾脏功能受损、骨髓造血功能障碍等因素均会导致贫血的发生，某些情况下被记录为 CRA。

基于调研报告所显示的 CRA 发生率与临床医生的观念，相关指南共识以及广大临床医生都应提高对 CRA 预防管理的重视度。其中，曲拉西利能够保护各系外周血细胞，包括可以降低 CRA 的发生率，具有循证学证据，可以弥补当前临床对 CRA 预防手段的空白。

CIM 高危因素可帮助临床医生识别或筛选有潜在 CIM 发生风险的患者，既往各共识或指南提出了相关高危因素（见图 1-19）。本次通过对 305 位肿瘤医生进行 CIM 管理的临床观念咨询，将共识或指南中的高危因素进行再次聚焦咨询，发现临床实际过程中，肿瘤医生更加关注的患者自身高危因素为：既往发生过 CIM、既往有放 / 化疗史、肿瘤侵犯骨髓、化疗前三系外周血细胞指标低于正常范围、营养状况差、年龄 >65 岁、ECOG-PS ≥ 2、慢性免疫抑制状态、合并感染及姑息性化疗等。患者端调研数据显示，具有化疗前血常规显示中性粒细胞 / 血小板 / 血红蛋白低于正常范围、既往发生过化疗所致的骨髓抑制、既往放 / 化疗、ECOG-PS 评分 ≥ 2 分、年龄 > 65 岁等高危因素特征的患者 CIM 发生率分别为 71.3%、64.9%、52%、49.2%、48.2%，与医生所认知的高危因素存在一定差异。医生须在临床管理中特别关注具有以上高危因素特征的患者，在接受 CIM 中高危风险化疗方案时，建议临床医生对此类患者进行合理有效干预，以降低 CIM 发生风险、提升化疗相关体验、提高生活质量和总生存预后。

在调研的 305 名医生中，医生主要关注的 CIM 治疗药物和血制品输注后存在的药物 / 输血相关不良反应包括过敏反应、发热、与血制品输注相关的不良反应、骨骼肌肉痛以及寒战等。

《肿瘤化疗导致的中性粒细胞减少诊治中国专家共识（2023 版）》和《中国肿瘤药物相关血小板减少诊疗专家共识（2023 版）》中建议符合条件的患者使用相关药物对 CIN

和 CIT 进行预防。在 CIN 的预防方面，医生端调研结果显示 92.8% 的医生会对 CIN 进行合理的预防性用药，患者端调研数据显示具有 CIN 风险的化疗人群中，有 79.0% 的患者接受了预防性药物干预。在 CIT 的预防方面， 医生端调研结果显示 61.6% 的医生会选择对 CIT 进行合理的预防性用药，患者端调研数据显示接受 CIT 预防性用药的人群占 36.2%。由于各指南和共识暂未对 CRA 提供相关预防建议，本次患者端调研和医生咨询未涉及相关信息收集。从 CIN 和 CIT 的医生诊疗观念和患者端的调研数据分析来看，对接受具有 CIM 风险的化疗方案患者的预防性用药，在医生观念和实际临床中存在一定差距。这部分差距考虑实际情况主要的原因是：

（1） 300 多例的医生尚不能完全客观代表中国所有医生的观念，患者端的病例调研数据来源存在 300 多例医生以外的其他医生。

（2） 患者是否接受干预受到经济方面接受度和不同区域医保报销政策的影响。

（3）临床实际中患者治疗后出院，后续进行的血常规检查未得到及时干预。

（4）专家在临床中不会过度关注 CIM，只在有会影响患者后续接受化疗的因素，或者发生严重 CIM 而影响后续接受化疗，才会去关注 CIM 的预防和治疗。

（5）医生端调研的对象为主任级别的医生，患者调研是一线大夫，主任医生的观念与一线医生的行为存在差异。

（6）临床中缺乏对临床干预药物使用的规范化标准，导致临床和观念存在落差。所以在 CIM 预防性用药医生观念和患者接受干预情况存在数据差距。此外也有医生提及临床实际中部分区域医保报销政策完善，且患者自身重视 CIM 预防，存在过度提早预防的现象，在本次调研的整体人群中暂未发现此现象。

在所有预防性干预的用药中，选择最多的是单独预防性使用 G-CSF（47.9%），其次是曲拉西利（19.9%）。值得注意的是，当前指南或共识并未有针对 CIT 一级预防和 CRA 预防的具体用药推荐，曲拉西利在化疗前应用可同时降低患者 CIN、CIT 和 CRA 的发生率，可为临床医生在 CIM 的预防用药选择上提供新的参考。

本调研结果显示，临床医生对 CIM 的诊疗观念与专家共识之间也存在一定差异。《肿瘤化疗导致的中性粒细胞减少诊治中国专家共识（2023 版）》表明，不推荐使用 PEG-rhG-CSF 用于治疗 CIN，但在医生端调研的结果中有 23.9% 的医生会选择使用 PEG-rhG-CSF 治疗 CIN。《中国肿瘤药物相关血小板减少诊疗专家共识（2023 版）》指出，CIT 的治疗包括输注血小板和应用促血小板生长因子，其中，促血小板生长因子包括 rhTPO、rhIL-11 和促血小板生成素受体激动剂（TPO-RA）。rhTPO 和 rhIL-11 为原国家食品药品监督管理总局（现为国家市场监督管理总局）批准的促血小板生长因子，但从医生端调研数据来看，有一定比例的医生会选择 TPO-RA 治疗 CIT。

本调研结果显示临床医生对 CIM 的治疗效果与临床实际存在差异。在患者端调研的数据中，发生 CIN 的患者经对症治疗后，分别有 27.6% 和 30.1% 出现化疗剂量的减低和下一化疗周期延迟；参与咨询的医生中只有少数人（分别有 5.6% 和 4.3%）能够预估到与患者端相一致的减低或延迟比例。在患者端调研的数据中，发生 CIT 的患者经对症治疗后，分别有 37.3% 和 39.1% 出现化疗剂量的减低和下一化疗周期的延迟。参与咨询的医生中只有少数人（分别有 11.8% 和 9.5%）能够预估到与患者端相一致的减低或延迟比例。对于 CIN 和 CIT 对后续化疗的影响，医生观念反馈与临床实际之间之所以出现差异，可能的原因如下：

（1）由于没有大规模流调数据作为参考，临床医生对 CIN 和 CIT 的严重程度认识普遍局限在个人临床治疗经验里，可能是不客观且不全面的。

（2）与调研患者分布较广、包含多瘤种多线数的不同患者情况、混杂因素较多可能有一定相关性。

（3）医保报销及患者的个人经济情况、医院层次及级别、地域、患者自身诉求不同均会对此结果产生影响。

（4）人群、瘤种、化疗方案等的合并分析也会影响该结果，对医生观念和患者情况做进一步精细的分析可能会减少两者差异。

此外本次调研还发现有极少数患者在化疗前 3 天的三系血细胞指标达到 3 ~ 4 级的降低，一方面可能是有患者出现了严重的肿瘤侵犯骨髓，表现出化疗前 3 天内血常规有此异常的降低；另一方面也可能与数据收集窗有关，有的患者临床需要看治疗前 24 小时内的血常规结果，可能存在化疗 3 天前检验异常经过干预后恢复正常，然而未及时上传院内、院外最新检验报告的情况。同时也可能存在部分临床上没有严格遵照化疗规范、对评估后不符合标准的患者实施了化疗的情况。

多项研究采用了风险评估模型来指导 CIM 的预防和管理，然而仍具有局限性。根据我们的调研，目前国内临床上基本不使用现有的 CIM 风险预测模型，而是凭借医生的临床经验和共识去进行 CIM 的预防。主要的原因在于：

（1）临床上缺乏 CIM 风险预测模型方面的指南或专家共识。

（2）现有模型建立的科学性有待考证，通过检索历史文献数据分析而得的模型缺乏大型前瞻性多中心中国人群 III 临床研究来验证其严谨性、可行性、科学性。

（3）现有模型操作较为复杂，实用性不强。

（4）肿瘤患者前期需要评估包括健康、病例、VTE 等多方面信息，占用了大量的时间。

（5）医院或科室无强制性要求。

（6）临床上对于 CIM 风险预测模型的认识不足，并缺乏相关培训。

所以临床医生目前迫切需要的是一个具备完整临床数据收集，构建上具备科学性和前瞻性，同时操作上简单、便捷、高效、准确率高，并且能够兼顾到各个细分瘤种的 CIM 风险预测模型。基于此，我们将根据临床需求，利用近万例的数据进行更符合临床实际的相关模型开发，期望能够切实帮助临床医生更科学、高效地进行 CIM 的风险预测。此外还将致力于相关预测模型 App、小程序的开发。

本次调研具有一定的局限性，如问卷虽包含了我国高发瘤种，但仍不全面，是否能够指导其他瘤种的临床管理尚不清楚，且患者端及医生端涉及的瘤种中肺癌占比远多于其他瘤种。但本次调研仍具有非常重要的价值，为 CIM 的管理带来了诸多启示：本次调研不仅填补了中国人群 CIN 的流行病学数据及管理现状空白，还是第一个在泛瘤种中进行 CIM 调研的国内研究；随着治疗方案的变更及管理观念的改变，CIM 单谱系的发病率较既往数据有了一定变化，如 CIN 与既往数据相比发病率大幅下降，而 CIT 的发病率相较既往研究有所升高，这种变化也可能与调研方法的差异有关。综合来看，本次调研的 CIM 发生率与既往研究数据存在部分差异，一方面可能与地域因素、人种差异以及本调研所采用的横断面式方法有关，另一方面还可能与肿瘤患者治疗方案的变化、骨髓抑制相关分级标准不同等有关。医生端调研结果显示出 CIM 的治疗观念与指南／共识之间存在一定差异，提示也许当前的诊疗需进一步规范或需要通过指南／共识的更新填补 CIM 诊治中未被满足的需求；同时，临床医生对于 CIM 的预防观念与真实情况存在偏差，现有 CIM 预防措施疗效并未有效达到医生预期，因此提示在 CIM 的临床诊疗中，应更加关注 CIM 的预防与评估、加强患者随访，也提示或需要更为有效的药物来管理 CIM。另，鉴于篇幅与时间所限，难以多角度深入进行各个维度的深度分析，如更加细分的人群 CIM 发生情况、经过倾向性匹配能够从统计学角度平衡患者基线下的对比数据分析，这些数据将会进一步依托调研数据的统计分析，并在不久的将来以学术文章发表的方式与各位读者共享。

5.5　结论

本次调研较全面地展现了我国肿瘤化疗相关骨髓抑制的流行病学、预防及诊疗现状。

调研发现，中国肿瘤患者化疗相关骨髓抑制的发生率仍不容忽视。此外，调研结果表明，患者 CIM 发生率以及转归情况受到年龄及性别、地域、城市等级、医院级别、科室种类、瘤种类型、治疗周期、治疗线数等的影响。

通过分析医生的临床观念得知，医生普遍认为我国肿瘤患者 CIM 发生率较高，与患者端调研结果一致；大部分医生认为预防和治疗性用药后患者的转归情况较为乐观，这与患者端调研结果存在一定偏差，提示在当下的 CIM 临床管理中仍存在尚未满足的诊疗需求。

本次调研同样发现，一些新兴药物的研发和上市为 CIM 的管理带来了新的思路，特别是某些尚无指南共识推荐的临床问题，例如 CIT 的一级预防和 CRA 预防等等。新型 CDK4/6 抑制剂曲拉西利在化疗前使用，可有效降低 CIT 和 CRA 的发生率，显示出了多种传统骨髓保护药物无可比拟的优势。

当前我国仍然缺乏普适性的 CIM 风险评估模型，一定程度上影响预防性干预的实施；在预防用药过程中，医生对于药物的选择与指南推荐之间还存在一定的差异，其原因有待进一步探索。

6. 附录

附录 1：患者端调研问卷

所调研的患者应符合：

1. 确诊恶性肿瘤为非小细胞肺癌 / 小细胞肺癌 / 乳腺癌 / 胃癌 / 食管癌 / 结直肠癌 / 妇科恶性肿瘤（卵巢癌、宫颈癌、子宫内膜癌）的其中一种。

2. 近期 3 个月内接受过化疗，且后续应继续接受化疗的患者。

3. 明确非化疗相关的骨髓抑制患者，不得纳入：

1）不可纳入：a.同步放 / 化疗的患者，b.序贯放 / 化疗，放疗照射部位为 扁平骨、胸骨、盆腔的患者；

2）不可纳入：治疗前或期间出现活动性出血的患者；

3）如患者前线治疗中，接受过如 CDK4/6 抑制剂或西达苯胺等，对血像影响大的靶向药物，停药至少半个月以上，才可纳入；

4）不可纳入：其他医生认为的会导致非化疗相关骨髓抑制情况的患者。

4. 最近一次化疗所接受的化疗方案应为以下之一（见附表 1-1）：

附表 1-1　最近一次化疗所接受的化疗方案（1）

癌种	化疗方案
非小细胞肺癌	TP 方案 NP 方案 DP 方案 EP 方案 GP 方案 AP 方案 多西他赛单药 ADC 类药物 其他含铂类或紫杉类药物的单药或联合方案 联合了以上化疗的药物方案（如免疫抑制剂、靶向治疗药物等）

癌种	化疗方案
小细胞肺癌	含依托泊苷的联合治疗方案 含铂类的联合治疗方案（除外依托泊苷） 含拓扑替康、吉西他滨、紫杉醇类药物单药或联合方案 联合了以上化疗的药物方案（如免疫抑制剂、靶向治疗药物等）
乳腺癌	ddEC 序贯 T 方案 蒽环和紫杉类药物：TAC、TE、EC-T、ddEC-T、FEC-T 方案 紫杉类联合方案：TP、AP、TC 蒽环类联合方案：EC、FEC 紫杉类单药 紫杉类联合铂类 其他含铂方案：NP、GP ADC 类药物 微管类药物抑制剂：NVB、紫杉类（白蛋白紫杉醇、紫杉醇脂质体、多西他赛）、优替德隆、艾立布林 微管类抑制剂联合卡培他滨 蒽环类单药 联合了以上化疗的药物方案（如靶向治疗药物等）
胃癌	SOX 方案 XELOX 方案 FOLFOX 方案 DCF 方案 ADC 类药物 其他含铂类或紫杉类或氟尿嘧啶类的单药或联合方案 联合了以上化疗的药物方案（如免疫抑制剂、靶向治疗药物等）
食管癌	紫杉类 + 铂类方案 CF 方案 DCF 方案 FOLFOX 方案 XELOX 方案 FLOT 方案 FOLFIRI 方案 ECF 方案 ECX 方案 EOF 方案 EOX 方案 其他含铂类或紫杉类或氟尿嘧啶类药物的单药或联合方案 联合了以上化疗的药物方案（如免疫抑制剂、靶向治疗药物等）

癌种	化疗方案
结直肠癌	FOLFOXIRI 方案 FOLFOX 方案 FOLFIRI 方案 XELOX 方案 其他含铂类或氟尿嘧啶类或雷替曲塞的单药或联合方案 联合了以上化疗的药物方案（如免疫抑制剂、靶向治疗药物等）
妇科恶性肿瘤	铂类 + 紫杉类或其联合方案 含多西他赛 / 吉西他滨 / 拓扑替康 / 伊立替康的单药或联合化疗方案（除外铂类 + 紫杉类） 其他含铂类、紫杉类或蒽环类的单药或联合的化疗方案

5. 每例患者只采集 1 次本调研信息。

6. 调研所涉及的相关诊疗信息完善：化疗 1 周后至少有 1 ~ 2 次检查结果的患者，才可纳入。

【1】患者的性别_____（男 / 女）。

【2】患者的年龄_____岁。

【3】患者具有以下哪些发生 CIM 的风险因素_____（多选）。

A. 姑息性化疗

B. 既往有放 / 化疗史

C. 既往发生过化疗所致的骨髓抑制（CIM）

D. ECOG-PS 评分≥ 2 分

E. 化疗前血常规显示中性粒细胞 / 血小板 / 血红蛋白低于正常范围

F. 有出血风险

G. 合并感染

H. 以上均无

I. 年龄 >65 岁

J. 肿瘤侵犯骨髓

K. 慢性免疫抑制状态

L. 营养状况差

M. 未控制的缺血性心脏疾病或有临床意义的充血性心力衰竭

注：出血风险包括：（1）既往有出血史，如消化道溃疡出血、脑出血等，现阶段有手术切口未愈，肿瘤性溃疡等；（2）化疗前血小板计数 <7.5×10^{10}/L；（3）接受含铂类、吉西他滨、阿糖胞苷以及蒽环类等可能导致严重骨髓抑制的药物；（4）肿瘤细胞浸润骨髓所造成的血小板减少；（5）合并使用其他可能导致血小板减少的药物，如肝素、抗生素等。

【4】该患者确诊为_____（非小细胞肺癌/小细胞肺癌/乳腺癌/胃癌/食管癌/结直肠癌/妇科恶性肿瘤如卵巢癌、宫颈癌、子宫内膜癌）。

【5】该患者最近一次化疗所接受的化疗方案属于下列中的_____该方案是否联合了其他药物？_____（可多选或者单选：无联合，联合免疫检查点抑制剂，联合抗血管小分子如安罗替尼、索拉非尼等，联合PARP抑制剂，联合其他药物）具体方案为_____（方案名称，并药物通用名）（见附表1-2）。是否经过剂量调整？（无调整/剂量降低）。

附表1-2　最近一次化疗所接受的化疗方案（2）

癌种	化疗方案
非小细胞肺癌	TP方案 NP方案 DP方案 EP方案 GP方案 AP方案 多西他赛单药 ADC类药物 其他含铂类或紫杉类药物的单药或联合方案
小细胞肺癌	含依托泊苷的联合治疗方案 含铂类的联合治疗方案（除外依托泊苷） 含拓扑替康、吉西他滨、紫杉醇类药物单药或联合方案
乳腺癌	ddEC序贯T方案 蒽环和紫杉类药物：TAC、TE、EC-T、ddEC-T、FEC-T方案 紫杉类联合方案：TP、AP、TC 蒽环类联合方案：EC、FEC 紫杉类单药 紫杉类联合铂类 其他含铂方案：NP、GP ADC类药物 微管类药物抑制剂：NVB、紫杉类（白蛋白紫杉醇、紫杉醇脂质体、多西他赛）、优替德隆、艾立布林 微管类抑制剂联合卡培他滨 蒽环类单药

癌种	化疗方案
胃癌	SOX 方案 XELOX 方案 FOLFOX 方案 DCF 方案 铂类 +5-FU 类方案（除外 FOLFOX、SOX） ADC 类药物 其他含铂类或紫杉类或氟尿嘧啶类的单药或联合方案
食管癌	紫杉类 + 铂类方案 CF 方案 DCF 方案 FOLFOX 方案 XELOX 方案 FLOT 方案 FOLFIRI 方案 ECF 方案 ECX 方案 EOF 方案 EOX 方案 其他含铂类或紫杉类或氟尿嘧啶类药物的单药或联合方案
结直肠癌	FOLFOXIRI 方案 FOLFOX 方案 FOLFIRI 方案 XELOX 方案 其他含铂类或氟尿嘧啶类或雷替曲塞的单药或联合方案
妇科恶性肿瘤	铂类 + 紫杉类或其联合方案 含多西他赛 / 吉西他滨 / 拓扑替康 / 伊立替康的单药或联合化疗方案（除外铂类 + 紫杉类） 其他含铂类、紫杉类或蒽环类的单药或联合的化疗方案

【6】此次 * 化疗是该患者所接受的 _____（辅助 / 新辅助 / 一线 / 二线 / 后线）第_____周期化疗。

*："此次"指系统内有记录，且已出院患者的最后一次化疗，后同。

【7】此次化疗的前一周期化疗后是否发生过骨髓抑制？_____（发生 / 未发生）。

如发生，为_____（1/2/3/4）级_____（CIN/CIT/CIA）。是否接受过相应的治疗？_____（是 / 否）。

如接受治疗，治疗的转归为：_____（未恢复 / 部分恢复 / 完全恢复）。

【8】此次化疗前 3 天内的最后一次血常规检查结果显示中性粒细胞计数（　）x10^9/L、血小板计数（　）x10^9/L、血红蛋白（　）g/L。

【9】此次化疗间是否进行了针对 CIM 的相关干预？_____如是，为以下哪种？（可多选）。

①预防性使用了 G-CSF，为_____（一级预防 / 二级预防）；

②预防性使用了 TPO，为_____（一级预防 / 二级预防）；

③化疗前使用了曲拉西利进行骨髓保护；

④化疗前针对三系减少情况进行了治疗性使用；

⑤使用其他预防措施，请描述_____。

【10】此次化疗过程中的 21 天内，所有血常规检查结果中，中性粒细胞计数最低为（　）x10^9/L，发生在化疗的第（　）天；血小板计数最低为（　）x10^9/L，发生在化疗的第（　）天；血红蛋白最低为（　）g/L。

【11】此次化疗治疗期间，对患者进食量是否有影响？_____（是 / 否）。

【12】此次化疗期间是否发生了 CIN？_____（是 / 否）。如发生了，是否进行了对症治疗？_____（是 / 否）。

①中性粒细胞恢复至正常范围的时间为_____；

A. 1 ~ 3 天　B. 3 ~ 5 天　C. 5 ~ 7 天　D. 7 天以上　E. 未恢复

②是否造成了后续治疗化疗药物剂量的减低？_____（是 / 否）；

③是否造成了下一周期化疗时间的延迟？_____（是 / 否）。

【13】此次化疗期间是否发生了 CIT？_____（是 / 否）。

如发生了，是否进行了对症治疗？_____（是 / 否）。

如进行了对症治疗：

①血小板恢复至正常范围的时间为_____；

A. 1 ~ 3 天　B. 3 ~ 5 天　C. 5 ~ 7 天　D. 7 天以上　E. 未恢复

②是否造成了后续治疗化疗药物剂量的减低？_____（是 / 否）；

③是否造成了下一周期化疗时间的延迟？_____（是 / 否）。

【14】此次化疗期间是否发生了 CIA？_____（是 / 否）。

如发生了，是否进行了对症治疗？_____（是 / 否）。

如进行了对症治疗：

①血红蛋白恢复至正常范围的时间为_____；

A. 1 ~ 3 天　　B. 3 ~ 5 天　　C. 5 ~ 7 天　　D. 7 天以上　　E. 未恢复

②是否造成了后续治疗化疗药物剂量的减低？_____（是 / 否）；

③是否造成了下一周期化疗时间的延迟？_____（是 / 否）。

附录 2：医生端调研问卷

基本信息：

1）姓名_____

2）单位_____单位级别_____科室_____

3）职称_____（主任 / 副主任）

4）您主要从事_____（肺癌、乳腺癌、胃癌、食管癌、结直肠癌、妇科恶性肿瘤）的诊疗工作。（多选）

一、基于临床体会的化疗所致骨髓抑制（CIM）的总体发生率调研问题

1. 根据临床实践经验，您认为在广泛期小细胞肺癌 / 晚期非小细胞肺癌 / 晚期 HR 阴性乳腺癌 / 晚期胃癌 / 晚期食管癌 / 晚期结直肠癌 / 晚期妇科恶性肿瘤患者的化疗中， CIM 的总体发生率为_____， ≥ 3 级 CIM 的发生率为_____。

    A. < 10%　　B. 10% ~ 24%　　C. 25% ~ 49%　　D. ≥ 50%

2. 根据临床实践经验，您认为在非小细胞肺癌 /HR 阴性乳腺癌 / 胃癌 / 食管癌 / 结直肠癌（转化治疗）/ 妇科恶性肿瘤患者的辅助 / 新辅助化疗中，CIM 的总体发生率为_____， ≥ 3 级 CIM 的发生率为_____。

    A. < 10%　　B. 10% ~ 24%　　C. 25% ~ 49%　　D. ≥ 50%

3. 您认为发生 CIM 的高危因素有哪些？_____（多选）。

A. 姑息性化疗

B. 既往有放 / 化疗史

C. 既往发生过化疗所致的骨髓抑制（CIM）

D. ECOG-PS 评分 ≥ 2 分

E. 化疗前血常规显示中性粒细胞 / 血小板 / 血红蛋白低于正常范围

F. 有出血风险

G. 合并感染

H. 年龄 >65 岁

I. 肿瘤侵犯骨髓

J. 慢性免疫抑制状态

K. 营养状况差

L. 未控制的缺血性心脏疾病或有临床意义的充血性心力衰竭

注：出血风险包括：（1）既往有出血史，如消化道溃疡出血、脑出血等，现阶段有手术切口未愈，肿

瘤性溃疡等；（2）化疗前血小板计数 <7.5×10^{10}/L；（3）接受含铂类、吉西他滨、阿糖胞苷以及蒽环类等可能导致严重骨髓抑制的药物；（4）肿瘤细胞浸润骨髓所造成的血小板减少；（5）合并使用其他可能导致血小板减少的药物，如肝素、抗生素等。

4. 请根据临床经验，将上述您认为的高危因素按重要性由高到低的顺序进行排序 _____ 。

二、关于现有 CIM 治疗性药物的调研问题

1. 常见可引发 FN 的高危、中危化疗方案，见附表 2-1、附表 2-2。

附表 2-1　常见可引发 FN 的高危化疗方案

病种	化疗方案
急性淋巴细胞白血病	按照急性淋巴细胞白血病治疗指南中所选的方案而定（具体请参照急性淋巴细胞白血病相关治疗指南）
膀胱癌	剂量密集型的 MVAC 方案（甲氨蝶呤 + 长春花碱 + 多柔比星 + 顺铂）
乳腺癌	① ddAC-T 方案（剂量密集多柔比星 + 环磷酰胺序贯紫杉醇双周）；② TAC 方案（多西他赛 + 多柔比星 + 环磷酰胺）；③ TC 方案（多西他赛 + 环磷酰胺）；④ TCH 方案（多西他赛 + 卡铂 + 曲妥珠单抗）
头颈部鳞癌	TPF 方案（紫杉醇 + 顺铂 +5-FU）
霍奇金淋巴瘤	西妥昔单抗 + AVD 方案（多柔比星 + 长春花碱 + 达卡巴嗪） BEACOPP 方案（博来霉素 + 依托泊苷 + 多柔比星 + 环磷酰胺 + 长春新碱 + 丙卡巴肼 + 泼尼松）
肾癌	多柔比星 / 吉西他滨
非霍奇金淋巴瘤	① 剂量调整的 EPOCH 方案（依托泊苷 + 泼尼松 + 长春新碱 + 环磷酰胺 + 多柔比星）；② ICE 方案（异环磷酰胺 + 卡铂 + 依托泊苷）；③ 剂量密集 CHOP 方案（环磷酰胺 + 多柔比星 + 长春新碱 + 泼尼松）± 利妥昔单抗；④ MINE 方案（美司钠 + 异环磷酰胺、米托蒽醌 + 依托泊苷）；⑤ DHAP 方案（地塞米松 + 顺铂 + 阿糖胞苷）；⑥ ESHAP 方案（依托泊苷 + 甲泼尼龙 + 顺铂 + 阿糖胞苷）；⑦ HyperCVAD ± 利妥昔单抗（环磷酰胺 + 长春新碱 + 多柔比星 + 地塞米松±利妥昔单抗）
黑色素瘤	达卡巴嗪基础上联合 IL-2、干扰素 -a、达卡巴嗪、顺铂、长春花碱
多发性骨髓瘤	DT-PACE(地塞米松 + 沙利度胺 + 顺铂 + 多柔比星 + 环磷酰胺 + 依托泊苷)± 硼替佐米
卵巢癌	①托泊替康；②多西他赛

病种	化疗方案
软组织肉瘤	① MAID 方案（美司钠 + 多柔比星 + 异环磷酰胺 + 达卡巴嗪）；②标准剂量多柔比星或高剂量表柔比星；③异环磷酰胺 / 多柔比星
小细胞肺癌	托泊替康
睾丸癌	① VeIP 方案（长春碱 + 异环磷酰胺 + 顺铂）；② VIP 方案（依托泊苷 + 异环磷酰胺 + 顺铂）；③ TIP 方案（紫杉醇 + 异环磷酰胺 + 顺铂）

注：FN: 粒细胞减少性发热；5-FU:5- 氟尿嘧啶；IL-2: 白介素 -2。

附表 2-2　常见可引发 FN 的中危化疗方案

病种	化疗方案
乳腺癌	①多西他赛；② AC-T 方案（多柔比星 + 环磷酰胺序贯紫杉醇）；③紫杉醇
宫颈癌	①顺铂 / 托泊替康；②紫杉醇 / 顺铂；③托泊替康；④伊立替康
结直肠癌	FOLFOX 方案（奥沙利铂 + 亚叶酸钙 + 氟尿嘧啶）
非霍奇金淋巴瘤	① GDP 方案（吉西他滨 + 地塞米松 + 顺铂 / 卡铂）；② CHOP 方案（环磷酰胺 + 多柔比星 + 长春新碱 + 泼尼松）
食管癌和胃癌	①顺铂 / 伊立替康；②表柔比星 / 顺铂 /5-FU；③ 表柔比星 / 顺铂 / 卡培他滨
非小细胞肺癌	①顺铂 / 紫杉醇；②顺铂 / 长春瑞滨；③顺铂 / 多西他赛；④卡铂 / 紫杉醇；⑤多西他赛
卵巢癌	①卡铂；②多西他赛
胰腺癌	FOLFIRINOX 方案（奥沙利铂 + 亚叶酸钙 + 氟尿嘧啶 + 伊立替康）
小细胞肺癌	①依托泊苷；②卡铂
睾丸癌	① BEP 方案（博来霉素 + 依托泊苷 + 顺铂）；②依托泊苷 + 顺铂
尿路上皮癌	多西他赛

注：FN: 粒细胞减少性发热；5-FU:5- 氟尿嘧啶。

1. 根据临床经验，您在应用 FN 中／高危方案化疗时，出于预防目的：

1）临床中更倾向使用哪类 G-CSF？ _____。

A. 长效 G-CSF   B. 短效 G-CSF   C. 均有

2）从您的临床经验，G-CSF 的应用剂量在以下何种水平时可能达到最佳的预防效果？

_____。

A. 常用推荐剂量 (rhG-CSF 每日剂量 5μg/kg，PEG-rhG-CSF 单次剂量：成人 6mg)

B. 高于常用推荐剂量   C. 低于常用推荐剂量

3）在上述预防用药的前提下，仍有多少比例的患者会发生 CIN？ _____。

A. < 10%   B. 10% ~ 24%   C. 25% ~ 49%   D. ≥ 50%

4）在上述预防用药的前提下，仍有多少比例的患者会发生化疗剂量减低？ _____。

A. < 10%   B. 10% ~ 24%   C. 25% ~ 49%   D. ≥ 50%

5）在上述预防用药的前提下，仍有多少比例的患者会发生下一周期化疗的延迟？ _____。

A. < 10%   B. 10% ~ 24%   C. 25% ~ 49%   D. ≥ 50%

6）在上述预防用药的前提下，仍会造成多少比例的患者住院时间延长？ _____。

A. < 10%   B. 10% ~ 24%   C. 25% ~ 49%   D. ≥ 50%

2. 根据临床实践经验，您在应用 FN 中／高危方案化疗时，出于治疗的目的：

1）临床中更倾向使用哪类 G-CSF？ _____。

A. 长效 G-CSF   B. 短效 G-CSF   C. 均有

2）从您的使用经验来看，G-CSF 的应用剂量在以下何种水平时可能达到最佳的治疗效果？

_____。

A. 常用推荐剂量 (rhG-CSF 每日剂量 5μg/kg，PEG-rhG-CSF 单次剂量：成人 6mg)

B. 高于常用推荐剂量   C. 低于常用推荐剂量

3）从您的使用经验来看，接受过或正在接受长效 G-CSF 预防用药的患者，如出现 FN，是否会考虑选择短效 G-CSF 进行补救治疗？ _____。

A. 会   B. 不会   C. 视情况而定，如 ANC < $5×10^8$/L，持续时间 ≥ 3 天时使用

4）在上述治疗用药的前提下，仍有多少比例的患者会发生化疗剂量减低？ _____。

A. < 10%   B. 10% ~ 24%   C. 25% ~ 49%   D. ≥ 50%

5）在上述治疗用药的前提下，仍有多少比例的患者会发生下一周期化疗的延迟？ _____。

A. < 10%   B. 10% ~ 24%   C. 25% ~ 49%   D. ≥ 50%

6）在上述治疗用药的前提下，仍有多少比例的患者住院时间延长？ _____。

A. < 10%   B. 10% ~ 24%   C. 25% ~ 49%   D. ≥ 50%

7）在上述治疗用药的前提下，仍有多少比例的患者（14 天内）无法恢复至正常范围？ _____。

A. < 10%　B. 10% ~ 24%　C. 25% ~ 49%　D. ≥ 50%

3. 根据临床实践经验，在血小板减低（CIT）的预防性用药上，

1）您的选择包括_____，其中最常用的是_____（多选选项：rhTPO、rhIL-11、促血小板生成素受体激动剂如罗米司亭、艾曲波帕、罗米司亭 + 艾曲波帕）。

2）在上述预防用药的前提下，仍有多少比例的患者会发生 CIT？_____。

A. < 10%　　B. 10% ~ 24%　　C. 25% ~ 49%　　D. ≥ 50%

3）在上述预防用药的前提下，仍有多少比例的患者会发生化疗剂量减低？_____。

A. < 10%　　B. 10% ~ 24%　　C. 25% ~ 49%　　D. ≥ 50%

4）在上述预防用药的前提下，仍有多少比例的患者会发生下一周期化疗的延迟？_____。

A. < 10%　　B. 10% ~ 24%　　C. 25% ~ 49%　　D. ≥ 50%

5）在上述预防用药的前提下，仍有多少比例患者发生了住院时间的延长？_____。

A. < 10%　　B. 10% ~ 24%　　C. 25% ~ 49%　　D. ≥ 50%

4. 根据临床实践经验，在发生了 ≥ 2 级 CIT 时，

1）您的治疗选择包括_____（多选选项：rhTPO、rhIL-11、促血小板生成素受体激动剂如罗米司亭、艾曲波帕、罗米司亭 + 艾曲波帕、输注血小板）。

2）在上述治疗的前提下，仍有多少比例的患者会发生化疗剂量减低？_____。

A. < 10%　B. 10% ~ 24%　C. 25% ~ 49%　D. ≥ 50%

3）在上述治疗的前提下，仍有多少比例的患者会发生下一周期化疗的延迟？_____。

A. < 10%　　B. 10% ~ 24%　　C. 25% ~ 49%　　D. ≥ 50%

4）在上述治疗的前提下，仍有多少比例患者发生了住院时间的延长？_____。

A. < 10%　　B. 10% ~ 24%　　C. 25% ~ 49%　　D. ≥ 50%

5）仅应用药物治疗的前提下，患者血小板计数恢复至正常范围通常需多少天？_____。

A. < 5 天　　B. 5 ~ 7 天　　C. 7 ~ 14 天　　D. > 14 天

5. 根据您的临床经验，在发生了 ≥ 3 级 CIM 的患者中，有多少比例的患者在对症治疗后 2 周内，血常规主要指标仍无法恢复至正常范围？_____。

A. < 10%　　B. 10% ~ 24%　　C. 25% ~ 49%　　D. ≥ 50%

6. 您所在的医院，如患者因发生 CIM 需输血治疗，血制品在多久时间内提供？_____。

A. 24 小时内　　B. 48 小时内　　C. 72 小时内　　D. 72 小时以上

7. 目前常用的 CIM 治疗药物和血制品输注均存在药物相关不良反应的发生风险，其中您所关注的不良反应有哪些？_____（多选选项：血制品输注相关的不良反应，骨骼肌肉痛、过敏反应、脾脏破裂、肺毒性、急性呼吸窘迫综合征、肺泡出血、镰状细胞病患者发生镰状细胞危象、白细胞增多症、消化系统反应、免疫源性发热、寒战、全身不适、

水肿、心血管系统异常、急性心力衰竭、心房颤动、毛细血管渗漏综合征、猝死、结膜充血、乏力、高血压、头痛、头晕、失眠、急性溶血反应、同种异体免疫反应、输血后心源性肺水肿）其他 _____。

三、当下及未来诊疗格局变化对化疗地位的潜在影响

1. 当下免疫检查点抑制剂的应用日益广泛，在非小细胞肺癌 / 小细胞肺癌 / 三阴性乳腺癌 / 结直肠癌 / 胃癌 / 食管癌 / 妇科恶性肿瘤治疗领域，对传统化疗的治疗地位产生了何种影响？_____。

2. 随着 ADC 药物在多个治疗领域不断取得的研发进展，未来在非小细胞肺癌 / 小细胞肺癌 /HR 阴性乳腺癌 / 结直肠癌 / 胃癌 / 食管癌 / 妇科恶性肿瘤治疗领域，将会对传统化疗的治疗地位产生何种影响？_____。

附录3：不同地域患者来源分布、基线信息

附表3-1 不同地域患者来源分布、基线信息

指标	华东地区 ($n = 3\,252$)	华北地区 ($n = 1\,643$)	华南地区 ($n = 1\,288$)	华中地区 ($n = 1\,060$)	东北地区 ($n = 893$)	西北地区 ($n = 418$)	西南地区 ($n = 450$)
城市							
一线城市	351(10.8%)	380(23.1%)	514(39.9%)	0	0	0	0
新一线城市	1 386(42.6%)	335(20.4%)	125(9.7%)	668(63.0%)	95(10.6%)	304(72.7%)	369(82.0%)
二线城市	893(27.5%)	727(44.2%)	184(14.3%)	0	589(66.0%)	10(2.4%)	26(5.8%)
三线城市	391(12.0%)	145(8.8%)	279(21.7%)	245(23.1%)	48(5.4%)	43(10.3%)	0
四线城市	231(7.1%)	19(1.2%)	70(5.4%)	126(11.9%)	154(17.2%)	35(8.4%)	49(10.9%)
五线城市	0	37(2.3%)	45(3.5%)	21(2.0%)	7(0.8%)	26(6.2%)	6(1.3%)
其他	0	0	71(5.5%)	0	0	0	0
医院级别							
二级医院	133(4.1%)	120(7.3%)	0	10(0.9%)	17(1.9%)	10(2.4%)	0
三级医院	3 114(95.8%)	1 523(92.7%)	1 288(100.0%)	1 050(99.1%)	876(98.1%)	408(97.6%)	450(100.0%)
未定级	5(0.2%)	0	0	0	0	0	0
科室							
肿瘤科	1 810(55.7%)	1 290(78.5%)	978(75.9%)	901(85.0%)	727(81.4%)	188(45.0%)	357(79.3%)
呼吸内科	510(15.7%)	57(3.5%)	64(5.0%)	48(4.5%)	28(3.1%)	33(7.9%)	10(2.2%)
放疗科	302(9.3%)	100(6.1%)	100(7.8%)	34(3.2%)	31(3.5%)	32(7.7%)	29(6.4%)
胸外科	93(2.9%)	40(2.4%)	88(6.8%)	15(1.4%)	0	113(27.0%)	35(7.8%)
乳腺科	44(1.4%)	25(1.5%)	20(1.6%)	0	33(3.7%)	0	0
其他	493(15.2%)	131(8.0%)	38(3.0%)	62(5.8%)	74(8.3%)	52(12.4%)	19(4.2%)
性别							
男	1 988(61.1%)	921(56.1%)	728(56.5%)	701(66.1%)	464(52.0%)	262(62.7%)	253(56.2%)

指标	华东地区 ($n=3\,252$)	华北地区 ($n=1\,643$)	华南地区 ($n=1\,288$)	华中地区 ($n=1\,060$)	东北地区 ($n=893$)	西北地区 ($n=418$)	西南地区 ($n=450$)
女	1 264(38.9%)	722(43.9%)	560(43.5%)	359(33.9%)	429(48.0%)	156(37.3%)	197(43.8%)
年龄段 / 岁							
≤ 40	169(5.2%)	57(3.5%)	84(6.5%)	41(3.9%)	43(4.8%)	16(3.8%)	14(3.1%)
41 ~ 50	269(8.3%)	186(11.3%)	176(13.7%)	114(10.8%)	104(11.6%)	43(10.3%)	48(10.7%)
51 ~ 60	934(28.7%)	503(30.6%)	429(33.3%)	369(34.8%)	308(34.5%)	138(33.0%)	171(38.0%)
61 ~ 70	1 073(33.0%)	578(35.2%)	405(31.4%)	343(32.4%)	324(36.3%)	155(37.1%)	129(28.7%)
>70	807(24.8%)	319(19.4%)	194(15.1%)	193(18.2%)	114(12.8%)	66(15.8%)	88(19.6%)
年龄 (<65 岁，≥ 65%)							
<65	1 724(53.0%)	943(57.4%)	814(63.2%)	639(60.3%)	564(63.2%)	245(58.6%)	273(60.7%)
≥ 65	1 528(47.0%)	700(42.6%)	474(36.8%)	421(39.7%)	329(36.8%)	173(41.4%)	177(39.3%)
年龄 (<60 岁，≥ 60%)							
<60	1 220(37.5%)	669(40.7%)	621(48.2%)	462(43.6%)	422(47.3%)	180(43.1%)	210(46.7%)
≥ 60	2 032(62.5%)	974(59.3%)	667(51.8%)	597(56.4%)	471(52.7%)	238(56.9%)	240(53.3%)
年龄 (<70 岁，≥ 70%)							
<70	2 359(72.5%)	1 276(77.7%)	1 055(81.9%)	829(78.2%)	757(84.8%)	333(79.7%)	355(78.9%)
≥ 70	893(27.5%)	367(22.3%)	233(18.1%)	231(21.8%)	136(15.2%)	85(20.3%)	95(21.1%)
瘤种							
肺癌	1 715(52.8%)	765(46.5%)	595(46.2%)	758(61.5%)	512(57.3%)	238(56.9%)	272(60.5%)
非小细胞肺癌	1 183(36.4%)	508(30.9%)	456(35.4%)	518(48.9%)	343(38.4%)	192(45.9%)	202(44.9%)
小细胞肺癌	532(16.4%)	257(15.6%)	139(10.8%)	240(22.6%)	169(18.9%)	46(11.0%)	70(15.6%)
结直肠癌	389(12.0%)	293(17.8%)	273(21.2%)	67(6.3%)	107(12.0%)	46(11.0%)	40(8.9%)
乳腺癌	293(9.0%)	136(8.3%)	134(10.4%)	66(6.2%)	140(15.7%)	16(3.8%)	36(8.0%)
食管癌	324(10.0%)	112(6.8%)	79(6.1%)	80(7.5%)	36(4.0%)	42(10.0%)	21(4.7%)

指标	华东地区 ($n = 3\,252$)	华北地区 ($n = 1\,643$)	华南地区 ($n = 1\,288$)	华中地区 ($n = 1\,060$)	东北地区 ($n = 893$)	西北地区 ($n = 418$)	西南地区 ($n = 450$)
胃癌	275(8.5%)	155(9.4%)	112(8.7%)	39(3.7%)	38(4.3%)	41(9.8%)	15(3.3%)
妇科肿瘤	256(7.9%)	182(11.1%)	95(7.4%)	50(4.7%)	60(6.7%)	35(8.4%)	66(14.7%)
治疗阶段							
一线	2 238(68.8%)	923(56.2%)	666(51.7%)	786(74.2%)	649(72.7%)	236(56.5%)	300(66.7%)
二线	472(14.5%)	273(16.6%)	224(17.4%)	177(16.7%)	152(17.0%)	64(15.3%)	118(26.2%)
后线	178(5.5%)	194(11.8%)	156(12.1%)	45(4.2%)	17(1.9%)	13(3.1%)	15(3.3%)
围术期（治疗方式 %）	364(11.2%)	253(15.4%)	242(18.8%)	52(4.9%)	75(8.4%)	105(25.1%)	17(3.8%)
辅助	259(8.0%)	205(12.5%)	174(13.5%)	41(3.9%)	49(5.5%)	39(9.3%)	9(2.0%)
新辅助	105(3.2%)	48(2.9%)	68(5.3%)	11(1.0%)	26(2.9%)	66(15.8%)	8(1.8%)
化疗周期							
1	1 090(33.5%)	421(25.6%)	505(39.2%)	393(37.1%)	232(26.0%)	159(38.0%)	142(31.6%)
2	788(24.2%)	440(26.8%)	322(25.0%)	260(24.5%)	223(25.0%)	106(25.4%)	115(25.6%)
3	634(19.5%)	343(20.9%)	205(15.9%)	224(21.1%)	254(28.4%)	89(21.3%)	67(14.9%)
4	470(14.5%)	221(13.5%)	132(10.2%)	126(11.9%)	139(15.6%)	47(11.2%)	54(12.0%)
5	67(2.1%)	71(4.3%)	42(3.3%)	10(0.9%)	24(2.7%)	5(1.2%)	12(2.7%)
6	99(3.0%)	59(3.6%)	27(2.1%)	23(2.2%)	12(1.3%)	7(1.7%)	17(3.8%)
>6	104(3.2%)	88(5.4%)	55(4.3%)	24(2.3%)	9(1.0%)	5(1.2%)	43(9.6%)
≥ 5	270(8.3%)	218(13.3%)	124(9.6%)	57(5.4%)	45(5.0%)	17(4.1%)	72(16.0%)
≥ 6	203(6.2%)	147(8.9%)	82(6.4%)	47(4.4%)	21(2.4%)	12(2.9%)	60(13.3%)
高危因素							
姑息性化疗							
是	846(26.0%)	420(25.6%)	483(37.5%)	93(8.8%)	103(11.5%)	88(21.1%)	29(6.4%)
否	2 406(74.0%)	1 223(74.4%)	805(62.5%)	967(91.2%)	790(88.5%)	330(78.9%)	421(93.6%)

指标	华东地区 ($n = 3\,252$)	华北地区 ($n = 1\,643$)	华南地区 ($n = 1\,288$)	华中地区 ($n = 1\,060$)	东北地区 ($n = 893$)	西北地区 ($n = 418$)	西南地区 ($n = 450$)
既往有放/化疗史							
是	1 077(33.1%)	532(32.4%)	476(37.0%)	401(37.8%)	450(50.4%)	177(42.3%)	252(56.0%)
否	2 175(66.9%)	1 111(67.6%)	812(63.0%)	659(62.2%)	443(49.6%)	241(57.7%)	198(44.0%)
既往发生过化疗所致的骨髓抑制 (CIM%)							
是	577(17.7%)	315(19.2%)	194(15.1%)	188(17.7%)	323(36.2%)	72(17.2%)	164(36.4%)
否	2 675(82.3%)	1 328(80.8%)	1 094(84.9%)	872(82.3%)	570(63.8%)	346(82.8%)	286(63.6%)
ECOG-PS 评分 ≥ 2 分							
是	224(6.9%)	81(4.9%)	157(12.2%)	40(3.8%)	89(10.0%)	43(10.3%)	35(7.8%)
否	3 028(93.1%)	1 562(95.1%)	1 131(87.8%)	1 020(96.2%)	804(90.0%)	375(89.7%)	415(92.2%)
化疗前血常规显示中性粒细胞/血小板/血红蛋白低于正常范围							
是	321(9.9%)	191(11.6%)	74(5.7%)	86(8.1%)	67(7.5%)	45(10.8%)	69(15.3%)
否	2 931(90.1%)	1 452(88.4%)	1 214(94.3%)	974(91.9%)	826(92.5%)	373(89.2%)	381(84.7%)
有出血风险							
是	118(3.6%)	85(5.2%)	39(3.0%)	78(7.4%)	7(0.8%)	17(4.1%)	21(4.7%)
否	3 134(96.4%)	1 558(94.8%)	1 249(97.0%)	982(92.6%)	886(99.2%)	401(95.9%)	429(95.3%)
合并感染							
是	106(3.3%)	51(3.1%)	33(2.6%)	60(5.7%)	14(1.6%)	21(5.0%)	23(2.1%)
否	3 146(96.7%)	1 592(96.9%)	1 255(97.4%)	1 000(94.3%)	879(98.4%)	397(95.0%)	427(94.9%)
年龄 >65 岁							
是	1 085(33.4%)	566(34.4%)	338(26.2%)	321(30.3%)	242(27.1%)	115(27.5%)	140(31.1%)
否	2 167(66.6%)	1 077(65.6%)	950(73.8%)	739(69.7%)	651(72.9%)	303(72.5%)	310(68.9%)
肿瘤侵犯骨髓							
是	65(2.0%)	41(2.5%)	36(2.8%)	27(2.5%)	19(2.1%)	36(8.6%)	25(5.6%)

指标	华东地区 ($n = 3\,252$)	华北地区 ($n = 1\,643$)	华南地区 ($n = 1\,288$)	华中地区 ($n = 1\,060$)	东北地区 ($n = 893$)	西北地区 ($n = 418$)	西南地区 ($n = 450$)
否	3 187(98.0%)	1 602(97.5%)	1 252(97.2%)	1 033(97.5%)	874(97.9%)	382(91.4%)	425(94.4%)
慢性免疫抑制状态							
是	50(1.5%)	62(3.8%)	45(3.5%)	30(2.8%)	34(3.8%)	30(7.2%)	24(5.3%)
否	3 202(98.5%)	1 581(96.2%)	1 243(96.5%)	1 030(97.2%)	859(96.2%)	388(92.8%)	426(94.7%)
营养状况差							
是	303(9.3%)	302(18.4%)	278(21.6%)	132(12.5%)	271(30.3%)	67(16.0%)	91(20.2%)
否	2 949(90.7%)	1 341(81.6%)	1 010(78.4%)	928(87.5%)	622(69.7%)	351(84.0%)	359(79.8%)
未控制的缺血性心脏疾病或有临床意义的充血性心力衰竭							
是	12(0.4%)	2(0.1%)	9(0.7%)	1(0.1%)	0	6(1.4%)	1(0.2%)
否	3 240(99.6%)	1 641(99.9%)	1 279(99.3%)	1 059(99.9%)	893(100.0%)	412(98.6%)	449(99.8%)
前一周期 CIM 情况	$n = 2\,162$	$n = 1\,222$	$n = 783$	$n = 667$	$n = 661$	$n = 259$	$n = 308$
CIM 发生率	771(35.7%)	458(37.5%)	287(36.7%)	212(31.8%)	421(63.7%)	79(30.5%)	138(44.8%)
CIM 类型	$n = 771$	$n = 458$	$n = 287$	$n = 212$	$n = 421$	$n = 79$	$n = 138$
CRA	236(30.6%)	59(12.9%)	61(21.3%)	40(18.9%)	159(37.8%)	19(24.1%)	51(37.0%)
CIN	259(33.6%)	275(60.0%)	112(39.0%)	69(32.5%)	90(21.4%)	30(38.0%)	45(32.6%)
CIT	104(13.5%)	48(10.5%)	17(5.9%)	27(12.7%)	59(14.0%)	8(10.1%)	20(14.5%)
CRA、CIN	38(4.9%)	26(5.7%)	30(10.5%)	21(9.9%)	28(6.7%)	4(5.1%)	6(4.3%)
CRA、CIT	61(7.9%)	10(2.2%)	20(7.0%)	15(7.1%)	43(10.2%)	2(2.5%)	7(5.1%)
CIN、CIT	37(4.8%)	21(4.6%)	24(8.4%)	9(4.2%)	15(3.6%)	4(5.1%)	4(2.9%)
CRA、CIN、CIT	36(4.7%)	19(4.1%)	23(8.0%)	31(14.6%)	27(6.4%)	12(15.2%)	5(3.6%)
CIM 分级	$n = 771$	$n = 458$	$n = 287$	$n = 212$	$n = 421$	$n = 79$	$n = 138$
1 级	338(43.8%)	124(27.1%)	100(34.8%)	65(30.7%)	175(41.6%)	20(25.3%)	47(34.1%)
2 级	277(35.9%)	166(36.2%)	104(36.2%)	93(43.9%)	163(38.7%)	38(48.1%)	57(41.3%)

指标	华东地区 ($n=3\,252$)	华北地区 ($n=1\,643$)	华南地区 ($n=1\,288$)	华中地区 ($n=1\,060$)	东北地区 ($n=893$)	西北地区 ($n=418$)	西南地区 ($n=450$)
3级	128(16.6%)	133(29.0%)	65(22.6%)	42(19.8%)	59(14.0%)	17(21.5%)	24(17.4%)
4级	28(3.6%)	35(7.6%)	18(6.3%)	12(5.7%)	24(5.7%)	4(5.1%)	10(7.2%)
发生CIM是否 进行相应治疗	$n=771$	$n=458$	$n=287$	$n=212$	$n=421$	$n=79$	$n=138$
否	192(24.9%)	134(29.3%)	60(20.9%)	30(14.2%)	120(28.5%)	15(19.0%)	25(18.1%)
是	579(75.1%)	324(70.7%)	7(79.1%)	182(85.8%)	301(71.5%)	64(81.0%)	113(81.9%)
接受治疗后的转 归情况	$n=579$	$n=324$	$n=227$	$n=182$	$n=301$	$n=64$	$n=113$
恢复(完全恢 复%)	180(31.1%)	173(53.4%)	92(40.5%)	75(41.2%)	118(39.2%)	27(42.2%)	39(34.5%)
部分恢复	392(67.7%)	146(45.1%)	125(55.1%)	106(58.2%)	172(57.1%)	35(54.7%)	70(61.9%)
未恢复	7(1.2%)	5(1.5%)	10(4.4%)	1(0.5%)	11(3.7%)	2(3.1%)	4(3.5%)
化疗前3天内血常规三系外周血细胞指标情况							
CIN分级							
正常	2 785(85.6%)	1 410(85.8%)	1 114(86.5%)	914(86.2%)	736(82.4%)	363(86.8%)	392(87.1%)
1级	245(7.5%)	130(7.9%)	97(7.5%)	84(7.9%)	91(10.2%)	30(7.2%)	29(6.4%)
2级	134(4.1%)	63(3.8%)	55(4.3%)	44(4.2%)	40(4.5%)	17(4.1%)	20(4.4%)
3级	72(2.2%)	32(1.9%)	14(1.1%)	13(1.2%)	19(2.1%)	2(0.5%)	5(1.1%)
4级	16(0.5%)	8(0.5%)	8(0.6%)	5(0.5%)	7(0.8%)	6(1.4%)	4(0.9%)
CIT分级							
正常	2 928(90.0%)	1 522(92.6%)	1 176(91.3%)	960(90.6%)	805(90.1%)	369(88.3%)	395(87.8%)
1级	159(4.9%)	75(4.6%)	47(3.6%)	50(4.7%)	41(4.6%)	24(5.7%)	31(6.9%)
2级	116(3.6%)	35(2.1%)	36(2.8%)	30(2.8%)	27(3.0%)	20(4.8%)	12(2.7%)
3级	43(1.3%)	9(0.5%)	20(1.6%)	19(1.8%)	16(1.8%)	3(0.7%)	7(1.6%)
4级	6(0.2%)	2(0.1%)	9(0.7%)	1(0.1%)	4(0.4%)	2(0.5%)	5(1.1%)

指标	华东地区 ($n = 3\,252$)	华北地区 ($n = 1\,643$)	华南地区 ($n = 1\,288$)	华中地区 ($n = 1\,060$)	东北地区 ($n = 893$)	西北地区 ($n = 418$)	西南地区 ($n = 450$)
CRA 分级							
正常	947(29.1%)	591(36.0%)	319(24.8%)	286(27.0%)	325(36.4%)	154(36.8%)	155(34.4%)
1 级	1 014(31.2%)	539(32.8%)	385(29.9%)	334(31.5%)	274(30.7%)	119(28.5%)	125(27.8%)
2 级	1 118(34.4%)	468(28.5%)	503(39.1%)	386(36.4%)	263(29.5%)	124(29.7%)	143(31.8%)
3 级	173(5.3%)	45(2.7%)	81(6.3%)	54(5.1%)	31(3.5%)	21(5.0%)	27(6.0%)
化疗前针对 CIM 相关干预情况							
无干预	2 410(74.1%)	1 116(67.9%)	935(72.6%)	775(73.1%)	564(63.2%)	263(62.9%)	332(73.8%)
一级预防 G-CSF	237(7.3%)	253(15.4%)	104(8.1%)	48(4.5%)	40(4.5%)	21(5.0%)	21(4.7%)
二级预防 G-CSF	154(4.7%)	94(5.7%)	88(6.8%)	48(4.5%)	89(10.0%)	18(4.3%)	35(7.8%)
一级预防 TPO	37(1.1%)	1(0.1%)	8(0.6%)	11(1.0%)	6(0.7%)	4(1.0%)	5(1.1%)
二级预防 TPO	25(0.8%)	10(0.6%)	7(0.5%)	14(1.3%)	27(3.0%)	4(1.0%)	8(1.8%)
曲拉西利	165(5.1%)	85(5.2%)	53(4.1%)	86(8.1%)	29(3.2%)	80(19.1%)	22(4.9%)
化疗前针对三系 外周血细胞减低 进行过治疗	104(3.2%)	32(1.9%)	41(3.2%)	41(3.9%)	58(6.5%)	6(1.4%)	15(3.3%)
其他干预	120(3.7%)	52(3.2%)	52(4.0%)	37(3.5%)	80(9.0%)	22(5.3%)	12(2.7%)
各瘤种化疗方案分布							
非小细胞肺癌	$n = 1\,183$	$n = 508$	$n = 456$	$n = 518$	$n = 343$	$n = 192$	$n = 202$
含 TP 方案	499(42.2%)	175(34.4%)	163(35.7%)	293(56.6%)	261(76.1%)	137(71.4%)	78(38.6%)
其他含铂类或紫 杉类药物的单药 或联合方案	204(17.2%)	116(22.8%)	124(27.2%)	78(15.1%)	14(4.1%)	19(9.9%)	41(20.3%)
含 AP 方案	176(14.9%)	104(20.5%)	56(12.3%)	45(8.7%)	18(5.2%)	5(2.6%)	51(25.2%)
含 GP 方案	85(7.2%)	35(6.9%)	8(1.8%)	29(5.6%)	11(3.2%)	8(4.2%)	11(5.4%)
含 EP 方案	55(4.6%)	39(7.7%)	9(2.0%)	13(2.5%)	15(4.4%)	13(6.8%)	10(5.0%)

指标	华东地区 ($n = 3\,252$)	华北地区 ($n = 1\,643$)	华南地区 ($n = 1\,288$)	华中地区 ($n = 1\,060$)	东北地区 ($n = 893$)	西北地区 ($n = 418$)	西南地区 ($n = 450$)
多西他赛单药	58(4.9%)	8(1.6%)	28(6.1%)	31(6.0%)	1(0.3%)	4(2.1%)	0
含 DP 方案	45(3.8%)	13(2.6%)	14(3.1%)	12(2.3%)	4(1.2%)	2(1.0%)	6(3.0%)
含 NP 方案	24(2.0%)	5(1.0%)	30(6.6%)	5(1.0%)	16(4.7%)	3(1.6%)	4(2.0%)
未识别具体方案	34(2.9%)	10(2.0%)	24(5.3%)	8(1.5%)	3(0.9%)	1(0.5%)	0
含 ADC 类药物	3(0.3%)	3(0.6%)	0	4(0.8%)	0	0	1(0.5%)
小细胞肺癌	$n = 532$	$n = 257$	$n = 139$	$n = 240$	$n = 169$	$n = 46$	$n = 70$
含依托泊苷的联合治疗方案	471(88.5%)	218(84.8%)	108(77.7%)	189(78.8%)	156(92.3%)	36(78.3%)	66(94.3%)
含铂类的联合治疗方案（除外依托泊苷）	32(6.0%)	18(7.0%)	14(10.1%)	30(12.5%)	6(3.6%)	5(10.9%)	3(4.3%)
拓扑替康、吉西他滨、紫杉醇类药物单药或联合方案	24(4.5%)	20(7.8%)	17(12.2%)	18(7.5%)	7(4.1%)	5(10.9%)	1(1.4%)
未识别具体方案	5(0.9%)	1(0.4%)	0	3(1.3%)	0	0	0
结直肠癌	$n = 389$	$n = 293$	$n = 273$	$n = 67$	$n = 107$	$n = 46$	$n = 40$
含 FOLFOX	124(31.9%)	66(22.5%)	105(38.5%)	27(40.3%)	26(24.3%)	14(30.4%)	13(32.5%)
含 XELOX	82(21.1%)	103(35.2%)	33(12.1%)	15(22.4%)	55(51.4%)	10(21.7%)	7(17.5%)
含 FOLFOXIRI	74(19.0%)	54(18.4%)	50(18.3%)	10(14.9%)	9(8.4%)	12(26.1%)	4(10.0%)
其他含铂类或氟尿嘧啶类或雷替曲塞的单药或联合方案	85(21.9%)	42(14.3%)	43(15.8%)	11(16.4%)	14(13.1%)	4(8.7%)	8(20.0%)
含 FOLFIRI	16(4.1%)	21(7.2%)	40(14.7%)	4(6.0%)	3(2.8%)	6(13.0%)	8(20.0%)
未识别具体方案	6(1.5%)	3(1.0%)	2(0.7%)	0	0	0	0
含 XELIRI	2(0.5%)	4(1.4%)	0	0	0	0	0

指标	华东地区 ($n = 3\,252$)	华北地区 ($n = 1\,643$)	华南地区 ($n = 1\,288$)	华中地区 ($n = 1\,060$)	东北地区 ($n = 893$)	西北地区 ($n = 418$)	西南地区 ($n = 450$)
乳腺癌	$n = 293$	$n = 136$	$n = 134$	$n = 66$	$n = 140$	$n = 16$	$n = 36$
紫杉类联合方案：TP、AP、TC	87(29.7%)	19(14.0%)	31(23.1%)	19(28.8%)	96(68.6%)	1(6.3%)	3(8.3%)
含蒽环和紫杉类药物：TAC、TE、EC-T、ddEC-T、FEC-T方案	47(16.0%)	24(17.6%)	21(15.7%)	12(18.2%)	26(18.6%)	4(25.0%)	11(30.6%)
紫杉类单药	59(20.1%)	30(22.1%)	13(9.7%)	8(12.1%)	2(1.4%)	1(6.3%)	5(13.9%)
紫杉类联合铂类	39(13.3%)	16(11.8%)	12(9.0%)	12(18.2%)	5(3.6%)	4(25.0%)	3(8.3%)
蒽环类联合方案：EC、FEC	26(8.9%)	5(3.7%)	15(11.2%)	2(3.0%)	2(1.4%)	1(6.3%)	5(13.9%)
含ddEC序贯T方案	4(1.4%)	18(13.2%)	16(11.9%)	3(4.5%)	3(2.1%)	3(18.8%)	1(2.8%)
含微管类药物抑制剂：NVB、紫杉类、优替德隆、艾立布林	8(2.7%)	12(8.8%)	9(6.7%)	4(6.1%)	4(2.9%)	1(6.3%)	1(2.8%)
其他含铂方案：NP、GP	11(3.8%)	4(2.9%)	5(3.7%)	3(4.5%)	1(0.7%)	1(6.3%)	1(2.8%)
微管类抑制剂联合卡培他滨	3(1.0%)	4(2.9%)	7(5.2%)	3(4.5%)	0	0	3(8.3%)
含ADC类药物	6(2.0%)	3(2.2%)	3(2.2%)	0	1(0.7%)	0	3(8.3%)
蒽环类单药	3(1.0%)	0	1(0.7%)	0	0	0	0
未识别具体方案	0	1(0.7%)	1(0.7%)	0	0	0	0
食管癌	$n = 324$	$n = 112$	$n = 79$	$n = 80$	$n = 36$	$n = 42$	$n = 21$
含紫杉类+铂类方案	236(72.8%)	89(79.5%)	55(69.6%)	56(70.0%)	34(94.4%)	33(78.6%)	17(81.0%)
其他含铂类或紫杉类或氟尿嘧啶类药物的单药或联合方案	67(20.7%)	14(12.5%)	17(21.5%)	8(10.0%)	1(2.8%)	1(2.4%)	3(14.3%)

指标	华东地区 (n = 3 252)	华北地区 (n = 1 643)	华南地区 (n = 1 288)	华中地区 (n = 1 060)	东北地区 (n = 893)	西北地区 (n = 418)	西南地区 (n = 450)
含 DCF 方案	6(1.9%)	1(0.9%)	0	7(8.8%)	1(2.8%)	4(9.5%)	0
含 FOLFOX 方案	8(2.5%)	6(5.4%)	1(1.3%)	1(1.3%)	0	1(2.4%)	1(4.8%)
含 CF 方案	0	0	3(3.8%)	5(6.3%)	0	3(7.1%)	0
未识别具体方案	5(1.5%)	1(0.9%)	1(1.3%)	2(2.5%)	0	0	0
含 XELOX 方案	1(0.3%)	1(0.9%)	0	1(1.3%)	0	0	0
含 FOLFIRI 方案	0	0	2(2.5%)	0	0	0	0
含 EOX 方案	1(0.3%)	0	0	0	0	0	0
胃癌	n = 275	n = 155	n = 112	n = 39	n = 38	n = 41	n = 15
含 SOX 方案	116(42.2%)	64(41.3%)	62(55.4%)	11(28.2%)	10(26.3%)	11(26.8%)	3(20.0%)
其他含铂类或紫杉类或氟尿嘧啶类的单药或联合方案	60(21.8%)	31(20.0%)	16(14.3%)	15(38.5%)	13(34.2%)	4(9.8%)	5(33.3%)
含 FOLFOX 方案	45(16.4%)	20(12.9%)	14(12.5%)	6(15.4%)	3(7.9%)	7(17.1%)	3(20.0%)
含 XELOX 方案	29(10.5%)	29(18.7%)	18(16.1%)	2(5.1%)	7(18.4%)	4(9.8%)	3(20.0%)
含铂类 +5-FU 类方案（除外 FOLFOX、SOX）	11(4.0%)	3(1.9%)	1(0.9%)	3(7.7%)	5(13.2%)	6(14.6%)	1(6.7%)
未识别具体方案	9(3.3%)	6(3.9%)	1(0.9%)	0	0	3(7.3%)	0
含 DCF 方案	4(1.5%)	1(0.6%)	0	1(2.6%)	0	6(14.6%)	0
含 ADC 类药物	1(0.4%)	1(0.6%)	0	1(2.6%)	0	0	0
妇科肿瘤	n = 256	n = 182	n = 95	n = 50	n = 60	n = 35	n = 66
铂类 + 紫杉类或其联合方案	225(87.9%)	149(81.9%)	76(80.0%)	40(80.0%)	51(85.0%)	24(68.6%)	56(84.8%)

指标	华东地区 ($n = 3\,252$)	华北地区 ($n = 1\,643$)	华南地区 ($n = 1\,288$)	华中地区 ($n = 1\,060$)	东北地区 ($n = 893$)	西北地区 ($n = 418$)	西南地区 ($n = 450$)
其他含铂类、紫杉类或蒽环类的单药或联合的化疗方案	15(5.9%)	26(14.3%)	12(12.6%)	6(12.0%)	5(8.3%)	4(11.4%)	7(10.6%)
多西他赛/吉西他滨/拓扑替康/伊立替康的单药或联合化疗方案（除外铂类＋紫杉类）	16(6.3%)	7(3.8%)	7(7.4%)	4(8.0%)	4(6.7%)	7(20.0%)	3(4.5%)
化疗剂量调整情况							
无调整	2 751(84.6%)	1 432(87.2%)	1 165(90.5%)	973(91.8%)	754(84.4%)	367(87.8%)	390(86.7%)
剂量降低	353(10.9%)	177(10.8%)	92(7.1%)	60(5.7%)	60(6.7%)	41(9.8%)	60(13.3%)
未作答	148(4.6%)	34(2.1%)	31(2.4%)	27(2.5%)	79(8.8%)	10(2.4%)	0

附录 4：接受干预与未接受干预人群高危因素对比

附表 4-1　接受干预与未接受干预人群高危因素对比

高危因素	干预 / 未干预人群高危因素比例		
	有干预 ($n = 2\ 609$)	无干预 ($n = 6\ 395$)	P 值
有出血风险	120(4.5%)	235(3.8%)	0.094
慢性免疫抑制状态	98(3.8%)	177(2.8%)	<0.05
年龄 >65 岁	868(33.3%)	1 939(30.3%)	<0.05
ECOG-PS 评分 ≥ 2 分	255(9.8%)	414(6.5%)	<0.05
既往有放 / 化疗史	1 106(42.4%)	2 259(35.3%)	<0.05
营养状况差	523(20.0%)	921(14.4%)	<0.05
化疗前血常规显示血细胞计数低于正常范围	432(16.6%)	421(6.6%)	<0.05
既往发生过 CIM	944(36.2%)	889(13.9%)	<0.05

附表 5　2022 年城市等级划分

一线城市

北京 上海 广州 深圳

新一线城市

成都 重庆 杭州 长沙 西安 武汉 郑州 南京 天津 东莞 宁波 苏州 佛山 合肥 青岛

二线城市

昆明 沈阳 济南 无锡 厦门 福州 温州 金华 哈尔滨 大连 贵阳 南宁 泉州 石家庄 长春 南昌 惠州 常州 嘉兴 徐州 南通 太原 保定 珠海 中山 兰州 临沂 潍坊 烟台 绍兴

三线城市

台州 海口 乌鲁木齐 洛阳 廊坊 汕头 湖州 咸阳 盐城 济宁 呼和浩特 扬州 赣州 阜阳 唐山 镇江 邯郸 银川 南阳 桂林 泰州 遵义 江门 揭阳 芜湖 商丘 连云港 新乡 淮安 淄博 绵阳 菏泽 漳州 周口 沧州 信阳 衡阳 湛江 三亚 上饶 邢台 莆田 柳州 宿迁 九江 襄阳 驻马店 宜昌 岳阳 肇庆 滁州 威海 德州 泰安 安阳 荆州 运城 安庆 潮州 清远 开封 宿州 株洲 蚌埠 许昌 宁德 六安 宜春 聊城 渭南

四线城市

宜宾 鞍山 南充 秦皇岛 亳州 常德 晋中 孝感 丽水 平顶山 黄冈 吉林 龙岩 枣庄 郴州 日照 马鞍山 衢州 鄂尔多斯 包头 邵阳 玉林 榆林 西宁 德阳 泸州 临汾 南平 焦作 宣城 毕节 淮南 黔南 滨州 黔东南 茂名 三明 湘潭 梅州 乐山 黄石 韶关 衡水 怀化 张家口 永州 十堰 曲靖 大庆 舟山 宝鸡 景德镇 北海 娄底 吉安 锦州 咸宁 大同 恩施 营口 长治 赤峰 抚州 漯河 眉山 东营 拉萨 黄山 阳江 大理 盘锦 铜仁 达州 吕梁 汉中 承德 红河 百色 丹东 益阳 濮阳 河源 铜陵 鄂州 内江 梧州 淮北 安顺 晋城

五线城市

六盘水 佳木斯 齐齐哈尔 延安 忻州 朝阳 鹤壁 三门峡 葫芦岛 池州 昭通 广元 铁岭 新余 鹰潭 延边 贵港 萍乡 湘西 遂宁 云浮 辽阳 广安 防城港 天水 荆门 牡丹江 绥化 钦州 安康 随州 玉溪 通辽 自贡 庆阳 巴音郭楞 丽江 张家界 松原 贺州 吴忠 四平 阜新 伊犁 文山 酒泉 本溪 西双版纳 凉山 来宾 巴中 抚顺 德宏 定西 阳泉 克拉玛依 保山 雅安 嘉峪关 乌兰察布 黔西南 楚雄 资阳 河池 朔州 呼伦贝尔 陇南 铜川 普洱 巴彦淖尔 喀什 兴安 阿拉善 乌海 阿克苏 白城 中卫 昌吉 锡林郭勒 海东 商洛 临沧 攀枝花 鸡西 张掖 通化 石嘴山 平凉 白银 鹤岗 白山 崇左 伊春 博尔塔拉 临夏 固原 儋州 双鸭山 海西 林芝 金昌 和田 塔城 甘孜 辽源 黑河 吐鲁番 七台河 武威 阿勒泰 甘南 阿坝 昌都 迪庆 三沙 怒江 日喀则 大兴安岭 海北 阿里 海南 黄南 果洛 玉树 克孜勒苏 哈密 山南 那曲

7. 参考文献

[1] 王昕，付洁，严颐丹，等.新型抗肿瘤药物研究进展与临床应用 [J].上海医药，2022, 43(S2): 9-21.

[2] 徐焦，蒙凌华，卿晨.传统抗肿瘤药物的临床应用现状与发展 [J].药学学报，2021, 56(6): 1551-1561.

[3] 李积宗，张博文，方淑蓓，等.全球新型抗肿瘤药物研发进展及趋势 [J].上海医药，2022, 43(S2): 1-8.

[4] 张文庆，吴菁，谢地，等.临床新兴抗肿瘤治疗方法发展概述 [J].肿瘤防治研究，2022, 49(3): 176-181.

[5] 范奎，代良敏，伍振峰，等.放化疗所致骨髓抑制的研究进展 [J].中华中医药杂志，2017, 32(1): 210-214.

[6] 中国临床肿瘤学会 (CSCO) 中西医结合专家委员会.抗肿瘤药物引起骨髓抑制中西医结合诊治专家共识 [J].临床肿瘤学杂志，2021, 26(11): 1020-1027.

[7] 田杰.化疗药物对正常造血干细胞的影响及其作用机制 [D].北京：北京协和医学院，2012.

[8] 中华医学会妇科肿瘤学分会.妇科肿瘤免疫检查点抑制剂临床应用指南 (2023 版)[J].现代妇产科进展，2023, 32(5): 321-348.

[9] 中国抗癌协会肿瘤药物临床研究专业委员会，国家抗肿瘤药物临床应用监测专家委员会，国家肿瘤质控中心乳腺癌专家委员会，等.抗体药物偶联物治疗恶性肿瘤临床应用专家共识 (2020 版)[J].中华肿瘤杂志，2021, 43: 14.

[10] 李乐，吴启鹏，江振洲.化疗药物引发肿瘤转移的现象及机制探讨 [J].中南药学，2022, 20(8): 1861-1866.

[11] Dembic Z. Antitumor drugs and their targets[J].Molecules, 2020, 25(23): 5776.

[12] 李雁铭，赵志刚.肿瘤靶向药物研究进展 [J].中国药业，2021, 30(21): 128-134.

[13] 刘颖，谢言，王新天.分子靶向抗肿瘤药物的毒性研究 [J].医学信息，2021, 34(14): 48-50.

[14] Shuptrine C W, Surana R, Weiner L M. Monoclonal antibodies for the treatment of cancer[J].Seminars in Cancer Biology, 2012, 22(1): 3-13.

[15] Falzone L, Salomone S, Libra M. Evolution of cancer pharmacological treatments at the turn of the third millennium[J].Frontiers in Pharmacology, 2018, 9: 1300. [PubMed]

[16] 孙燕.肿瘤治疗的新里程碑：靶向药物治疗 [J].肿瘤药学，2011, 1(1): 1-5.

[17] McLaughlin P, Grillo-López A J, Link B K, et al. Rituximab chimeric anti-CD20 monoclonal antibody therapy for relapsed indolent lymphoma: Half of patients respond to a four-dose treatment program[J].Journal of Clinical Oncology: Official Journal of the American Society of Clinical Oncology, 2023, 41(2): 154-162.

[18] Cohen P. Protein kinases—The major drug targets of the twenty-first century?[J].Nature Reviews Drug Discovery, 2002, 1: 309-315.

[19] 周永飞，杨敬鹏，常军亮，等.人源化单克隆抗体的研究进展 [J].中国生物制品学杂志，2021, 34(9): 1114-1119.

[20] 孙思凡，张部昌，靳彦文．治疗性单克隆抗体研究进展 [J] ．生物技术通讯，2009, 20(2): 258-262.

[21] Yamada T. Therapeutic monoclonal antibodies[J] ．The Keio Journal of Medicine, 2011, 60(2): 37-46.

[22] 李龙，谢成英，郑明月，等．肿瘤免疫治疗研究进展 [J] ．自然杂志，2021, 43(6): 391-399.

[23] 鲍柏屹，汤贯光，王兴伟，等．新型抗肿瘤免疫治疗药物研究进展 [J] ．中国药物警戒，2021, 18(8): 719-724.

[24] 李博乐，冯红蕾，魏枫，等．肿瘤抗体药物偶联物的研发进展和挑战 [J] ．中国肿瘤临床，2022, 49(16): 850-857.

[25] 谢铭．靶向抗肿瘤抗体 - 药物偶联物研发进展 [J] ．大众科技，2022, 24(10): 113-116.

[26] Krishnamurthy A, Jimeno A. Bispecific antibodies for cancer therapy: A review[J] ．Pharmacology & Therapeutics, 2018, 185: 122-134.

[27] 王迎．抗体治疗急性淋巴细胞白血病的临床应用 [J] ．临床血液学杂志，2022, 35(3): 155-158.

[28] Rhoads C P. Nitrogen mustards in the treatment of neoplastic disease; official statement[J] ．Journal of the American Medical Association, 1946, 131: 656-658.

[29] Fritzsche D, Rietschel H G. The problem of leukopenia as a side-effect of intravenous long-term therapy of malignant tumors and leukoses with endoxan[J] ．Medizinische Klinik, 1962, 57: 1485-1489.

[30] FONTANA-DONATELLI G, Dambrosio F. Observations on the behavior of hematic crasis in 134 patients subjected to chemotherapeutic treatment with cyclophosphamide for genital neoplasms[J] ．Annali Di Ostetricia e Ginecologia, 1963, 85: 929-940.

[31] Butler K R. Clinical experience with vincaleukoblastine sulfate in the treatment of 11 patients with Hodgkin's disease[J] ．Canadian Medical Association Journal, 1965, 93(14): 735-739.

[32] Rozencweig M, Nicaise C, Beer M, et al. Phase I study of carboplatin given on a five-day intravenous schedule[J] ．Journal of Clinical Oncology: Official Journal of the American Society of Clinical Oncology, 1983, 1(10): 621-626.

[33] Legha S S, Tenney D M, Krakoff I R. Phase I study of taxol using a 5-day intermittent schedule[J] ．Journal of Clinical Oncology: Official Journal of the American Society of Clinical Oncology, 1986, 4(5): 762-766.

[34] Weisberger A S, Heinle R W. The protective effect of cysteine on leucopenia induced by nitrogen mustard[J] ．The Journal of Laboratory and Clinical Medicine, 1950, 36(6): 872-876.

[35] Weisberger A S, Storaasli J P. Optical isomers of cysteine in the prevention of leukopenia induced by nitrogen mustard[J] ．The Journal of Laboratory and Clinical Medicine, 1954, 43(2): 246-252.

[36] Shadduck R K, Nagabhushanam N G. Granulocyte colony stimulating factor I. response to acute granulocytopenia[J] ．Blood, 1971, 38(5): 559-568.

[37] Bronchud M H, Scarffe J H, Thatcher N, et al. Phase I/II study of recombinant human granulocyte colony-stimulating factor in patients receiving intensive chemotherapy for small cell lung cancer[J] ．British Journal of Cancer, 1987, 56(6): 809-813.

[38] Bunn H F. Erythropoietin[J] ．Cold Spring Harbor Perspectives in Medicine, 2013, 3(3): a011619.

[39] Kaushansky K. The thrombocytopenia of cancer. Prospects for effective cytokine therapy[J] ．Hematology/Oncology Clinics of North America, 1996, 10(2): 431-455.

[40] Yonemura Y, Kawakita M, Masuda T, et al. Effect of recombinant human interleukin-11 on rat megakaryopoiesis and thrombopoiesis in vivo: Comparative study with interleukin-6[J] ．

British Journal of Haematology, 1993, 84(1): 16-23.

[41] Isaacs C, Robert N J, Bailey F A, et al. Randomized placebo-controlled study of recombinant human interleukin-11 to prevent chemotherapy-induced thrombocytopenia in patients with breast cancer receiving dose-intensive cyclophosphamide and doxorubicin[J] . Journal of Clinical Oncology: Official Journal of the American Society of Clinical Oncology, 1997, 15(11): 3368-3377.

[42] Weiss J M, Csoszi T, Maglakelidze M, et al. Myelopreservation with the CDK4/6 inhibitor trilaciclib in patients with small-cell lung cancer receiving first-line chemotherapy: A phase Ib/ randomized phase II trial[J] . Annals of Oncology: Official Journal of the European Society for Medical Oncology, 2019, 30(10): 1613-1621.

[43] Hart L L, Ferrarotto R, Andric Z G, et al. Myelopreservation with trilaciclib in patients receiving topotecan for small cell lung cancer: Results from a randomized, double-blind, placebo-controlled phase II study[J] . Advances in Therapy, 2021, 38(1): 350-365.

[44] He S H, Roberts P J, Sorrentino J A, et al. Transient CDK4/6 inhibition protects hematopoietic stem cells from chemotherapy-induced exhaustion[J] . Science Translational Medicine, 2017, 9(387): eaal3986.

[45] Erslev A J. The discovery of erythropoietin[J] . ASAIO Journal (American Society for Artificial Internal Organs: 1992), 1993, 39(2): 89-92.

[46] Paul S R, Bennett F, Calvetti J A, et al. Molecular cloning of a cDNA encoding interleukin 11, a stromal cell-derived lymphopoietic and hematopoietic cytokine[J] . Proceedings of the National Academy of Sciences of the United States of America, 1990, 87(19): 7512-7516.

[47] Oster W, Herrmann F, Cicco A, et al. Erythropoietin prevents chemotherapy-induced anemia: Case report[J] . Blut: Zeitschrift Für Die Gesamte Blutforschung, 1990, 60(2): 88-92.

[48] Grillo-López A J, White C A, Dallaire B K, et al. Rituximab: The first monoclonal antibody approved for the treatment of lymphoma[J] . Current Pharmaceutical Biotechnology, 2000, 1(1): 1-9.

[49] Akhtari M, Waller E K, Jaye D L, et al. Neutropenia in a patient treated with ipilimumab (anti-CTLA-4 antibody)[J] . Journal of Immunotherapy, 2009, 32(3): 322-324.

[50] Ahmad S, Lewis M, Corrie P, et al. Ipilimumab-induced thrombocytopenia in a patient with metastatic melanoma[J] . Journal of Oncology Pharmacy Practice: Official Publication of the International Society of Oncology Pharmacy Practitioners, 2012, 18(2): 287-292.

[51] 庞静丹，杜瀛瀛，笪洁．抗体药物偶联物治疗晚期实体瘤的不良反应和处理措施 [J] . 国际肿瘤学杂志，2022, 8(4): 220-224.

[52] Hartmann J T, Haap M, Kopp H G, et al. Tyrosine kinase inhibitors - a review on pharmacology, metabolism and side effects[J] . Current Drug Metabolism, 2009, 10(5): 470-481.

[53] Zhao H, Gulesserian S, Ganesan S K, et al. Inhibition of megakaryocyte differentiation by antibody-drug conjugates (ADCs) is mediated by macropinocytosis: Implications for ADC-induced thrombocytopenia[J] . Molecular Cancer Therapeutics, 2017, 16(9): 1877-1886.

[54] 苏春霞，周彩存．晚期非小细胞肺癌免疫治疗现状及未来方向 [J] . 中国癌症杂志，2022, 32(6): 478-486.

[55] 常睿敏，杨阳，刘宝瑞．胃癌免疫治疗研究进展 [J] . 中国临床研究，2023, 36(2): 161-165.

[56] Villacampa G, Tolosa P, Salvador F, et al. Addition of immune checkpoint inhibitors to

chemotherapy versus chemotherapy alone in first-line metastatic triple-negative breast cancer: A systematic review and meta-analysis[J] . Cancer Treatment Reviews, 2022, 104: 102352.

[57] 中华医学会肿瘤学分会肿瘤支持康复治疗学组，余文熙，洪少东，等 . 肿瘤治疗相关血小板减少症的临床管理专家共识 [J] . 肿瘤，2021, 7(12): 812-827.

[58] Bruix J, Qin S K, Merle P, et al. Regorafenib for patients with hepatocellular carcinoma who progressed on sorafenib treatment (RESORCE): A randomised, double-blind, placebo-controlled, phase 3 trial[J] . The Lancet, 2017, 389(10064): 56-66.

[59] Grothey A, Van Cutsem E, Sobrero A, et al. Regorafenib monotherapy for previously treated metastatic colorectal cancer (CORRECT): An international, multicentre, randomised, placebo-controlled, phase 3 trial[J] . The Lancet, 2013, 381(9863): 303-312.

[60] Braal C L, Jongbloed E M, Wilting S M, et al. Inhibiting CDK4/6 in breast cancer with palbociclib, ribociclib, and abemaciclib: Similarities and differences[J] . Drugs, 2021, 81(3): 317-331.

[61] Nielson C M, Bylsma L C, Fryzek J P, et al. Relative dose intensity of chemotherapy and survival in patients with advanced stage solid tumor cancer: A systematic review and meta-analysis[J] . The Oncologist, 2021, 26(9): e1609-e1618.

[62] Xu H R, Xu L F, Page J H, et al. Incidence of anemia in patients diagnosed with solid tumors receiving chemotherapy, 2010-2013[J] . Clinical Epidemiology, 2016, 8: 61-71.

[63] Shaw J L, Nielson C M, Park J K, et al. The incidence of thrombocytopenia in adult patients receiving chemotherapy for solid tumors or hematologic malignancies[J] . European Journal of Haematology, 2021, 106(5): 662-672.

[64] Zhou C C, Chen G Y, Huang Y C, et al. Camrelizumab plus carboplatin and pemetrexed versus chemotherapy alone in chemotherapy-naive patients with advanced non-squamous non-small-cell lung cancer (CameL): A randomised, open-label, multicentre, phase 3 trial[J] . The Lancet Respiratory Medicine, 2021, 9(3): 305-314.

[65] Zhu Y W, Liu K, Wang K L, et al. Treatment-related adverse events of antibody-drug conjugates in clinical trials: A systematic review and meta-analysis[J] . Cancer, 2023, 129(2): 283-295.

[66] Petrelli F, Ardito R, Borgonovo K, et al. Haematological toxicities with immunotherapy in patients with cancer: A systematic review and meta-analysis[J] . European Journal of Cancer, 2018, 103: 7-16.

[67] Mirza M R, Monk B J, Herrstedt J, et al. Niraparib maintenance therapy in platinum-sensitive, recurrent ovarian cancer[J] . The New England Journal of Medicine, 2016, 375(22): 2154-2164.

[68] Pujade-Lauraine E, Ledermann J A, Selle F, et al. Olaparib tablets as maintenance therapy in patients with platinum-sensitive, relapsed ovarian cancer and a BRCA1/2 mutation (SOLO2/ENGOT-Ov21): A double-blind, randomised, placebo-controlled, phase 3 trial[J] . The Lancet Oncology, 2017, 18(9): 1274-1284.

[69] Gandhi L, Rodríguez-Abreu D, Gadgeel S, et al. Pembrolizumab plus Chemotherapy in Metastatic Non-Small-Cell Lung Cancer[J] . The New England Journal of Medicine, 2018, 378(22): 2078-2092.

[70] Horn L, Mansfield A S, Szcz sna A, et al. First-Line Atezolizumab plus Chemotherapy in Extensive-Stage Small-Cell Lung Cancer[J] . The New England Journal of Medicine, 2018,

379(23): 2220-2229.

[71] Kang Y K, Chen L T, Ryu M H, et al. Nivolumab plus chemotherapy versus placebo plus chemotherapy in patients with HER2-negative, untreated, unresectable advanced or recurrent gastric or gastro-oesophageal junction cancer (ATTRACTION-4): A randomised, multicentre, double-blind, placebo-controlled, phase 3 trial[J]. The Lancet Oncology, 2022, 23(2): 234-247.

[72] Sun J M, Shen L, Shah M A, et al. Pembrolizumab plus chemotherapy versus chemotherapy alone for first-line treatment of advanced oesophageal cancer (KEYNOTE-590): A randomised, placebo-controlled, phase 3 study[J]. The Lancet, 2021, 398(10302): 759-771.

[73] 中国抗癌协会肿瘤临床化疗专业委员会. 肿瘤化疗导致的中性粒细胞减少诊治中国专家共识 (2023 版)[J]. 中华肿瘤杂志, 2023, 45: 575-583.

[74] 中国临床肿瘤学会指南工作委员会, 马军, 秦叔逵. 中国临床肿瘤学会 (CSCO) 肿瘤放化疗相关中性粒细胞减少症规范化管理指南 (2021)[J]. 临床肿瘤学杂志, 2021, 7(7): 638-648.

[75] 中国抗癌协会肿瘤临床化疗专业委员会, 中国抗癌协会肿瘤支持治疗专业委员会. 中国肿瘤药物相关血小板减少诊疗专家共识 (2023 版)[J]. 中华医学杂志, 2023, 103: 2579-2590.

[76] 武迎磊, 崔向丽, 袁耀辉, 等. 抗肿瘤药物引起骨髓抑制的预防及治疗 [J]. 药品评价, 2010, 7(14): 30-36.

[77] 王爱絮, 刘广宣, 黎苏. 抗肿瘤药导致血小板减少的临床症状及影响因素分析 [J]. 世界最新医学信息文摘, 2019, 19(66): 238.

[78] 中国抗癌协会肿瘤临床化疗专业委员会, 中国抗癌协会肿瘤支持治疗专业委员会. 中国肿瘤化疗相关贫血诊治专家共识 (2019 年版)[J]. 中国肿瘤临床, 2019, 46(17): 869-875.

[79] Aix S P, Ciuleanu T E, Navarro A, et al. Combination lurbinectedin and doxorubicin versus physician's choice of chemotherapy in patients with relapsed small-cell lung cancer (ATLANTIS): A multicentre, randomised, open-label, phase 3 trial[J]. The Lancet Respiratory Medicine, 2023, 11(1): 74-86.

[80] Diéras V, Han H S, Kaufman B, et al. Veliparib with carboplatin and paclitaxel in BRCA-mutated advanced breast cancer (BROCADE3): A randomised, double-blind, placebo-controlled, phase 3 trial[J]. The Lancet Oncology, 2020, 21(10): 1269-1282.

Coleman R L, Fleming G F, Brady M F, et al. Veliparib with first-line chemotherapy and as maintenance therapy in ovarian cancer[J]. The New England Journal of Medicine, 2019, 381(25): 2403-2415.

[82] Weycker D, Barron R, Kartashov A, et al. Incidence, treatment, and consequences of chemotherapy-induced febrile neutropenia in the inpatient and outpatient settings[J]. Journal of Oncology Pharmacy Practice: Official Publication of the International Society of Oncology Pharmacy Practitioners, 2014, 20(3): 190-198.

[83] Rizvi N A, Cho B C, Reinmuth N, et al. Durvalumab with or without tremelimumab vs standard chemotherapy in first-line treatment of metastatic non-small cell lung cancer: The MYSTIC phase 3 randomized clinical trial[J]. JAMA Oncology, 2020, 6(5): 661-674.

[84] Litton J K, Rugo H S, Ettl J, et al. Talazoparib in patients with advanced breast cancer and a germline BRCA mutation[J]. The New England Journal of Medicine, 2018, 379(8): 753-763.

[85] Zhou X X, Yao Z R, Bai H, et al. Treatment-related adverse events of PD-1 and PD-L1 inhibitor-based combination therapies in clinical trials: A systematic review and meta-analysis[J]. The Lancet Oncology, 2021, 22(9): 1265-1274.

Hosomi Y, Morita S, Sugawara S, et al. Gefitinib alone versus gefitinib plus chemotherapy for non-small-cell lung cancer with mutated epidermal growth factor receptor: NEJ009 study[J]. Journal of Clinical Oncology: Official Journal of the American Society of Clinical Oncology, 2020, 38(2): 115-123.

[87] Bardia A, Hurvitz S A, Tolaney S M, et al. Sacituzumab govitecan in metastatic triple-negative breast cancer[J]. The New England Journal of Medicine, 2021, 384(16): 1529-1541.

[88] Zhou S S, Song B X, Li C H, et al. The predictive model for risk of chemotherapy-induced thrombocytopenia based on antineoplasticdrugs forsolid tumors in Eastern China[J]. Scientific Reports, 2023, 13: 3185.

[89] Weycker D, Hatfield M, Grossman A, et al. Risk and consequences of chemotherapy-induced thrombocytopenia in US clinical practice[J]. BMC Cancer, 2019, 19(1): 151.

[90] 宋正波, 罗素霞, 张沂平, 等. 中国肿瘤相关性贫血发生率及治疗现状的流行病学调查研究 [J]. 中国肿瘤, 2019, 5(9):718-722.

[91] Epstein R S, Aapro M S, Basu Roy U K, et al. Patient burden and real-world management of chemotherapy-induced myelosuppression: Results from an online survey of patients with solid tumors[J]. Advances in Therapy, 2020, 37(8): 3606-3618.

[92] Lalami Y, Klastersky J. Impact of chemotherapy-induced neutropenia (CIN) and febrile neutropenia (FN) on cancer treatment outcomes: An overview about well-established and recently emerging clinical data[J]. Critical Reviews in Oncology/Hematology, 2017, 120: 163-179.

[93] Blayney D W, Schwartzberg L. Chemotherapy-induced neutropenia and emerging agents for prevention and treatment: A review[J]. Cancer Treatment Reviews, 2022, 109: 102427.

[94] Kim H S, Lee S Y, Kim J W, et al. Incidence and predictors of febrile neutropenia among early-stage breast cancer patients receiving anthracycline-based chemotherapy in Korea[J]. Oncology, 2016, 91(5): 274-282.

[95] Elting L S, Rubenstein E B, Martin C G, et al. Incidence, cost, and outcomes of bleeding and chemotherapy dose modification among solid tumor patients with chemotherapy-induced thrombocytopenia[J]. Journal of Clinical Oncology: Official Journal of the American Society of Clinical Oncology, 2001, 19(4): 1137-1146.

[96] Caro J J, Salas M, Ward A, et al. Anemia as an independent prognostic factor for survival in patients with cancer: A systemic, quantitative review[J]. Cancer, 2001, 91(12): 2214-2221.

[97] Nakayama G, Tanaka C, Uehara K, et al. The impact of dose/time modification in irinotecan- and oxaliplatin-based chemotherapies on outcomes in metastatic colorectal cancer[J]. Cancer Chemotherapy and Pharmacology, 2014, 73(4): 847-855.

[98] Epstein R S, Basu Roy U K, Aapro M, et al. Cancer patients' perspectives and experiences of chemotherapy-induced myelosuppression and its impact on daily life[J]. Patient Preference and Adherence, 2021, 15: 453-465.

[99] Weycker D, Li X Y, Edelsberg J, et al. Risk and consequences of chemotherapy-induced febrile neutropenia in patients with metastatic solid tumors[J]. Journal of Oncology Practice, 2015, 11(1): 47-54.

[100] Marinho J, Leão I, Custódio S, et al. Ferric Carboxymaltose in the treatment of chemotherapy-induced anaemia: An effective, safe and cost- sparing alternative to blood transfusion[J]. Scientific Reports, 2019, 9: 20410.

[101] Crathorne L, Huxley N, Haasova M, et al. The effectiveness and cost-effectiveness of erythropoiesis-stimulating agents (epoetin and darbepoetin) for treating cancer treatment-induced anaemia (including review of technology appraisal no. 142): A systematic review and economic model[J] . Health Technology Assessment, 2016, 20(13): 1-588, v-vi.

[102] Abraham I, Onyekwere U, Deniz B, et al. Trilaciclib and the economic value of multilineage myeloprotection from chemotherapy-induced myelosuppression among patients with extensive-stage small cell lung cancer treated with first-line chemotherapy[J] . Journal of Medical Economics, 2021, 24(sup1): 71-83.

[103] 中国抗癌协会肿瘤临床化疗专业委员会，中国抗癌协会肿瘤支持治疗专业委员会. 肿瘤化疗导致的中性粒细胞减少诊治专家共识 (2019 年版)[J] . 中国肿瘤临床 , 2019, 46(17): 876-882.

[104] Ba Y, Shi Y K, Jiang W Q, et al. Current management of chemotherapy-induced neutropenia in adults: Key points and new challenges: Committee of Neoplastic Supportive-Care (CONS), China Anti-Cancer Association Committee of Clinical Chemotherapy, China Anti-Cancer Association[J] . Cancer Biology & Medicine, 2020, 17(4): 896-909.

[105] Talcott J A, Siegel R D, Finberg R, et al. Risk assessment in cancer patients with fever and neutropenia: A prospective, two-center validation of a prediction rule[J] . Journal of Clinical Oncology: Official Journal of the American Society of Clinical Oncology, 1992, 10(2): 316-322.

[106] Pherwani N, Ghayad J M, Holle L M, et al. Outpatient management of febrile neutropenia associated with cancer chemotherapy: Risk stratification and treatment review[J] . American Journal of Health-System Pharmacy, 2015, 72(8): 619-631.

[107] Klastersky J, Paesmans M, Rubenstein E B, et al. The Multinational Association for Supportive Care in Cancer risk index: A multinational scoring system for identifying low-risk febrile neutropenic cancer patients[J] . Journal of Clinical Oncology: Official Journal of the American Society of Clinical Oncology, 2000, 18(16): 3038-3051.

[108] Talcott J A. Risk assessment models for febrile neutropenia: The reification of clinical decision making[J] . JCO Oncology Practice, 2022, 18(12): 823-825.

[109] Carmona-Bayonas A, Jiménez-Fonseca P, Echaburu J V, et al. Prediction of serious complications in patients with seemingly stable febrile neutropenia: Validation of the Clinical Index of Stable Febrile Neutropenia in a prospective cohort of patients from the FINITE study[J] . Journal of Clinical Oncology: Official Journal of the American Society of Clinical Oncology, 2015, 33(5): 465-471.

[110] Carmona-Bayonas A, Jimenez-Fonseca P, de Castro E M, et al. SEOM clinical practice guideline: Management and prevention of febrile neutropenia in adults with solid tumors (2018) [J] . Clinical and Translational Oncology, 2019, 21(1): 75-86.

[111] Razzaghdoust A, Mofid B, Zangeneh M. Predicting chemotherapy-induced thrombocytopenia in cancer patients with solid tumors or lymphoma[J] . Journal of Oncology Pharmacy Practice: Official Publication of the International Society of Oncology Pharmacy Practitioners, 2020, 26(3): 587-594. [PubMed]

[112] Dranitsaris G, Clemons M, Verma S, et al. Chemotherapy-induced anaemia during adjuvant treatment for breast cancer: Development of a prediction model[J] . The Lancet Oncology, 2005, 6(11): 856-863.

[113] Coiffier B, Guastalla J P, Pujade-Lauraine E, et al. Predicting cancer-associated anaemia in patients receiving non-platinum chemotherapy[J] . European Journal of Cancer, 2001, 37(13):

1617-1623.

[114] Razzaghdoust A, Mofid B, Peyghambarlou P. Predictors of chemotherapy-induced severe anemia in cancer patients receiving chemotherapy[J]. Supportive Care in Cancer, 2020, 28(1): 155-161.

[115] Rapoport B L, Aapro M, Paesmans M, et al. Febrile neutropenia (FN) occurrence outside of clinical trials: Occurrence and predictive factors in adult patients treated with chemotherapy and an expected moderate FN risk. Rationale and design of a real-world prospective, observational, multinational study[J]. BMC Cancer, 2018, 18(1): 917.

[116] Kuderer N M, Dale D C, Crawford J, et al. Impact of primary prophylaxis with granulocyte colony-stimulating factor on febrile neutropenia and mortality in adult cancer patients receiving chemotherapy: A systematic review[J]. Journal of Clinical Oncology: Official Journal of the American Society of Clinical Oncology, 2007, 25(21): 3158-3167.

[117] 马军，朱军，徐兵河，等. 聚乙二醇化重组人粒细胞刺激因子 (PEG-rhG-CSF) 临床应用中国专家共识 [J]. 中国肿瘤临床，2016, 43(7): 271-274.

[118] Wurnig C, Windhager R, Schwameis E, et al. Prevention of chemotherapy-induced anemia by the use of erythropoietin in patients with primary malignant bone tumors (a double-blind, randomized, phase III study)[J]. Transfusion, 1996, 36(2): 155-159.

[119] Qiu J Y, Sheng D D, Lin F, et al. The efficacy and safety of Trilaciclib in preventing chemotherapy-induced myelosuppression: A systematic review and meta-analysis of randomized controlled trials[J]. Frontiers in Pharmacology, 2023, 14: 1157251.

[120] Hartmann L C, Tschetter L K, Habermann T M, et al. Granulocyte colony-stimulating factor in severe chemotherapy-induced afebrile neutropenia[J]. The New England Journal of Medicine, 1997, 336(25): 1776-1780.

[121] Clark O A C, Lyman G H, Castro A A, et al. Colony-stimulating factors for chemotherapy-induced febrile neutropenia: A meta-analysis of randomized controlled trials[J]. Journal of Clinical Oncology, 2005, 23(18): 4198-4214.

[122] Mhaskar R, Clark O A C, Lyman G, et al. Colony-stimulating factors for chemotherapy-induced febrile neutropenia[J]. The Cochrane Database of Systematic Reviews, 2014, 2014(10): CD003039.

[123] 吴全睿，赵永强，储大同，等. 重组人血小板生成素治疗肿瘤患者化疗后血小板减少症的疗效和安全性：Ⅱ/Ⅲ期及补充多中心随机对照临床试验的汇总分析 [J]. 中国肿瘤生物治疗杂志，2013, 20(6): 645-653.

[124] 储大同，徐兵河，宋三泰，等. 重组人白细胞介素 11(迈格尔) 对化疗引起骨髓抑制肿瘤病人的促血小板生成作用 [J]. 中国实验血液学杂志，2001, 9(4): 314-317.

[125] Al-Samkari H, Parnes A D, Goodarzi K, et al. A multicenter study of romiplostim for chemotherapy-induced thrombocytopenia in solid tumors and hematologic malignancies[J]. Haematologica, 2021, 106(4): 1148-1157.

[126] Littlewood T J, Bajetta E, Nortier J W, et al. Effects of epoetin Alfa on hematologic parameters and quality of life in cancer patients receiving nonplatinum chemotherapy: Results of a randomized, double-blind, placebo-controlled trial[J]. Journal of Clinical Oncology: Official Journal of the American Society of Clinical Oncology, 2001, 19(11): 2865-2874.

[127] Henry D H, Dahl N V, Auerbach M, et al. Intravenous ferric gluconate significantly improves response to epoetin Alfa versus oral iron or No iron in anemic patients with cancer receiving

chemotherapy[J] . The Oncologist, 2007, 12(2): 231-242.

[128] Auerbach M, Ballard H, Trout J R, et al. Intravenous iron optimizes the response to recombinant human erythropoietin in cancer patients with chemotherapy-related anemia: A multicenter, open-label, randomized trial[J] . Journal of Clinical Oncology: Official Journal of the American Society of Clinical Oncology, 2004, 22(7): 1301-1307.

[129] Ludwig H, Aapro M, Bokemeyer C, et al. Treatment patterns and outcomes in the management of anaemia in cancer patients in Europe: Findings from the Anaemia Cancer Treatment (ACT) study[J] . European Journal of Cancer, 2009, 45(9): 1603-1615.

[130] Goldschmidt J, Monnette A, Shi P, et al. Burden of chemotherapy-induced myelosuppression among patients with ES-SCLC in US community oncology settings[J] . Future Oncology, 2022, 18(35): 3881-3894.

[131] Blayney D W, Mohanlal R, Adamchuk H, et al. Efficacy of plinabulin vs pegfilgrastim for prevention of docetaxel-induced neutropenia in patients with solid tumors: A randomized clinical trial[J] . JAMA Network Open, 2022, 5(1): e2145446.

[132] Goodnough L T, DiPersio J F D. Issues in the management of cancer-related thrombocytopenia[J]. Oncology, 2002, 16(11): 1558-1567;discussion1570, 1572-1574.

[133] 刘自建, 骆泉湘, 刘芝兰. 重组人白细胞介素 -11 治疗实体瘤化疗所致血小板减少的疗效观察 [J] . 中国肿瘤临床与康复, 2018, 25(4): 439-442.

[134] 胡南华. 重组人白细胞介素 11 诱发急性心力衰竭 [J] . 临床合理用药杂志, 2013, 6(5): 138-139.

[135] Wang K F, Pan H M, Lou H Z, et al. Interleukin-11-induced capillary leak syndrome in primary hepatic carcinoma patients with thrombocytopenia[J] . BMC Cancer, 2011, 11: 204.

[136] Soff G A, Miao Y M, Bendheim G, et al. Romiplostim treatment of chemotherapy-induced thrombocytopenia[J] . Journal of Clinical Oncology: Official Journal of the American Society of Clinical Oncology, 2019, 37(31): 2892-2898.

[137] Weiss J, Goldschmidt J, Andric Z, et al. Effects of trilaciclib on chemotherapy-induced myelosuppression and patient-reported outcomes in patients with extensive-stage small cell lung cancer: Pooled results from three phase II randomized, double-blind, placebo-controlled studies[J] . Clinical Lung Cancer, 2021, 22(5): 449-460.